超圖解營養學

從零開始建構營養學基礎

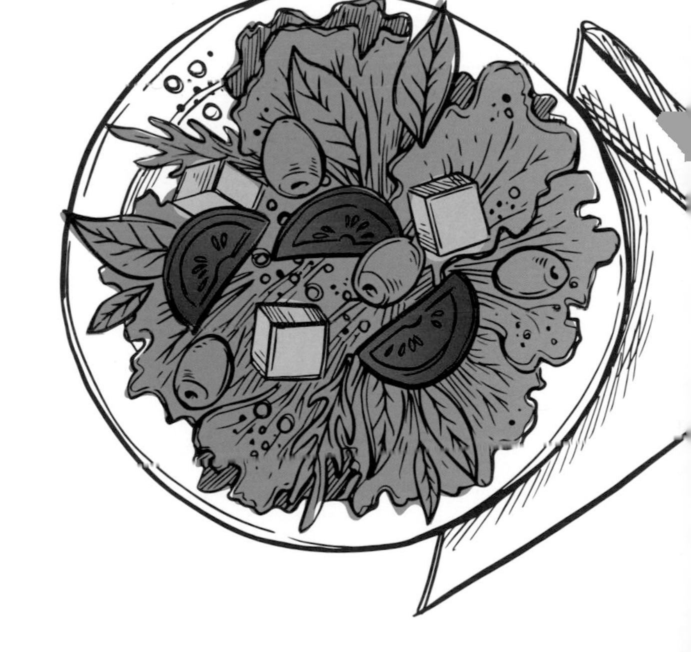

亞太臨床營養學會會長
公益社團法人生命科學振興會理事長
渡邊 昌／監修
徐瑜芳／譯

前言

本書的基礎是我個人在病理學、流行病學、營養學、公共衛生學等領域的知識，並且融入擔任國立健康營養研究所理事長，同時也是食育推進委員時獲得的經驗，希望能讓以學習營養學為目標的人們用較全面的角度認識這門學問。

現代社會有各式各樣和營養相關的問題，我們應該對食物的製造及供給過程有所認識，在地球環境漸漸惡化的情況下，也不得不開始將「醫・食・農・環境」視為一體來思考。我們不能無視像CPTPP（跨太平洋夥伴全面進步協定）這樣的國際貿易架構，讓發展中國家農、漁民不被壓榨的公平貿易行為也是必須考慮的。安全、安心的糧食獲取方式是經營健康生活不可或缺的要素。

此外，本書並沒有偏重生化學及生理學，列出零零總總的營養素，而是藉由以食物為基礎的營養學及飲食觀念，讓各位認識養身也養心的正確營養學之道，這在日本傳統的飲食養生思想中也是非常重要的。還有，本書也收錄了活躍於戰前、戰中、戰後的營養學家的研究成果，藉以溫故知新。

說到「吃什麼、吃多少才對」，書中介紹了許多在職場進行營養指導時會有幫助的實用知識，例如將基本飲食分類為糙米、蔬食，配菜更細分為「豆、堅、蛋、乳、藻、蔬、肉、菇、薯」，再用「體重×0.4單位」計算出所需的攝取量。這樣對將來的健康長壽之道一定會有幫助的吧。

希望各位能透過這本書加深對營養學的認識，進而成為營養師或是食養指導師及食育講師。

公益財團法人　生命科學振興會理事長
亞太臨床營養學會會長
渡邊　昌

CONTENTS

CONTENTS

第9章 疾病及營養的關係 ······ 191

第10章 生命階段及營養 ······ 215

本書使用方法

何謂營養學

營養攝取及補給品

POINT
- ► 為了維持健康和降低疾病風險，會使用補給品。
- ► 以整體均衡來看，經由飲食攝取的優點多於從補給品攝取。
- ► 補給品是把兩面刃，有優點也有缺點，使用時須特別注意。

做為飲食的補充使用

補給品是將維生素、礦物質等成分濃縮成錠劑或膠囊的保健食品。和以治療疾病為目的的醫藥品不同，補給品是在未病階段為了使人回復健康而使用的。

例如，屬於多酚的槲皮素有降血壓的效果，而葉黃素類的抗發炎的效果也受到認可。此外，也有報告指出一些類維生素如膽鹼、肌醇、輔酶Q10、維生素U等，具有改善疲勞感、體力低下的效果。

不過，保證有效的補給品其實非常少。而且，考慮到體內吸收度的問題，比起透過補給品攝取上述的成分，從日常食品中攝取的效果還是比較好。補給品再怎麼說也不能取代飲食，建議還是當作攝取不足的輔助用品。

須注意大量攝取及藥物併用的情況

本書將各式各樣的補給品以簡單易懂的方式整理成一張補給品圖表（參照右頁）。無論是大量攝取或是和藥物併用都會出現副作用。而且，補給品除了好處外，也有壞處。以膳食纖維為例，雖然具有抑制癌症、血管疾病發病的效果，卻也有令其他營養素從體內流失的缺點。不管是哪種補給品，使用時都需要諮詢藥劑師和醫師。

考試重點名詞

補給品
英文為Supplement，意指增加、補充，如同字面上的意思，是為了補足人體缺乏的維生素和礦物質等成分而攝取的。和以治療為目的的醫藥品不同，使用目的是為了維持健康和降低疾病風險。

關鍵字

未病
在中醫學概念中，雖然不是生病，但是置之不理就會生病的狀態。具體來說，就是檢查數值雖然異常，卻沒有出現症狀；或是出現症狀，檢查數值卻在正常範圍內的狀態。

筆記

和特定保健用食品的不同之處
日本的特定保健用食品（即「特保」）是指被認定對人體有某些作用和效果，並且受到許可，可以宣稱特定效果的食品。但是，2015年補給品標示相關法規修訂之後，要有一定的科學證據才能標示其特定效果。

38

POINT

統整本節學習內容重點。

考試重點名詞

精選資格考試題目中出現機率相當高的名詞。

關鍵字

解說內文中出現的重要用語及困難用語。

筆記

對選自本文中的用語做補充說明或是增加和內容相關的情報。

食欲的調節機制

進食中樞及飽食中樞存在於腦部下視丘，當其中一方活動時，就會抑制另一方的功能。

Athletics Column

運動後食欲降低的原因

在飯前運動的話，身體會使用儲藏在肝臟中的肝醣做為能量來源，血糖值會暫時升高。因為血糖值在飯後也會升高，所以身體會誤以為已經進食過了而降低食欲。還有，運動過後，刺激食欲的激素「飢餓素」分泌量會變少，所以即使實際上肚子裡並沒有食物，還是不會感覺到餓。飢餓素的分泌量會隨著運動強度增高而降低，食欲降低的程度也會隨之升高，這種效果可以持續到運動過後1小時左右。空腹時做點低強度的運動，既可以抑制食欲，又能消耗多餘的熱量，可以有效地達到減肥效果。

19

重要字詞！

重要的字詞會用紅色文字特別註記。

彩色圖解插畫&解說

藉由精細的插畫搭配說明文字，以圖像方式解說構造及運作方式。

插畫解說

特寫部位及機能，進行更詳細的解說。

迷你專欄

介紹營養學及運動的相關訊息。

※第5章「維生素的種類及功能」、第6章「礦物質及其他營養素的功能」的閱讀方式。

機能·功能的圖示

維生素的功能會用以下3種圖形標示。

第5章使用的圖形範例

能＝協助產生能量

體＝組成身體

機＝具機能性

攝取基準

1天應該攝取多少各種營養素，是參考「日本人飲食攝取基準（2015年版）」，再依年齡別列表。※編按：書末附有國民健康署「國人膳食營養素參考攝取量（第八版）」可供參考。

維生素

維生素B12

能 體 機

POINT
- ► 做為輔酶，協助合成蛋白質及製造能量。
- ► 合成細胞分裂時必要的核酸，協助造血作用。
- ► 具有維持及改善中樞神經機能的功用。

多含於動物性食品中，是體內的輔酶

維生素B_{12}的成分中還有鈷這種礦物質，所以又被稱為鈷胺素。在肝臟及海鮮類等動物性食品中含量豐富，植物性食品中幾乎沒有。

維生素B_{12}在體內會轉變成腺苷鈷胺素及甲鈷胺，發揮輔酶的作用。

輔酶的功用及缺乏症

輔酶會和葉酸一起參與胺基酸的代謝，有助於合成蛋白質及製造能量。還有，維生素B_{12}及葉酸和核酸的合成也有相關。核酸是細胞分裂的必要成分，有助於合成紅血球、製造脊髓及腸胃黏膜等組織。因為紅血球都是由骨髓製造的，若維生素B_{12}或葉酸不足的話會造成紅血球生產停滯，成為惡性貧血（巨紅血球貧血）發病的原因。

此外，維生素B_{12}除了能讓腦部和脊髓構成的中樞神經機能維持正常，也有改善機能的功效。還有因為服用維生素B_{12}使睡眠障礙得到改善的案例。

若不是極度偏食的話，一般不太容易有攝取不足的問題。只有高齡者和切除胃部的人，因為維生素B_{12}的吸收比較不好，需要特別注意。惡性貧血會出現全身疲勞、暈眩、心悸、食欲不振等症狀。

至於攝取過量則無須擔心。

考試重點名詞

維生素B_{12}
別名為鈷胺素，是在治療貧血的研究中被發現的。分子中含有微量的鈷，鈷會和維生素B_{12}一起儲藏在肝臟，參與各種酵素的活化過程。

關鍵字

腺苷鈷胺素
甲鈷胺
維生素B_{12}的輔酶。維生素B_{12}被攝取後會和胃中的糖蛋白（內因子）結合，由小腸吸收，接著被運送到肝臟，轉化為輔酶。

筆記

惡性貧血
（巨紅血球貧血）
過去因為原因不明而沒有治療方法，是可能致死的疾病。現在只要服用維生素B_{12}或葉酸就有治療的可能。

120

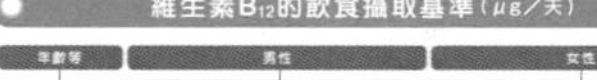

年齡等	男性 估計平均需要量	男性 建議量	男性 足夠量	女性 估計平均需要量	女性 建議量	女性 足夠量
0～11（月）	—	—	0.4～0.5	—	—	0.4～0.5
1～11（歲）	0.7～1.5	0.9	—	0.7～1.5	0.9～1.8	—
12～49（歲）	1.9～2.1	2.3～2.5	—	1.9～2.1	2.3～2.5	—
50以上（歲）	2.0	2.4	—	2.0	2.4	—
孕婦（附加量）				+0.3	+0.4	—
哺乳婦女（附加量）				+0.7	+0.8	—

取自「日本人飲食攝取基準（2015年版）」（厚生勞動省）

富含維生素B12的食品

※屬於副菜的食品會依口訣「豆・堅・蛋・乳・藻・蔬・肉・菇・薯」（參照P.33）分類。

	食品名	1餐份的足夠攝取量（g）	成分含量（μg）
豆			
堅			
蛋			
乳			
藻（海帶芽・海藻類）	烤海苔・調味海苔	3（10小片）	1.7
	青海苔	1（1小匙）	0.3
蔬			
肉（海鮮・肉類）	牛肝	40（1片）	21.1
	鮟鱇魚肝	50（1片）	19.6
	秋刀魚	150（1尾）	18.6
	雞肝	40（1片）	17.8
	花蛤	80（10個）	16.8
	赤貝	100（1個）	14.8
	帆立貝	200（1個）	11.4
	鱈魚卵（生）	60（1條）	10.9
	生筋子	17（1大匙）	9.2
	真鯖	80（1片）	8.5
	蜆	30（10個）	5.0
菇			
薯			

【主食】

	1餐份的足夠攝取量（g）	成分含量（μg）
白米	150（1碗・3單位）	0
糙米	150（1碗・3單位）	0

維生素B12的攝取技巧

維生素B_{12}多含於動物性食品中，因此素食者的缺乏症風險較高。在植物性食品中，青海苔及岩海苔與其他植物性食品相較之下含量較多。此外，大豆發酵食品中也含有少量維生素B_{12}，建議盡可能地多加攝取。維生素B_{12}和含葉酸的食品搭配攝取可以有效地預防惡性貧血。

第5章 維生素的種類及功能

121

攝取的訣竅

介紹獲取營養的訣竅，例如內文解說的營養素會包含在哪些食品中，如何食用能最有效率地吸收等。

營養素含量較高的食品參考基準

以各營養素的足夠攝取量為基準，並採「豆、堅、蛋、乳、藻、蔬、肉、菇、薯」9種品項＋主食的分類，為方便均衡攝取，利用本書獨特方式所算出的數據。在調理食物時能用來參考。

- 豆…豆類·豆製品
- 堅…芝麻·堅果類
- 蛋…蛋
- 乳…牛奶·乳製品
- 藻…海帶芽·海藻類
- 蔬…蔬菜·水果
- 肉…海鮮·肉類
- 菇…香菇·蕈類
- 薯…薯類
- 主食…白米·糙米

※成分含量是以「日本食品標準成分表2015年版（七版）」為計算標準。

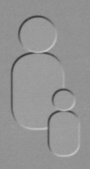

序章

身體和營養的基礎知識

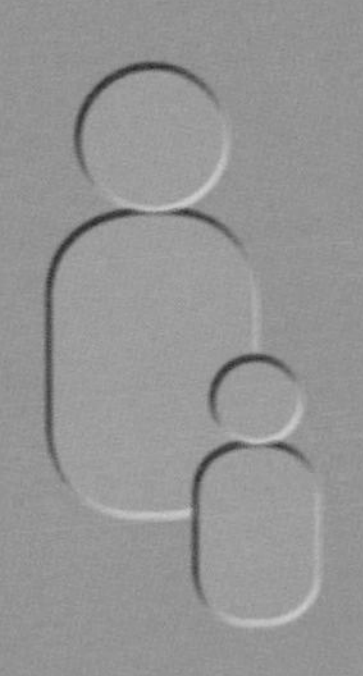

地球環境與食物
營養學的歷史①
營養學的歷史②
食欲的運作方式
三大營養素
維生素及礦物質

地球環境與食物

POINT

► 守護地球環境必須透過「當地生產・當地消費」來實踐，減少食物里程是很重要的。

► 在此同時，減少糧食浪費人人有責。

日本的食物里程世界排名吊車尾

對於我們這些在地球上生存的人類而言，守護地球環境是一大課題。我們平常吃的食物雖然都是孕育自地球，但是，其實那些食物都是從遙遠的地方運送過來的，而這樣的行為會對地球環境造成極大的負擔。將此負擔數值化的表現就是食物里程（food miles）。

食物里程的算式為輸入量（t）×輸送距離（km），食材的生產地和消費地愈近，算出來的數值會就愈小，愈遠的話則愈大。以2001年的數據試算日本的食物里程，每個國民平均為7093（t·km），總量約9000億（t·km），遠遠大於其他國家，是全球表現最差的國家。而造成這個現象的主要原因在於日本的糧食自給率低落，為了彌補供不應求的問題，而從海外大量進口糧食。

事實上，日本的糧食自給率無論是以熱量或是生產額為基準計算，都是已開發國家中水準最低的。在降低食物里程的解決方法中，效果較為顯著的是當地生產・當地消費。這個方式也有希望提升地區農業活性化。

另一方面，日本每年大約會產生約1700萬t的食品廢棄物，包含還能食用卻被廢棄的食物，造成約500～800萬t的糧食浪費。

我們在思考營養問題的同時，也要從地球環境的視角切入，盡可能採用友善地球的食材獲取方式，並且思考如何物盡其用，將這些方法加以實踐。

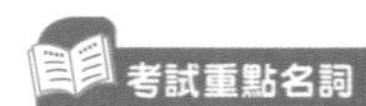

食物里程
1994年英國的消費者運動家提姆・蘭（Tim Lang）提倡的概念。藉由糧食數量乘以運送距離得出的數值來表現二氧化碳排放量及對環境的影響程度。

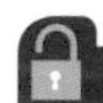
關鍵字

食料自給率
糧食消費是國內農業生產量是否足夠餵養國民的指標。將消費量換算成熱量及價格，就能分別以熱量及生產額為基礎單位計算出糧食自給率。

食物里程國別比較（品項別）

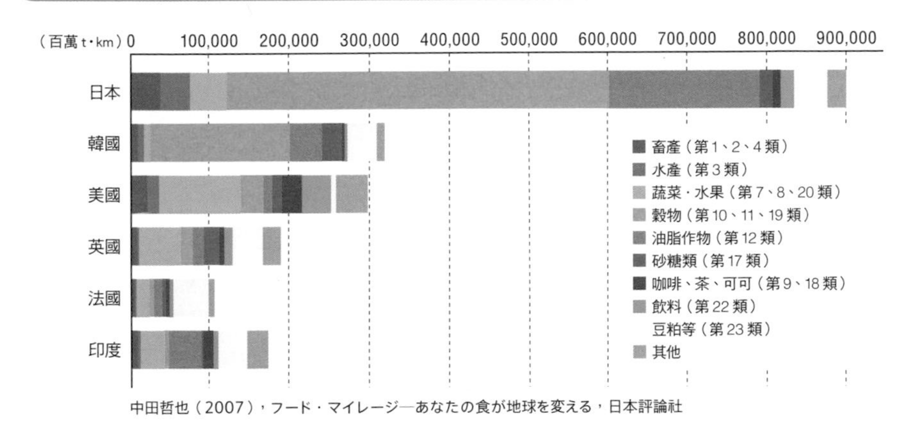

中田哲也（2007），フード・マイレージ―あなたの食が地球を変える，日本評論社

已開發國家的糧食自給率

和其他已開發國家（美國127%、法國129%、德國92%、英國72%）相比，日本的糧食自給率（以熱量計算）水準最為低落。

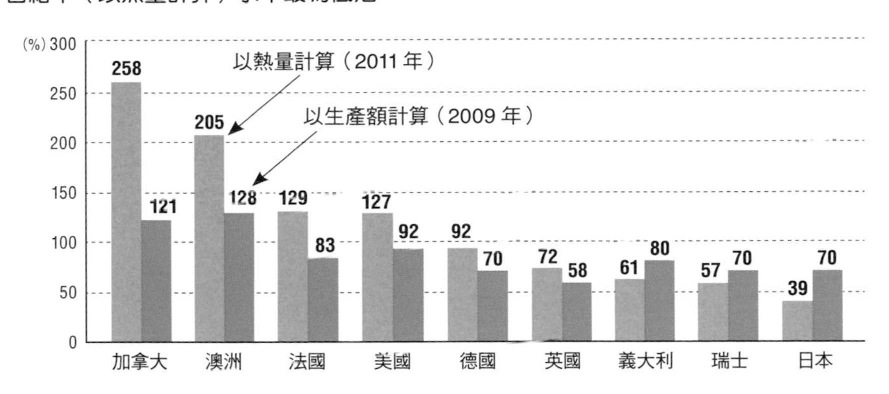

※日本農林水產省以農林水產省「糧食需求表」及FAO「食物平衡表」等資料為基礎的試算結果（不含酒精類等數據）。

糧食自給率通常以熱量計算

表示糧食自給率的指標有2種，分別是以熱量計算及以生產額計算。以熱量計算是將糧食生產量換算成熱量，計算方式是用每人每日食用的國產品除以每日消耗的總熱量。以生產額計算則是將產量換算成價格，以消費的糧食金額計算平均數值，但是該數值會受市場價格影響而變動，所以一般採用以熱量計算的數值。

營養學的歷史①

POINT
- ► 據說營養學是始於「醫學之父」希波克拉底。
- ► 羅馬時代的蓋倫藉由解剖展示血液在臟器中的流向。
- ► 18世紀後半，拉瓦節證明了呼吸和燃燒是同一種現象。

和醫學、自然科學關係密切的營養學

營養學是以生物學為基礎，隨著醫學和自然科學的進步而發展出來的。一般認為，最早的營養學概念是始於古希臘的醫學家，有「醫學之父」之稱的希波克拉底（約西元前460年～前375年左右）。希波克拉底曾留下「食物不能治的病，醫生也治不好」、「讓食物成為你的藥，你的藥就是你的食物」等許多名言。他在距今2500年前就了解到飲食對人類有多麼重要，並且試圖傳達給人們。

而活躍於羅馬時代的醫師蓋倫（約130年～200年左右）是解剖學的先驅，他曾證明臟器和血液之間的關係。此外，他認為攝取的食物會透過生物體內的熱能被利用，因此提倡飲食療法的重要性。此後，希臘、羅馬的醫學和重視飲食療法的想法也一直延續到18世紀。

18世紀後半，法國的拉瓦節（1743～1794年）證明了有機物（食物）會透過呼吸燃燒成為二氧化碳和水。這也成為確立能量代謝概念的契機。1827年，英國的普勞特（1785～1850年）更成功地將牛奶成分分離成醣類、蛋白質及脂質。

接著，美國的阿德華特（Wilbur Olin Atwater，1844～1932年）將每g醣類、蛋白質、脂質的熱量分別訂為4 kcal、4 kcal、9 kcal，這也被稱為Atwater係數。

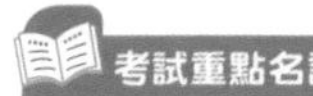

希波克拉底
奠定以科學為根基的醫學基礎，又被稱為「醫學始祖」。他的弟子們編纂的《希波克拉底全集》中記載了〈希波克拉底誓詞〉，其內容涵蓋醫師的倫理和義務，對現代的醫學教育而言仍是重要的綱領。

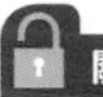
關鍵字

拉瓦節
發表了「質量守恆定律」及「燃燒理論」。其建構了有機物燃燒後會成為二氧化碳和水的能量代謝基礎，又被稱為是「近代營養學的先驅」。

營養學歷史上的重要事蹟

年代	人物	國名	主要內容
西元前400年左右	希波克拉底	希臘	提倡血液、黏液、黃膽汁、黑膽汁是影響疾病的要素。主張飲食療法的重要性
2世紀左右	蓋倫	羅馬	認為攝取的食物會透過生物體內的熱能被利用。重視飲食療法
15世紀左右	帕拉塞爾蘇斯	瑞士	提倡以自然觀察及實驗為基礎的醫學。將化學導入醫學，以金屬化合物製作醫藥品
1614	散克托留斯	義大利	經過測定證明人類的攝取物與排泄量（包含從皮膚及呼氣等無感蒸發的排泄量）相等
1748	甘恩	瑞典	發現骨頭的主要成分為鈣及磷
1753	林德	英國	透過臨床試驗研究壞血病，證明其和蔬果攝取不足之間的因果關係，並以此為主題發表論文
1785	拉瓦節	法國	發現呼吸中吸進的氧氣81％會變成二氧化碳，19％則是和氫氣結合變成水
18世紀後半	斯帕蘭札尼	義大利	發現胃液有消化食物的功能
1812	克希荷夫	俄羅斯	發現澱粉用弱酸煮過會分解出葡萄糖
1814	謝弗勒爾	法國	證明中性脂肪是由脂肪酸及甘油組成，且成功從膽汁中分離出膽固醇
1827	普勞特	英國	從牛奶的成分中分離出三大營養素——醣類、蛋白質、脂質
1831	路克斯	德國	證明唾液會將澱粉分解成糖
1833	佩恩、佩索茲	法國	從麥芽萃取液中發現能將澱粉轉變為葡萄糖的物質，並將其命名為澱粉酶（diastase）
1838	慕德	荷蘭	辨明蛋白質的組成成分，並將其命名為「protein」
1844	施密特	俄羅斯	將澱粉、蔗糖、乳糖等命名為碳水化合物
1873	弗斯特	德國	發表礦物質是維持生命的必需物質，且須從食物中攝取
1883	阿德華特	美國	改良幫浦熱量計並進行食品熱量的測定，制定Atwater係數
1906	霍普金斯	英國	確認必需胺基酸的生理效果
1911	芬克	波蘭	從米糠中分離出可以預防腳氣病的因子，並命名為維生素
1915	麥柯勒姆	美國	將維生素分類為脂溶性及水溶性
1936	羅斯	美國	確定成人所需的8種必需胺基酸及必要攝取量
1937	克雷布斯	德國	發現藉由燃燒丙酮酸製造能量的檸檬酸循環（TCA循環）。又稱為克氏循環

營養學的歷史 ②

POINT

► 英國的霍普金斯證明了三大營養素之外還有其他營養成分。
► 在研究腳氣病的原因及治療方法的過程中，發現米糠的成分包含維生素，並為其命名。

世界上第一個萃取出維生素的人── 鈴木梅太郎

和三大營養素（脂質、醣類、蛋白質）中的脂質相關的重要歷史事件為，1814年法國的謝弗勒爾（1786～1899年）證明了三酸甘油酯（中性脂肪）是由脂肪酸及甘油組成。而醣類相關的事件則是在1831年，德國的路克斯（1800～1837年）發現澱粉能透過唾液轉變為糖；1833年，法國的佩恩（1795～1871年）及佩索茲（1805～1868年）發現了將澱粉轉化成葡萄糖的成分，並將其命名為澱粉酶。蛋白質的事件是在1906年，英國的霍普金斯（1861～1947年）確認了必需胺基酸的生理效果，而羅斯於1936年成功地將胺基酸分類為必需胺基酸及非必需胺基酸。

霍普金斯證明了三大營養素之外還有其他營養成分，也因此開拓了往後發現維生素的道路。維生素的相關研究在19世紀末期因為了解腳氣病的原因而得到進展。1897年，荷蘭的艾克曼（1858～1939年）發現用米糠餵食有類似腳氣病症狀的雞後就痊癒了。接著，日本的鈴木梅太郎（1874～1943年）在1910年將米糠中萃取出的成分取名為噻胺（oryzanin），但是因為論文發表比較晚，在1911年將米糠中這個成分命名為維生素（即現在的維生素B_1）的波蘭學者芬克（1884～1967年）就變成了第一發現者。此後，隨著對壞血病及癩皮病等病因的了解，也陸陸續續發現了各種維生素。而礦物質這種微量成分也在進入19世紀後被發現，其重要性也逐漸明朗。

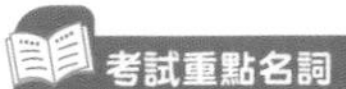

考試重點名詞

腳氣病
缺乏維生素B_1造成的疾病。日本江戶時代的庶民生活變得富裕之後，主食從糙米變成白米，因此造成腳氣病大流行。此後，以研究腳氣病的病因為契機，日本的營養學也隨之發展。

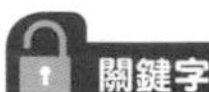

關鍵字

壞血病
缺乏維生素C造成的疾病。因為微血管變脆弱，導致皮膚及牙齦至全身的微血管都容易出血。

癩皮病
缺乏菸鹼素（niacin）造成的疾病。臉和手會起疹子，口中等黏膜也會發炎。症狀嚴重時還會出現幻覺及幻聽等神經損害症狀。這種疾病在以前南美等地的民族中十分常見，這些民族多以不含色胺酸的玉米為主食。

維生素的發現史

種類		年代	主要內容
脂溶性維生素	維生素A	1915年	麥柯勒姆（美）首先證明脂溶性維生素的存在。當時將溶於油脂的維生素稱為脂溶性A，溶於水的則被稱為水溶性B
		1920年	德拉蒙德（英）將脂溶性A命名為「維生素A」
	維生素D	1918年	梅蘭比（英）從幼犬實驗發現了佝僂症的預防因子
		1922年	麥柯勒姆（美）將佝僂症的預防因子命名為維生素D
	維生素E	1922年	伊凡斯及畢夏普（美）發現能預防白老鼠不孕症的營養素
		1923年	薛亞將能預防不孕症的營養素命名為維生素E
	維生素K	1929年	丹麥的達姆透過雛雞實驗發現了血液凝結的必要因子，並將其命名為維生素K
水溶性維生素	維生素B_1	1884年	曾經是軍醫的高木兼寬（日）證明了腳氣病的原因和飲食有關，並且透過改善海軍的飲食成功預防腳氣病
		1897年	艾克曼（荷）以添加米糠的飼料餵食患有和腳氣病相似症狀的雞隻，並成功將其治癒
		1910年	鈴木梅太郎（日）從米糠中分離出具有治療腳氣病效果的抗腳氣酸（之後才改名為噻胺）
		1911年	波蘭的芬克從米糠中萃取出治療腳氣病的有效成分，並將其命名為維生素
		1920年	經德拉蒙德（英）的提議，將名稱改為維生素B
		1927年	維生素B中遇熱會不安定的成分被稱為維生素B_1
	維生素B_2	1926年	夏曼（美）在維生素B中發現即便加熱也不會流失、具促進成長作用的成分
		1933年	昆恩（德）等人分離出維生素B_2。因為功能和維生素B相似，又是第2個被發現的，所以命名為維生素B_2
	菸鹼素	1928年	哥德柏格（美）等人透過犬隻實驗研究癩皮病病因和飲食之間的關係
		1937年	埃爾維耶姆（美）等人以菸鹼酸餵食犬隻，藉以治療癩皮病，並且在動物的肝臟中發現菸鹼酸
	維生素B_6	1934年	匈牙利的捷爾吉發現可以預防老鼠皮膚炎的因子，並將其命名為維生素B_6
		1938年	昆恩（德）等人分離出維生素B_6
	維生素B_{12}	1948年	佛克斯（美）等人在研究惡性貧血的研究中發現並分離出維生素B_{12}
	葉酸	1931年	威爾斯（英）在巨紅血球貧血的研究中發現預防因子，並將其命名為維生素M
		1941年	米契爾（美）等人在菠菜中發現抗貧血因子，並將其命名為葉酸
	生物素	1935年	凱格爾（荷）等人在蛋黃中發現改善皮膚炎的因子，並將其命名為生物素
	泛酸	1933年	威廉（美）在酵母生長的必要成分中發現了生物活素，並指稱其含有泛酸
		1939年	裘克斯（美）等人發現預防雞隻皮膚炎的因子，即泛酸
	維生素C	1747年	海軍軍醫林德（英）發現讓船員吃下檸檬及柳橙可以治療壞血病
		1920年	德拉蒙德（英）從柳橙汁中分離出能治療壞血病的因子，並稱為維生素C

食欲的運作方式

POINT
- ► 食欲的控制中樞位於腦部下視丘。
- ► 進食中樞受到胃部分泌飢餓素的刺激就會產生食欲。
- ► 進食後，脂肪細胞會分泌瘦素來抑制食欲。

食欲的控制中樞位於腦部下視丘

人體內具有引起「想吃東西」欲望的進食中樞（空腹中樞），也有讓人感覺「吃飽了」的飽食中樞。兩者都位於腦部的下視丘，藉由接受各種激素和神經傳導物質的刺激來控制食欲。

促進食欲的飢餓素及抑制食欲的瘦素

食欲基本上是受到五感及環境刺激，其中又以視覺、嗅覺和味覺最為重要。料理的色彩和擺盤等的視覺效果及從食物香味而來的嗅覺刺激，或是以適溫調理成美味食物的味覺刺激等等，上述刺激再經由大腦複雜的網絡刺激胃、腸及進食中樞。胃部受到刺激時就會分泌肽類激素中的飢餓素（ghrelin）。分泌出來的飢餓素會經由迷走神經刺激進食中樞，進而促進食欲。

另外，具抑制食欲功能的激素被稱為瘦素（leptin）。進食的時候，血糖值會上升進而刺激脂肪細胞分泌瘦素。瘦素透過血液流至飽食中樞內的瘦素受體（receptor）進行作用，發揮抑制食欲的功能。瘦素也會在交感神經進行作用，具有抑制脂肪堆積、促進能量消耗的功能。

脂肪細胞的數量愈多，分泌的瘦素就愈多，但是大量的瘦素同時被送到大腦時，瘦素受體的功能反而會變差，無法抑制食欲。這就是為什麼愈是肥胖的人就愈無法控制自己的食欲。

考試重點名詞

瘦素
在希臘文中代表「變瘦」的激素。由體脂肪的脂肪細胞分泌，並且作用於下視丘的受體，防止過量進食。

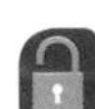

關鍵字

飢餓素
屬於肽類激素。具有增進食欲、促進生長激素分泌的功能。和瘦素屬於拮抗關係，藉由相互平衡來控制食欲。

筆記

瘦素的功能及預防肥胖
刺激飽食中樞的瘦素會在進食大約20分鐘後，由脂肪細胞開始分泌，所以進食速度太快會導致過度進食。想預防肥胖的話，記住要細嚼慢嚥，等待飽食中樞開始作用。此外，讓瘦素受體的功能能夠充分發揮也很重要，維持正常的生活作息，保持充足睡眠才會有效果。

食欲的調節機制

進食中樞及飽食中樞存在於腦部下視丘，當其中一方活動時，就會抑制另一方的功能。

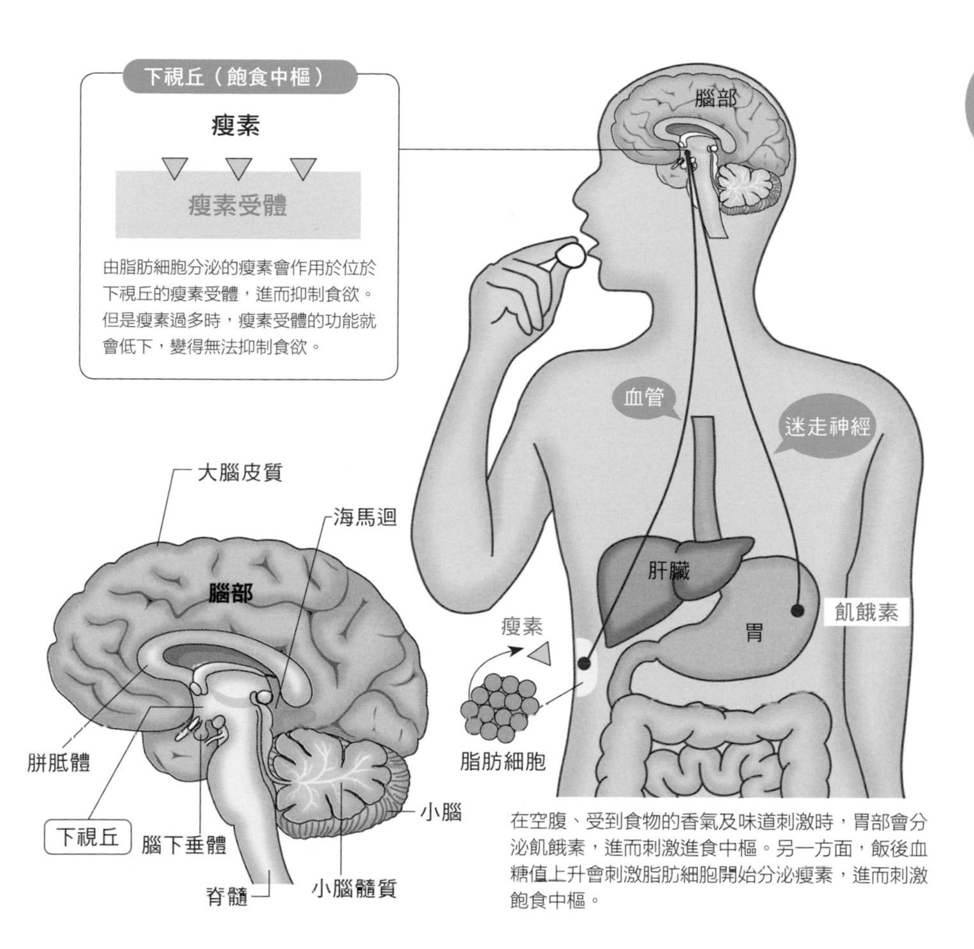

在空腹、受到食物的香氣及味道刺激時，胃部會分泌飢餓素，進而刺激進食中樞。另一方面，飯後血糖值上升會刺激脂肪細胞開始分泌瘦素，進而刺激飽食中樞。

Athletics Column

運動後食欲降低的原因

在飯前運動的話，身體會使用儲藏在肝臟中的肝糖做為能量來源，血糖值會暫時升高。因為血糖值在飯後也會升高，所以身體會誤以為已經進食過了而降低食欲。還有，運動過後，刺激食欲的激素「飢餓素」分泌量會變少，所以即使實際上肚子裡並沒有食物，還是不會感覺到餓。飢餓素的分泌量會隨著運動強度增高而降低，食欲降低的程度也會隨之升高，這種效果可以持續到運動過後1小時左右。空腹時做點低強度的運動，既可以抑制食欲，又能消耗多餘的熱量，可以有效地達到減肥效果。

三大營養素

POINT
- ► 醣類和脂質是重要的能量來源，不足時會使用到蛋白質。
- ► 組成身體的重要成分為蛋白質及脂質。

三大營養素的功能

我們的身體必須依靠能量（熱量）才能生存，而能量來源就是醣類及脂質。這2種營養素不夠用的時候也會使用到蛋白質。不過，這3種營養素都不能直接做為能量使用，必須透過食物的攝取，經過消化道分解後才能被身體利用。其中轉換速度最快的是醣類，**1g可產生4 kcal的熱量**。脂肪的消化吸收時間雖然比醣類要久，但是轉換效率比較好，**1g可產生9 kcal的熱量**。但是，這2種營養素攝取過量都會變成儲蓄在體內的中性脂肪，需特別注意。

蛋白質**1g可產生4 kcal的熱量**，不過蛋白質最主要的功能是做為身體構成的原料。為了生存，肌肉、骨骼、內臟、皮膚、頭髮的維持也很重要，而蛋白質正是這些構造不可或缺的主要成分。脂質也是構成身體的原料之一，主要用於細胞膜和激素。

所需熱量可參考BMI

就像上面所說的，醣類、脂質、蛋白質對於生命的維持而言十分重要，所以才被稱為「三大營養素」。

關於這些營養素攝取量的過量與不足，在日本厚生勞動省統整的「日本人飲食攝取基準（2015年版）」中可以依BMI為基準做為參考指標，均衡攝取的目標量為**蛋白質13～20％、脂質20～30％、醣類（碳水化合物）50～65％**。

考試重點名詞

kcal

1 cal是指在1大氣壓下，將1 g水從14.5℃提高1℃所需要的熱量。1 kcal則是能使1 kg的水升高1℃所需要的熱量。

關鍵字

BMI

Body mass index的縮寫。是用來表示肥胖程度的身體質量指數。一般認為BMI 22無論對男女而言都是最不容易罹患生活習慣病的數值。

筆記

1 g可產生的熱量

營養素在人體外進行物理性燃燒時能得到的能量（物理性燃燒值）為醣類4.10 kcal/g、脂質9.45 kcal/g、蛋白質5.65 kcal/g。以此數據為基礎，再將消化吸收率列入考量後可以大約得出體內燃燒所得的熱量（生理性燃燒值）：醣類及蛋白質為4 kcal，脂質為9 kcal。（不過，蛋白質會因為肽類的分解熱及失去做為尿素的碳元素等因素流失熱量，實際上約2～3 kcal）

熱量收支平衡的基本概念

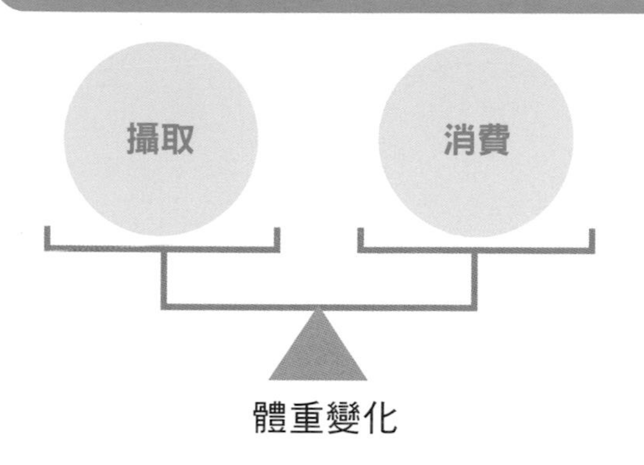

熱量攝取量和熱量消耗量均等時，體重不會有變化，可以維持健康的身體質量（BMI）。

熱量收支平衡是透過「熱量攝取量－熱量消耗量」來定義，在「日本人飲食攝取基準（2015年版）」中是以身體質量（BMI）為熱量指標。

目標BMI範圍（18歲以上）

【 BMI算式 】

BMI ＝ 體重（kg） ÷（身高（m））^{2}

年齡（歲）	BMI目標範圍（kg/m²）
18～49	18.5～24.9
50～69	20.0～24.9
70以上	21.5～24.9

<計算例>

30歲，身高170cm，體重65kg的情況，可得出

65÷（1.7）^{2}＝22.49

在BMI的目標範圍內。

※男女標準相同，僅供參考。

取自「日本人飲食攝取基準（2015年版）概要」（厚生勞動省）

熱量產生營養素均衡比例（1歲以上）（%）

蛋白質	脂質		碳水化合物
	總脂質	飽和脂肪酸	
13～20	20～30	7以下	50～65

1. 各種營養素都是以概略範圍表示，可依對象彈性運用。
2. 關於脂質的構成成分如飽和脂肪酸等，需特別注意品質。
3. 包括酒精。
4. 需多加注意膳食纖維的目標量。

身體和營養

維生素及礦物質

POINT

► 注意脂溶性維生素過多症及水溶性維生素缺乏症。
► 注意礦物質、食鹽攝取過量，還有鈣及鐵攝取不足的問題。

脂溶性維生素及水溶性維生素

雖然維生素及礦物質和三大營養素相比之下必要的攝取量不多，但對於維持生命來說還是不可欠缺的。

維生素可以大略分類為脂溶性維生素和水溶性維生素。脂溶性維生素有A、D、E、K這4個種類，特徵是易溶於油脂，不易溶於水。因為不會隨著尿液排出，所以容易蓄積在體內，特別是A、D、E，攝取過量時罹患維生素過多症的風險也會隨之升高。因此，飲食攝取基準中也有設定上限攝取量。

水溶性維生素包括統稱維生素B群的B_1、B_2、菸鹼素、B_6、B_{12}、葉酸、生物素、泛酸及維生素C等9個種類，特徵是易溶於水，還有不耐光和熱，而且容易隨著尿液排出，特別是維生素B_1、B_2、C容易攝取不足，須特別留意。

主要礦物質及微量礦物質

礦物質又被稱為無機質，依據1天的必需攝取量可以分成2大類，100mg以上的是主要礦物質，不到100mg的則為微量礦物質。其中比較容易攝取不足的是鈣及鐵。另一方面，雖然和以前相較之下已經有所改善，但食鹽還是有攝取過量的問題。

容易攝取不足的維生素及礦物質，部分可以在體內合成，但還是無法達到必需攝取量，所以必須從飲食中攝取。保健食品雖然方便大量攝取，不過長期服用也不是件好事，還是勤勞一點從各種食品中均衡攝取吧。

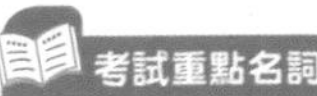

維生素
維生素大多是在研究腳氣病、壞血病及佝僂症等缺乏症的病因時被發現的。最早被發現的是維生素B_1，因為含有胺基酸，所以被稱為vit（生命）＋amin（胺基酸）＝vitamin。

礦物質
人體的構成元素中，除了氧（65％）、碳（18％）、氫（10％）、氮（3％）之外的4％即為礦物質（無機質）。

關鍵字

食鹽（NaCl）
食鹽成分在飲食攝取基準中被當作主要礦物質的只有鈉（Na）。但是氯（Cl）也被算在含鹽量內。

維生素・礦物質的主要缺乏症及過多症

維生素種類		主要的缺乏症及過多症
脂溶性維生素	維生素A	（過多症）頭痛、嘔吐、肝功能障礙　（缺乏症）夜盲症、發育障礙
	維生素D	（過多症）高血鈣症、腎臟病、動脈硬化　（缺乏症）佝僂症、骨質疏鬆症、軟骨症
	維生素E	（缺乏症）溶血性貧血、動脈硬化、神經損害
	維生素K	（過多症）貧血、低血壓※　（缺乏症）新生兒消化道出血
水溶性維生素	維生素B_1	（缺乏症）食欲不振、疲勞、浮腫、腳氣病、韋尼克氏腦病變
	維生素B_2	（缺乏症）皮膚粗糙、頭髮毛糙、口內炎、眼睛疲勞
	菸鹼素	（缺乏症）癩皮病、皮膚炎、神經症狀
	維生素B_6	（缺乏症）皮膚炎、口內炎、貧血、食欲不振、免疫力下降
	維生素B_{12}	（缺乏症）惡性貧血
	葉酸	（缺乏症）惡性貧血、口內炎、胃潰瘍、胎兒的神經管閉鎖不全
	生物素	（缺乏症）皮膚炎
	泛酸	（缺乏症）煩躁、倦怠、暈眩、心悸
	維生素C	（缺乏症）皺紋、皮膚暗沉、缺鐵性貧血、壞血病、發育不良

※服用抗凝血劑及血栓患者的情況。

礦物質種類		主要的缺乏症及過多症
主要礦物質	鈣（Ca）	（過多症）鈣質沉著症、鈣化　（缺乏症）骨質疏鬆症、軟骨症、不安、煩躁
	磷（P）	（過多症）缺鐵性貧血、骨質疏鬆症　（缺乏症）體重減輕、肌肉萎縮、腎功能衰竭
	鎂（Mg）	（缺乏症）骨質疏鬆症、食欲不振、疲勞感、抽筋、心臟疾病
	鈉（Na）	（過多症）浮腫、高血壓、腎臟病
	鉀（K）	（過多症）心臟停止
微量礦物質	鐵（Fe）	（缺乏症）缺鐵性貧血、暈眩、喘不過氣、頭痛、食欲不振
	銅（Cu）	無
	鋅（Zn）	（缺乏症）味覺異常、毛髮脫落、食欲不振、皮膚炎、免疫功能下降
	錳（Mn）	（缺乏症）孩童的發育障礙、生殖功能下降、不孕
	碘（I）	（過多症）甲狀腺機能障礙　（缺乏症）甲狀腺腫大、疲勞、倦怠感、體溫降低、流產
	鉬（Mo）	無
	硒（Se）	（過多症）硒中毒（毛髮脫落、指甲變形、胃腸障礙）、食欲不振、貧血 （缺乏症）關節炎、肌肉萎縮、免疫力下降、克山病
	鉻（Cr）	（缺乏症）末梢神經障礙、醣類代謝異常、糖尿病

營養學COLUMN ……… 1

前景看好的管理營養士

管理營養士，做為營養學的專家，近年來成為社會需求逐漸增加的一種資格。（※譯註：管理營養士資格類似台灣的健康管理師證照（非國家認證），和要通過國考才能取得的營養師證照不同。）

由於糖尿病、動脈硬化、癌症等生活習慣病已經成為長期問題，為了預防及改善，從飲食開始改變生活習慣成了當務之急。而且，治療因為生活習慣而患病的人們時，也需要管理營養士依每個人的身體狀況及營養狀態進行管理，如此一來，治療才會有成效。

特別是在醫院和療養院等機構，管理營養士的工作大多是對需要營養管理的患者給予營養評估、營養照護計畫及營養指導。最近，管理營養士做為NST（營養醫療小組）的一員，在協助醫師、護理師、藥劑師還有提升治療效果這方面也備受期待。成為管理營養士除了營養、食品及調理，還需要有醫學及藥學等專業知識。雖然這條路並不好走，但藉由飲食讓人們變得更健康是種十分有意義的工作。

在日本，近幾年大約有2萬人左右報考，合格率為40～55％。其中，剛畢業的新鮮人合格率高達95％左右。

【 管理營養士課程（4年制大學）畢業後的就業情況 】

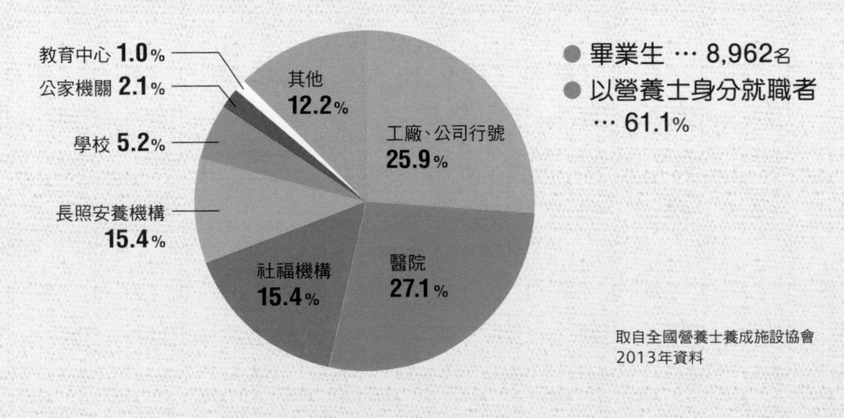

取自全國營養士養成施設協會 2013年資料

第1章

何謂營養學

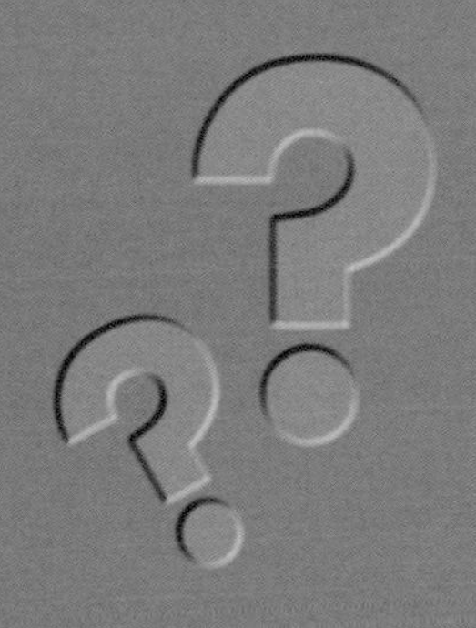

營養學的目的
1天所需的熱量
均衡飲食的基準
日本版 食品金字塔
食品成分表
飲食攝取基準
營養攝取及補給品
基因及營養

營養學的目的

POINT

- ► 為了生存而取得食物，對其進行調理，進食後消化吸收，這些行為都是營養的範疇。
- ► 營養學的目的是希望透過飲食達到健康長壽的狀態。

營養是為了生存而進行的行為

營養學是研究營養相關的學問，但是研究對象並不僅僅是食物中包含的營養素。我們人類為了從食物中獲得營養素，必須取得食物，將其進行調理並食用，接著消化吸收藉以維持生命。這一連串為了生存而進行的行為都稱為營養，而研究這些行為的學問即為營養學。

如果說醫學是以診斷、治療、治癒等醫療行為當作橫軸的話，營養學就是支撐著從懷孕、出生、成長、老化到死亡這條縱軸的一門學問。因此，要研究營養學，必須有系統的學習生理學及生化學，吸收最先進的知識，並且加以應用。還有，學習與醫療直接相關、以病人為對象的臨床營養學，也是實踐營養療法不可或缺的一環。

從營養缺乏症對策到生活習慣病對策的演變

從前，營養學的目的是為了研究並且治療腳氣病及壞血病等營養缺乏症。但是飲食生活逐漸變得豐富之後，飲食過量和偏食等相關的生活習慣病對策就變成了主軸，必須針對每個人各自的問題研究並加以解決。

人的一生常被概括為生、老、病、死，如果能透過營養學讓人在生活中實踐適當的飲食及運動，進而維持健康，醫療照護就不是必須的服務了。營養學的理想就是希望能實現這樣的生活。

考試重點名詞

營養素
食物中能轉變為熱量，還有能幫助成長、維持生命的成分。醣類、脂質、蛋白質為三大營養素，加上維生素、礦物質則為五大營養素。

關鍵字

營養
生物為了生存，攝取必要的物質進入體內，利用後再將不需要的物質排出體外。營養指的就是這種為了維持生命進行的活動。

WHO（世界衛生組織）
World Health Organization的縮寫。1948年設立以來，為了守護全人類的健康，進行大範圍活動的跨國組織。

營養學的定位

醫學是在生病的時候，進行診斷、治療、治癒，進而支持人類的一生及健康。另一方面，營養學是為了預防疾病、維持健康，在飲食及生活習慣方面以提供正確的知識和實踐方法來給予援助。

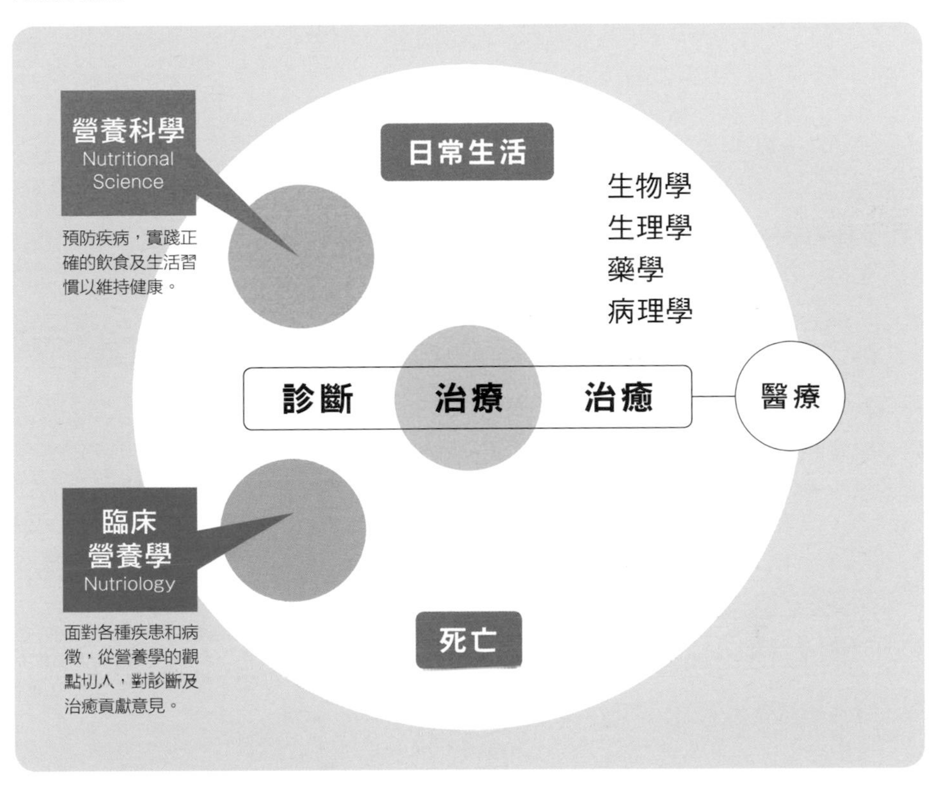

WHO對健康的定義是？

WHO（世界衛生組織）憲章對健康的定義，是「健康不僅意味著沒有疾病和衰弱，而是生理、心理和社會層面都達到完善的狀態」。營養學中所指的健康也不只是從營養的面向思考身體健康，以透過飲食來達到心理及社會層面的完善狀態為目標，用廣闊的視野看待健康這個概念也是非常重要的。

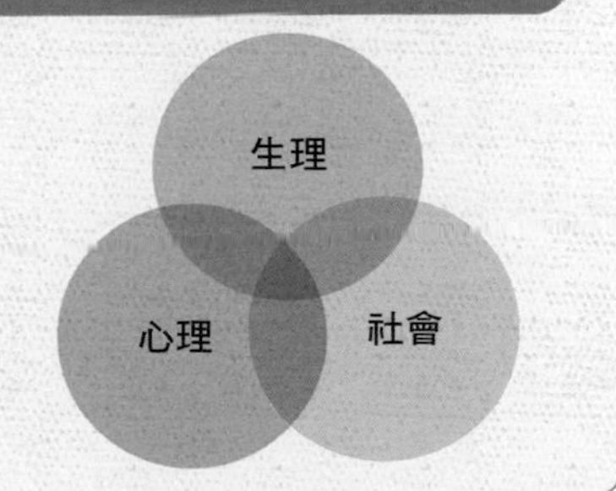

1天所需的熱量

POINT
- ►1天的食物攝取量基準可以用「體重×0.4單位」計算。
- ►將1單位當作是80 kcal，比起計算熱量更能掌握要吃的分量。
- ►「體重×0.4單位」的公式對身體活動等級Ⅰ或Ⅱ的成年男女都適用。

1天估計的熱量消耗量=需求量

1天的熱量攝取量和消耗量達到均衡狀態對預防生活習慣病來說是很重要的。「日本人飲食攝取基準（2015年版）」就是採用BMI（參照右頁）當作判斷指標。BMI超過基準值時，有必要就食物攝取量、飲食內容和運動量進行調整。

使用「體重×0.4單位」這個公式的話，一般人也能輕鬆算出1天中適宜的熱量需求量。雖然這個公式得出的是1天估計的熱量消耗量，但是將其當作熱量需求量也能預防飲食過量，改善肥胖者的飲食習慣。

營養指導須配合身體活動等級

1單位代表80 kcal。日本人在日常生活中的攝取量以80 kcal為單位比較容易標示，醫院的營養指導也經常這樣使用。日本糖尿病學會也以此為基準，發行了80 kcal的食物成分表。

使用這種單位的話，體重60 kg的人1天的熱量需求量為24單位（1920 kcal），再將其分配至三餐，舉例來說，可以分成早餐8、午餐6、晚餐10單位等，配合每個人的生活節奏和環境做組合。「體重×0.4單位」適用於身體活動等級I（低）或II（普通）的成年男女。計算時可以依身體活動等級調整係數，例如身體活動等級III（高）的人適合用「體重×0.5單位」計算，大多時間都是臥床的高齡者則是以「體重×0.3單位」計算。

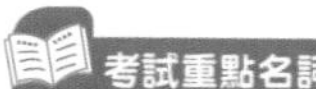

1單位為80 kcal
此為日本糖尿病學會和醫院的營養指導使用的單位。80 kcal相當於小的蛋1顆、魚肉1片、牛奶1杯、飯半碗（50g）等。比熱量更容易掌握食物攝取量。

大卡（kcal）
熱量的單位在國際度量衡中是焦耳（J），而在營養學的範疇中通常是使用大卡。1 kcal=4.18 J。

筆記

基礎代謝量
BM
（basal metabolism）
早上空腹時，在室溫20～25℃的環境下，測量安靜平躺所消耗的熱量值。通常是以BMR（每kg體重所消耗的熱量）表示。

目標BMI的範圍（18歲以上）※1・※2

年齡（歲）	BMI目標範圍（kg/m^2）
18～49	18.5～24.9
50～69	20.0～24.9
70以上	21.5～24.9※3

※1 男女標準相同，僅供參考。
※2 以觀察流行病學研究報告中總死亡率最低的BMI為基準，依疾病別的發病率及與BMI的關聯、死因及與BMI的關聯，還有日本人的BMI實際狀況等綜合判斷來設定目標範圍。
※3 因為70歲以上總死亡率最低的BMI和實際情況有落差，必須考慮虛弱及生活習慣病的預防問題，所以將目前的BMI目標範圍定為21.5～24.9。

範例：身高 170cm，體重 80kg 的男性

$$80 \div 1.7 \times 1.7 = 27.68$$

BMI約27.7，高於目標範圍，從預防生活習慣病的觀點來看，必須減少熱量攝取量。

【 身體活動等級 】

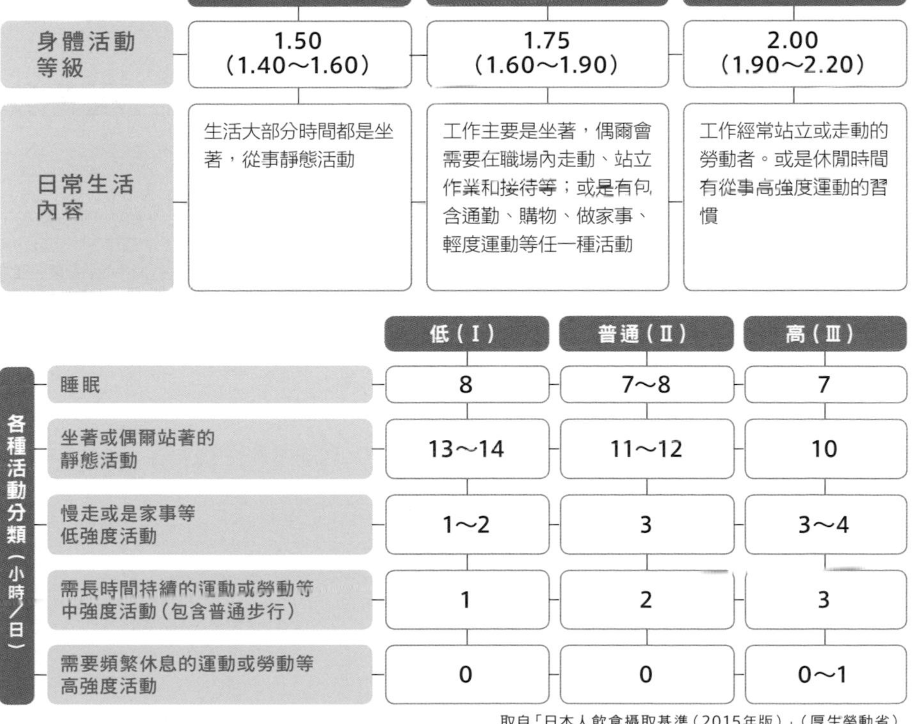

	低（Ⅰ）	普通（Ⅱ）	高（Ⅲ）
身體活動等級	1.50 （1.40～1.60）	1.75 （1.60～1.90）	2.00 （1.90～2.20）
日常生活內容	生活大部分時間都是坐著，從事靜態活動	工作主要是坐著，偶爾會需要在職場內走動、站立作業和接待等；或是有包含通勤、購物、做家事、輕度運動等任一種活動	工作經常站立或走動的勞動者。或是休閒時間有從事高強度運動的習慣

各種活動分類（小時／日）	低（Ⅰ）	普通（Ⅱ）	高（Ⅲ）
睡眠	8	7～8	7
坐著或偶爾站著的靜態活動	13～14	11～12	10
慢走或是家事等低強度活動	1～2	3	3～4
需長時間持續的運動或勞動等中強度活動（包含普通步行）	1	2	3
需要頻繁休息的運動或勞動等高強度活動	0	0	0～1

取自「日本人飲食攝取基準（2015年版）」（厚生勞動省）

均衡飲食的基準

POINT
- 「我的餐盤」是美國發明的均衡飲食指標。
- 將盤子設計成一半蔬菜和水果，另一半是穀物及蛋白質，杯子裡有牛奶、乳製品，並以顏色區分。

讓飲食選擇方式更清楚明瞭的「我的餐盤」

大家常說「均衡飲食」對健康是非常重要的。那麼「均衡飲食」的具體內容是什麼呢？

為了表現出具體內容，曾經發想過各式各樣的工具，其中最清晰易懂的是美國農業部（USDA）於2011年發表的「我的餐盤」（MyPlate）。

在圓形的盤子上，以顏色將食品和營養素進行區分及配置，用視覺表現讓均衡飲食更加清晰易懂。佔了盤子一半的是蔬菜（Vegetables）及水果（Fruits），另一半則是飯和麵包等穀物（Grains），還有魚、肉等蛋白質（Protein）。右上角的圓形代表杯子，內有牛奶、乳製品（Dairy）。

使用「我的餐盤」時，還介紹了具體的10個健康飲食要點，像是為了均衡地攝取營養要如何挑選食品等方法。其中包含預防以肥胖為首的生活習慣病，需要從大量的豐富蔬果中攝取維生素及礦物質，並且減少脂肪、砂糖及鹽分的攝取等要點。

預防生活習慣病在日本也是個備受關注的主題。若以穀物為主食，蛋白質為主菜，蔬菜為副菜，並且直接食用牛奶、乳製品和水果，相信「我的餐盤」也能活用於日本。

關鍵字

我的餐盤（MyPlate）
取代了美國長年使用的食品金字塔，成為更加清晰易懂的營養均衡指標。2011年，當時的總統夫人蜜雪兒．歐巴馬擔任了發表會的發表人。

筆記

10個健康飲食要點
由美國農業部（USDA）管理的網站（http://www.choosemyplate.gov）上刊載的「10 tips Nutrition Education Series」統整而來。

飲食指南「我的餐盤」是？

「我的餐盤」是美國農業部（USDA）發表的飲食指南，目的是為了改善並預防肥胖及生活習慣病。連同營養素將食品分成4組放在一個盤子上，並以顏色區分，利用視覺方式呈現應該怎麼吃才能達到均衡飲食。

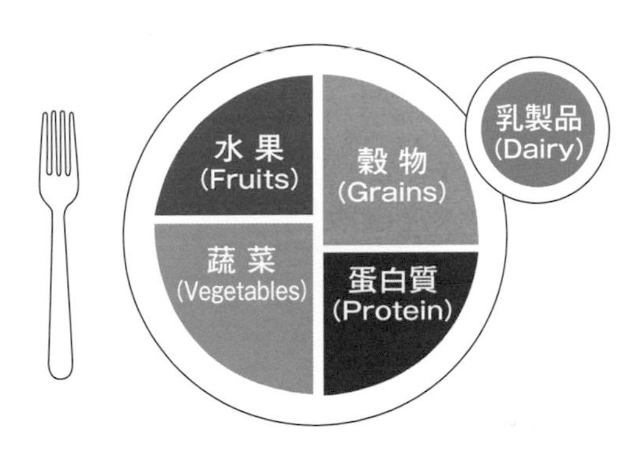

【 10個健康飲食要點 】

1 掌握1天需要的分量

利用P.20和P.28介紹的BMI和「體重×0.4單位」的公式，算出1天所需的熱量，就能輕鬆地控制。

2 享受飲食的同時也要注意適量

飲食僅攝取身體必要的分量。還有，吃太快容易導致飲食過量，需特別注意。

3 注意不要進食過量

選擇較小的餐盤或杯子，裝好自己要吃的分量。外食的時候可以選擇分量較少的餐點、和人分食或者將剩餘的食物外帶回家等等，盡量避免吃太多。

4 更加了解什麼是該吃的食物

有意識的選擇並攝取蔬菜、水果、全穀物、零脂或低脂的牛奶、乳製品等富含鈣、鉀、維生素D、膳食纖維等的食品。

5 飲食的一半為蔬菜及水果

積極地攝取紅色、橘色、綠色等色彩鮮豔的蔬菜。此外，也可以將水果加入料理和甜點，多多食用。

6 選擇零脂或低脂(1%)的牛奶及乳製品

選擇零脂或低脂（1%）的牛奶及乳製品，和一般的牛奶、乳製品相較之下熱量較低，飽和脂肪酸也較少，卻能攝取到相等分量的鈣質。

7 將一半的穀物改成未精製穀物

當作主食的米飯和小麥中的半份可以改成未精製的糙米和全麥麵粉，內含更豐富的維生素及礦物質。

8 更加了解什麼是應該少吃的食物

停止每天攝取脂肪、砂糖、鹽分含量高的蛋糕、餅乾、冰淇淋、含糖飲料、比薩、香腸、培根等食物，要吃的話也盡可能減量。

9 選擇含鹽量低的食品

購買湯品、麵包、冷凍食品、罐頭等食品時確認營養成分標示，盡量選擇鹽分含量較少的食品。家中自製食品時也要少加點鹽

10 以水取代含糖飲料

調味飲料和運動飲料含有太多砂糖，容易攝取過多熱量。攝取水分時盡量只喝水就好。

日本版 食品金字塔

POINT

► 易於實踐的飲食指南「日本版 食品金字塔」及「豆、堅、蛋、乳、藻、蔬、肉、菇、薯」的口訣。
►「日本版 食品金字塔」預防生活習慣病及癌症的效果值得期待。

選擇適合自己的方法加以實踐

「均衡飲食」的基準可以參考厚生勞動省及農林水產省推薦的「均衡飲食指南」。在日本除了上述的飲食指南，其他還有各種任誰都能輕易了解要「吃什麼」、「吃多少」的飲食指南。其中較易懂也較容易實踐的是「日本版 食品金字塔」及「豆、堅、蛋、乳、藻、蔬、肉、菇、薯」的口訣。

「日本版 食品金字塔」是以食品的機能性為主，再考量進季節及分量而構成的。將1天的攝取量設計成一目了然的金字塔，最底層的穀類分量最多，為400g，愈往上層攝取量就愈少。將這些食品放入菜單中，做成主食、主菜、副菜、湯品，就能輕鬆實踐均衡飲食的目標。

以這個金字塔為基準的話，每天應該攝取的熱量為1600～2000 kcal（20～25單位）。除了穀類的糙米、黑米、大麥等雜穀可以帶來飽足感，還有許多富含機能性的食物，對於肥胖、糖尿病等生活習慣病及癌症的預防效果也很值得期待。

「豆、堅、蛋、乳、藻、蔬、肉、菇、薯」是和戰後飲食指導時成效極佳的「營養三色運動」一起使用的口訣。取9種食物的開頭文字當作口訣，和主食搭配食用，是種簡單又好懂的方法。雖然在分量上並沒有參考指標，但是可以做為「吃什麼比較好」的參考基準。選擇適合自己的飲食指南，並充分地利用它吧！

關鍵字

日本版 食品金字塔
前國立健康・營養研究所所長渡邊昌的構想。重新審視日本傳統食材的優點，以機能性食品要素為主軸，並考量進種類、分量後設計而成。

營養三色運動
又稱為「營養3·3運動」。建議每天吃三餐、三色食物群的飲食指導方式。三色中的紅色為「會轉化為血、肉的食物」（蛋白質），黃色為「會轉化為動力的食物」（醣類、脂肪），綠色則為「調整身體狀況的食物」（維生素、礦物質）。

筆記

「豆、堅、蛋、乳、藻、蔬、肉、菇、薯」
在駐日盟軍總司令部（GHQ）的指導下，近藤とし子（Kondo Toshiko）等人共同構思搭配「營養三色運動」的口訣，一般社團法人營養改善普及會為了改善國民的飲食生活，仍持續地推廣這個概念。

「日本版 食品金字塔」

1天之中依照目標分量攝取下圖所示的6種食物群，就能自然地達到飲食均衡。

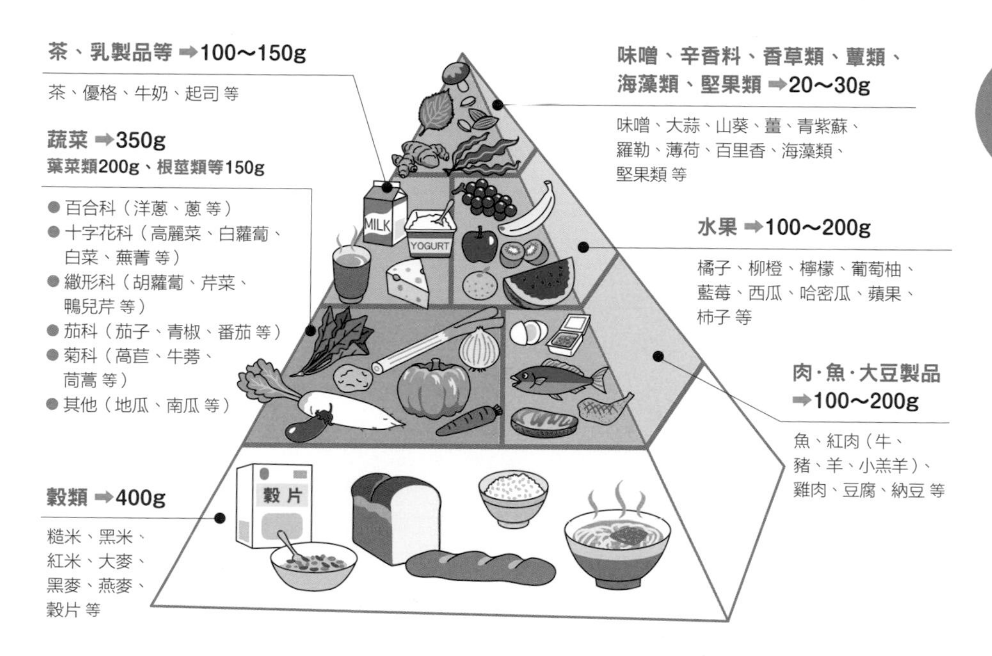

只要是過著一般生活的成人到老年人，無論男女都可以用右邊的方法算出1天的熱量需求量當作參考基準。

體重 × **0.4（單位）**

※1單位＝80kcal（經常臥床的高齡者至少需要體重×0.3單位）

範例：以體重60kg的人來說60×0.4單位＝24單位。
將這個分量均分到早中晚三餐，每餐吃8單位。
一碗飯150g約為3單位，分量也很好計算。

配菜的口訣「豆、堅、蛋、乳、藻、蔬、肉、菇、薯」

日本長年使用這句口訣做為飲食指導，希望能透過主食搭配9種食物達到均衡飲食的目的。現在，日本全國各地仍在使用。1天的攝取量基準參考「豆、堅、蛋、乳、藻、蔬、肉、菇、薯」這個分類方法會更清楚易懂（參照P.105～157）。

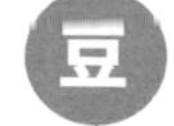
豆
豆類·豆製品
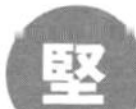
堅
芝麻·堅果類
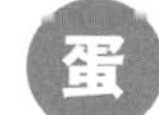

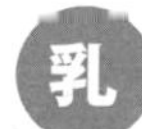
乳
牛奶·乳製品

藻
海帶芽·海藻類
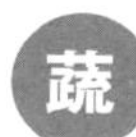
蔬
蔬菜·水果

肉
海鮮·肉類
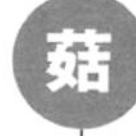
菇
香菇·蕈類

薯
薯類

食品成分表

POINT

- ► 食品成分表是食品可食用部分每100g中包含的熱量及營養成分資料。
- ►「日本食品標準成分表2015」中刊載了2191項食品及52項成分。

食品項目從初版的538項增加到2191項

食品成分表統整了食品可食用部分（去除廢棄部分後可以食用的部分）每100g中包含的熱量及營養成分資料。2015年增補修訂的「日本食品標準成分表2015年版（七版）」現在被當作是營養相關的資料庫使用，內容有營養管理及食品的營養標示，還有統計、調查等資訊。

食品標準成分表首度被發表時為1950年。當初收錄的食品只有538項，成分項目為14項，但是經過增補修訂之後，現在已增加至2191項，成分項目也有52項。雖然食品的成分含量會因為季節、氣候、產地等因素而有差異，但是對營養素進行實測並將其數值化而得到的標準成分值還是很重要，具有做為資料庫的價值。

飲食攝取基準和成分項目一致

上一版的食物標準成分表2010（六版）中，增加了7項新的成分項目（參照右圖）。其中的5項（碘、硒、鉻、鉬、生物素）同時也是「日本人飲食攝取基準（2010年版）」中增加的成分項目。最新的2015年版（七版）中，在有機酸的部分增加了綠原酸及兒茶素等機能成分，對營養計算來說又增加了有幫助的項目。此外，還增加了以實際的食品分析為基礎的碳水化合物分量，內含的單醣及膳食纖維量變得更加清楚，對於糖尿病患者及肥胖者來說也能更輕鬆地進行醣分管理。

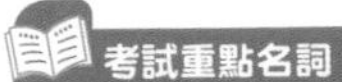

食品成分表
日本食品標準成分表的簡稱。日本最早的食品成分表為內務省營養研究所於1931年發行的「日本食品成分表總覽」（收錄1045個品項）。現在的食品成分表是以戰後重新製作，於1950年發表的「日本食品標準成分表」為基礎再做修改的版本。目前是由文部科學省的科學技術・學術審議會（資源分科會）進行資料統整。

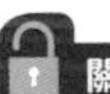
關鍵字

日本人飲食攝取基準
由厚生勞動省訂定，以維持、促進國民的健康為目的，提出1天的熱量及營養素攝取量基準和參考值。

「日本食品標準成分表 2015年版」的成分項目

成分項目為以下52項，食品收錄了2191項。

項目		單位
廢棄率		%
熱量		kcal／kJ
水分		g
蛋白質 由胺基酸組成的蛋白質*		g
脂質 三酸甘油酯當量*		g
脂肪酸	飽和	g
	單元不飽和	g
	多元不飽和	g
膽固醇		mg
碳水化合物 可被利用的碳水化合物（單醣當量）		g
膳食纖維	水溶性	g
	不溶性	g
	總量	g
灰分		g
無機質（礦物質）	鈉	mg
	鉀	mg
	鈣	mg
	鎂	mg
	磷	mg
	鐵	mg
	鋅	mg
	銅	mg
	錳	mg
	碘*	μg
	硒*	μg

項目			單位
無機質（礦物質）	鉻*		μg
	鉬*		μg
維生素	A	視黃醇	μg
		α-胡蘿蔔素	μg
		β-胡蘿蔔素	μg
		β-隱黃質	μg
		β-胡蘿蔔素當量	μg
		視黃醇活性當量	μg
	D		μg
	E	α-生育醇	mg
		β-生育醇	mg
		γ-生育醇	mg
		δ-生育醇	mg
	K		μg
	B_1		mg
	B_2		mg
	菸鹼素		mg
	B_6		mg
	B_{12}		μg
	葉酸		μg
	泛酸		mg
	生物素*		μg
	C		mg
食鹽相當量			g

＊註記者為「日本食品標準成分表2010」（文部科學省）增加的成分項目。

「日本食品標準成分表2015年版（七版）」的主題

2015年版（七版）為了因應飲食生活的變化及社會需求，新增了313項食品項目，合計2191項。新增的有生魚片及天婦羅等日式食物，還有反映出健康取向的發芽米、五穀米、亞麻仁油、麩質過敏者可以吃的米麵包和米麵條，以及外來食品如貝果、馬斯卡彭起司（mascarpone cheese）等。此外，像是煎餃、雞肉咖哩等配菜也有成分值的計算方式及範例。同時也有為海外使用者製作的英語版，內容清楚地記錄了營養價值，有機會成為和食風潮的助力。關於碳水化合物的部分，此版本中新增了內含的單醣及膳食纖維，澱粉、葡萄糖、果糖等則是依照組成別另外製作了附錄，能更加活用於飲食指導。詳細資料可以在文部科學省的網站下載。

飲食攝取基準

POINT

► 「日本人飲食攝取基準」揭示了熱量和營養素量的基準，厚生勞動省每5年會修訂1次。

► 從2015年版開始，熱量攝取量的參考標準中新增了BMI。

針對營養素有3種指標

「日本人飲食攝取基準」是為了維持及促進國民健康，還有以預防生活習慣病及重症化預防為目的而設定的熱量及營養素量基準。其做為健康管理及營養指導的指標，擔任著非常重要的角色。厚生勞動省每5年會修訂1次，「日本人飲食攝取基準（2015年版）」就是於2015～2019年這5年間使用的基準。

熱量攝取量的標準為「熱量需求量」。從2015年開始，考慮到維持熱量攝取量和消耗量平衡的重要性，便將BMI設定為指標。

針對營養素攝取不足的顧慮，也設定了「估計平均需要量」及「建議攝取量」2項指標。以上兩者都無法訂出標準的營養素，則設定有「足夠攝取量」做為標準。

以「估計平均需要量」為基準，攝取量在需要量以下的人，有50%以上的機率營養素攝取不足，而且能推測出攝取量愈低，營養素不足的機率就愈高。而攝取量若達到「建議攝取量」的標準，營養素不足的機率則降低約2.5%。攝取量若在「足夠攝取量」以上，則可以判斷為幾乎沒有營養素不足的風險。

此外，針對攝取過量有可能會對健康產生危害的營養素，也有設定「上限攝取量」。與預防生活習慣病相關的營養素，因攝取過量或不足皆會產生問題，故設定了「目標攝取量」。

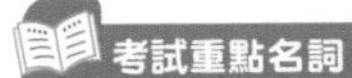

日本人飲食攝取基準
通稱為飲食攝取基準。以前的名稱為營養需求量，第一次訂定是在1941年。當時的主要目的是做為營養缺乏症的對策。2005年修訂時更改為現在的名稱。

筆記

BMI的計算方式
將身高及體重代入以下公式即可算出。
體重（kg）÷身高（m）^{2}

以預防生活習慣病為目的設定的「目標攝取量」
2015年版對鈉含量（食鹽相當量）的數值進行調整，較2010年版更低。以食鹽相當量來說，18歲以上男性為未滿9.0g／天→未滿8.0g／天，18歲以上女性則為未滿7.5g／天→未滿7.0g／天。

關於飲食攝取基準的營養素指標

飲食攝取基準針對三大營養素、維生素及礦物質設定了4種指標：「估計平均需要量」、「建議攝取量」、「足夠攝取量」、「上限攝取量」。在進行飲食內容評價或指導的時候，充分理解指標內容並加以活用是很重要的。另外，「估計平均需要量」及「上限攝取量」是以臨床試驗及流行病學調查為基礎計算得出的數值，「目標攝取量」則是日本以每年11月針對國民飲食攝取及健康狀態進行調查的「國民健康・營養調查」為基礎計算出來的。

●關於營養素攝取不足的指標

「估計平均需要量」 (EAR／estimated average requirement)

推測能滿足特定族群（性別及年齡層別）中50%的人需要量的一日攝取量。沒有達到此標準的話，營養素不足的風險高達50%左右。

「建議攝取量」 (RDA／recommended dietary allowance)

推測能滿足特定族群（性別及年齡層別）中大多數人（97%～98%）需要量的一日攝取量。若達到此標準，營養素不足的機率較未達者降低約2.5%。

「足夠攝取量」 (AI／adequate intake)

若因為科學數據不足而無法計算估計平均需要量和建議攝取量時，則以能讓特定族群（性別及年齡層別）中每一個人都能維持良好的營養狀態的攝取量來估算足夠攝取量。

●關於營養素攝取過量的指標

「上限攝取量」 (UL／tolerable upper intake level)

特定族群（性別及年齡層別）中大多數人都不致對健康引發危害風險的最大攝取量。須注意不要超過此上限。

●以預防生活習慣病為目標的指標

「目標攝取量」 (DG／tentative dietary goal for preventing life-style related diseases)

為了預防生活習慣病，這是日本人應視為當前目標的攝取量（範圍）。

飲食攝取基準的各項指標概念圖

橫軸是一般習慣的營養素攝取量，縱軸則表現出攝取不足或過量的風險。攝取量愈靠近0，攝取不足的風險就愈高。攝取量達到「估計平均需要量」的話，營養素不足的風險為0.5（50%），達到「建議攝取量」時為0.025（2.5%），若達「足夠攝取量」則幾乎沒有風險。達「上限攝取量」時，雖然沒有攝取不足的風險，但是隨著攝取量增加，攝取過量造成的健康危害風險也會隨之升高。

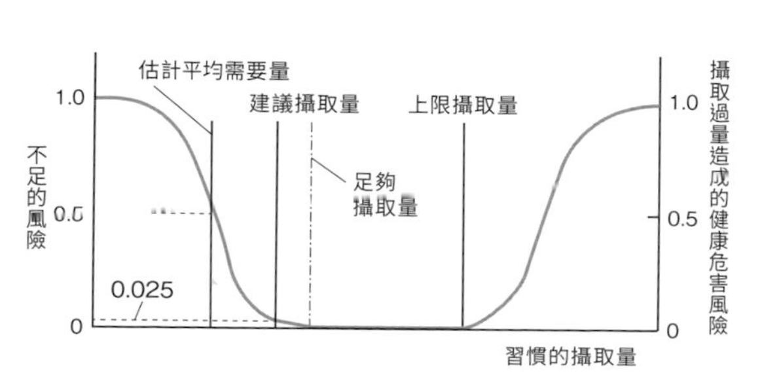

營養攝取及補給品

POINT

- ► 為了維持健康和降低疾病風險，會使用補給品。
- ► 以整體均衡來看，經由飲食攝取的優點多於從補給品攝取。
- ► 補給品是把兩面刃，有優點也有缺點，使用時須特別注意。

做為飲食的補充使用

補給品是將維生素、礦物質等成分濃縮成錠劑或膠囊的保健食品。和以治療疾病為目的的醫藥品不同，補給品是在未病階段為了使人回復健康而使用的。

例如，屬於多酚的槲皮素有降血壓的效果，而葉黃素類的抗發炎的效果也受到認可。此外，也有報告指出一些類維生素如膽鹼、肌醇、輔酶Q10、維生素U等，具有改善疲勞感、體力低下的效果。

不過，保證有效的補給品其實非常少。而且，考慮到體內吸收度的問題，比起透過補給品攝取上述的成分，從日常食品中攝取的效果還是比較好。補給品再怎麼說也不能取代飲食，建議還是當作攝取不足的輔助用品。

須注意大量攝取及藥物併用的情況

本書將各式各樣的補給品以簡單易懂的方式整理成一張補給品圖表（參照右頁）。無論是大量攝取或是和藥物併用都會出現副作用。而且，補給品除了好處外，也有壞處。以膳食纖維為例，雖然具有抑制癌症、血管疾病發病的效果，卻也有令其他營養素從體內流失的缺點。不管是哪種補給品，使用時都需要諮詢藥劑師和醫師。

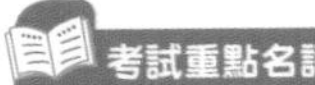

補給品
英文為Supplement，意指增加、補充，如同字面上的意思，是為了補足人體缺乏的維生素和礦物質等成分而攝取的。和以治療為目的的醫藥品不同，使用目的是為了維持健康和降低疾病風險。

關鍵字

未病
在中醫學概念中，雖然不是生病，但是置之不理就會生病的狀態。具體來說，就是檢查數值雖然異常，卻沒有出現症狀；或是出現症狀，檢查數值卻在正常範圍內的狀態。

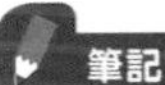

和特定保健用食品的不同之處
日本的特定保健用食品（即「特保」）是指被認定對人體有某些作用和效果，並且受到許可，可以宣稱特定效果的食品。但是，2015年補給品標示相關法規修訂之後，要有一定的科學證據才能標示其特定效果。

補給品圖表

圖表上方是強調的是美肌、減肥，下方則是偏天然取向，正中間是抗氧化作用較高的補給品。左側是使用後身體會變好（效果較佳）的補給品，右側則是容易導致身體不適（有副作用）的補給品。

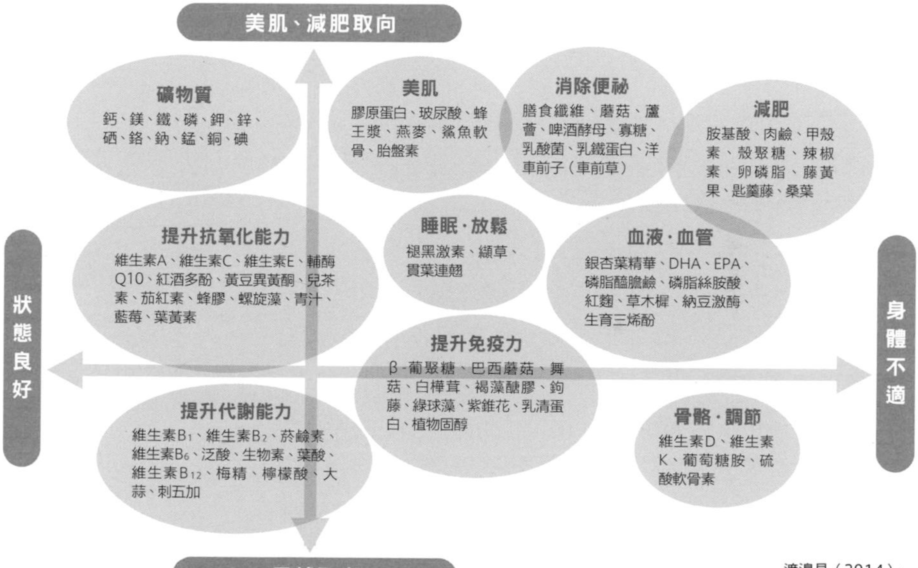

渡邊昌（2014），新・統合医療学，統合醫療學院，P.61

補給品成分的好處及壞處

	好處	壞處
膳食纖維（Fiber）	抑制大腸癌、血管疾病發病	使營養素流出體外
鐵	治療潛在的缺鐵性貧血	增強氧化壓力、誘發第二型糖尿病
鈣	促進骨骼形成、抑制部分癌症發病	促進動脈硬化、鈣質沉著
精胺酸	擴張血管、抑制動脈硬化	臨床研究顯示沒有效果
ω-3脂肪酸	抑制發炎及動脈硬化	出血傾向？（注意和抗血栓藥物併用的情況）
維生素E	抗氧化作用、抑制動脈硬化	攝取過量會蓄積在脂肪中
β-胡蘿蔔素	抗氧化作用、抑制動脈硬化	攝取過量會蓄積在脂肪中
肉鹼	促進脂質代謝	促進動脈硬化

渡邊昌（2014），新・統合医療学，統合醫療學院，P.63

基因及營養

POINT
- ► 基因存在於細胞核內的DNA序列中。
- ► 基因個體差異是因為構成基因的鹼基排列不同所造成的。
- ► 利用基因資訊進行的個人化營養指導備受期待。

SNP訊息使基因和疾病的關係明朗化

即使飲食內容相同，還是有人會變胖，有人不會變胖。這是因為受到基因的影響。基因是細胞分裂時能在細胞和細胞之間傳達的設計圖。

基因存在於細胞核內的DNA中。DNA是以4種鹼基中的其中1種和糖類、磷酸結合而成的核苷酸為1單位，組合成鍊狀的雙股螺旋結構。構成雙股螺旋結構的4種鹼基排列就是基因訊息。

基因的個體差異是構成基因的鹼基排列不同所造成的。排列差異的變異頻率在群體中達1％以上，稱為基因多型性。基因多型性中最常發生的是1個鹼基被置換或是刪除造成的單核苷酸多型性（即SNP或SNPs）。在研究SNP的過程中發現，許多遺傳疾病和生活習慣病都和SNP息息相關。

不過生活習慣病的發病原因並不只有遺傳性因素。和壓力等環境因素，還有飲食生活、運動不足等生活習慣也都有很大的關係。例如，解偶聯蛋白（UCP3）可以將熱量轉換成熱能，而這種基因若有變異的人就比較容易變胖。這種情況下，只要透過飲食生活調整熱量攝取量就能預防肥胖。像這樣活用基因訊息，配合個人進行營養管理即為個人化營養，今後有希望能成為預防生活習慣病的對策。

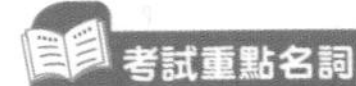

個人化營養
利用基因訊息，針對個人的代謝特性進行營養管理。相同模式的個人化醫療和個人化食品研究也同時進行中。

關鍵字

基因多型性
排列差異的變異頻率在群體中達1％以上。變異頻率在群體中未達1％的鹼基變異稱為基因變異。

解偶聯蛋白（UCP3）
存在於全身的肌肉和棕色脂肪細胞中，是種可以將醣類、脂質的熱量直接轉換為熱能的蛋白質。

DNA的構造

DNA是種長鍊分子，由稱為組織蛋白的蛋白質將DNA分子纏繞捲起就能構成染色體。

DNA是由腺嘌呤（A）、鳥糞嘌呤（G）、胞嘧啶（C）、胸腺嘧啶（T）這4種鹼基、糖類（去氧核糖）、磷酸為基礎單位組成的核苷酸連結構成的。

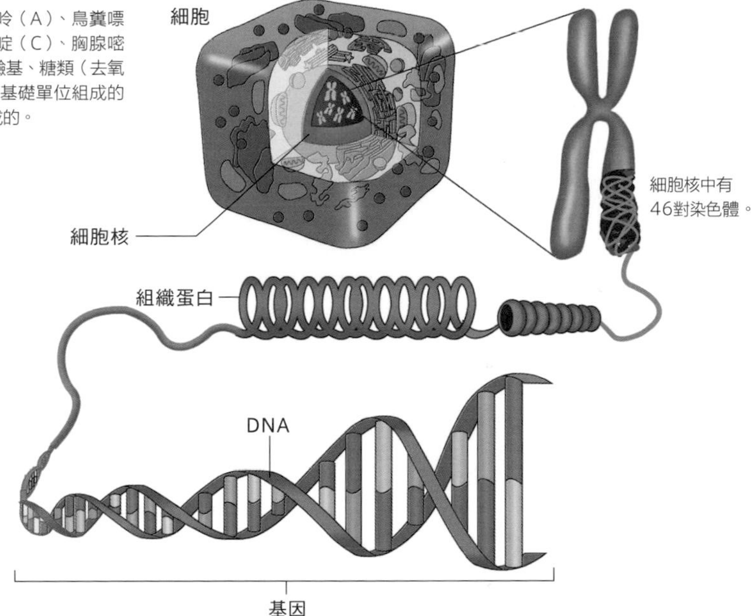

生活習慣病的發病因素

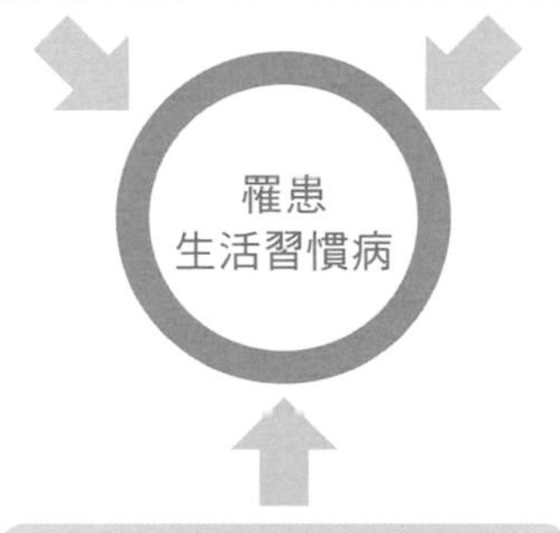
遺傳性因素
（基因相關問題）
外部環境因素
（病原體、有害物質、壓力等）
罹患
生活習慣病
生活習慣因素
（飲食生活、運動、休息、吸菸、喝酒、心理活動類型等）

取自「厚生省保健醫療局生活習慣病對策室」

生活習慣病和遺傳性因素

	遺傳性因素
原發性高血壓	血管收縮素原等20種相關基因
糖尿病	10種以上糖尿病易感基因
動脈硬化性疾病	脫輔基蛋白質基因和LDL受體基因
脂質異常症	和脂質代謝相關的APOA5基因等
肥胖	β3腎上腺素受體基因、膽囊收縮素A受體基因等

營養學COLUMN ……… 2

提高減肥效果的時間營養學

時間營養學是種考量人體生理時鐘，提倡食物種類、進食時間、順序、速度等因素的新興營養學。人體內許多細胞都各自帶有具有獨特節律的時間基因。透過調整基因週期的方法，就能更有效地維持健康、進行飲食控制。

已經有許多人知道，生理時鐘的1天有25小時。在沒有時鐘也沒有光的環境中生活的話，每天都會晚睡約1小時的時間。能有效避免這個情況的方法就是陽光和早餐。早起曬太陽可以重置腦內的生理時鐘，讓身體配合地球的時間。早餐的功能不只是補充營養，也可以重整內臟運作的節律，讓能量代謝更加活躍。

時間營養學提倡的「進食時間」其中一個例子，就是在早餐和午餐時充分攝取蛋白質及脂質。因為肝臟和胃的機能在白天比較活躍，所以比較不容易在體內蓄積中性脂肪。晚上6點之後，中性脂肪會開始囤積造成肥胖，所以要特別注意控制脂質的攝取。還有，要吃甜食的話，建議在下午4～5點左右攝取。因為那是胰島素分泌量升高的時間帶，血糖值不容易上升。

關於「進食順序」，從膳食纖維多的蔬菜開始吃可以抑制血糖值急速上升，和預防糖尿病也有相關。此外，僅僅是細嚼慢嚥，放慢「進食速度」，也能抑制血糖值快速上升的情況。

第2章

消化及吸收的運作方式

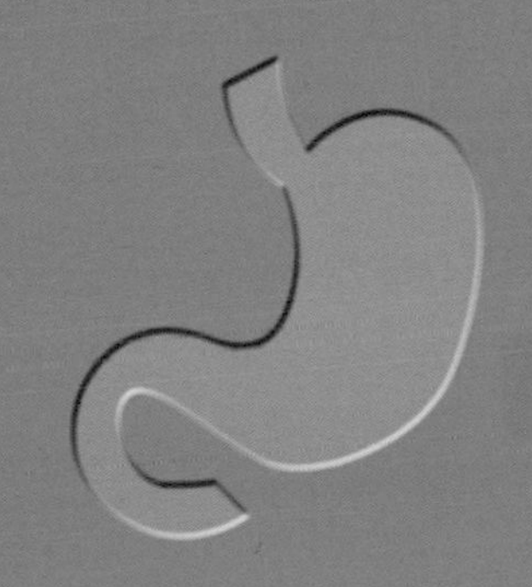

消化器官的運作方式
消化道及消化酶
咀嚼及吞嚥
食道及胃的功能
十二指腸及小腸的功能
大腸的構造及功能
肝臟的構造及功能
膽囊的構造及功能
胰臟的構造及功能
醣類的消化吸收
蛋白質的消化吸收
脂質的消化吸收
維生素及礦物質的消化吸收
排便的運作方式

消化器官的運作方式

POINT
- ▶ 消化是為了讓人體更好吸收而將食物分解成分子的動作。
- ▶ 消化道是負責消化食物的一根管狀結構，全長約9～10m。
- ▶ 附屬器官是負責產生和分泌消化酶來協助消化的臟器。

以消化道及附屬器官構成的消化系統

人類是以食物轉化而來的能量來維持生命的。但是，吃進肚子裡的食物並不是馬上就能變成可利用的能量。食物中的分子幾乎都因為太大，所以無法直接被人體吸收，需要將分子再分解成更小的分子，這個行為就稱為消化。

進行消化的器官被稱為消化系統，是以消化道和附屬器官構成的。消化道是食物消化過程中通過的一個管道，從嘴唇、口腔開始，經過食道、胃、小腸、大腸，最後到肛門都連結在一起。

長度約為身高的6倍，全長約可達9～10m，基本上從管壁內側往外可分為黏膜層、肌肉層、漿膜層這3層。附屬器官除了口腔中的唾液腺（頜下腺、腮腺、舌下腺等）外，還有肝臟、膽囊、胰臟負責分泌消化酶，協助消化系統運作。

消化動作可分為機械性和化學性2種

消化系統進行的消化作用可分為2個種類，分別為機械性消化和化學性消化。機械性消化是將食物放入口腔中咀嚼，還有胃及小腸進行的蠕動運動等，都是運用物理性的方式將食物變得更細碎柔軟。

化學性消化則是利用唾液及胰液等消化酶進行化學作用，將食物的成分分解。成分中分解出來的營養素會被人體吸收，接著由大腸吸收其餘消化物的水分，最後變成糞便排出體外。

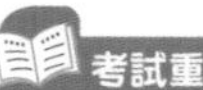
考試重點名詞

消化道
從口腔開始連結至肛門的管道，食物會由此通過，並且在過程中被消化、吸收。

消化酶
消化液內含為了讓食物更容易被分解、吸收的蛋白質，例如唾液中的澱粉酶、胃液中的胃蛋白酶、胰液中的脂酶等。醣類、蛋白質、脂質等營養素各自都有專屬的消化酶。

關鍵字

蠕動運動
將吃進體內的內容物透過規律地收縮運動向前推進，整個消化道內是透過自律神經無意識地在進行這個動作。

消化系統

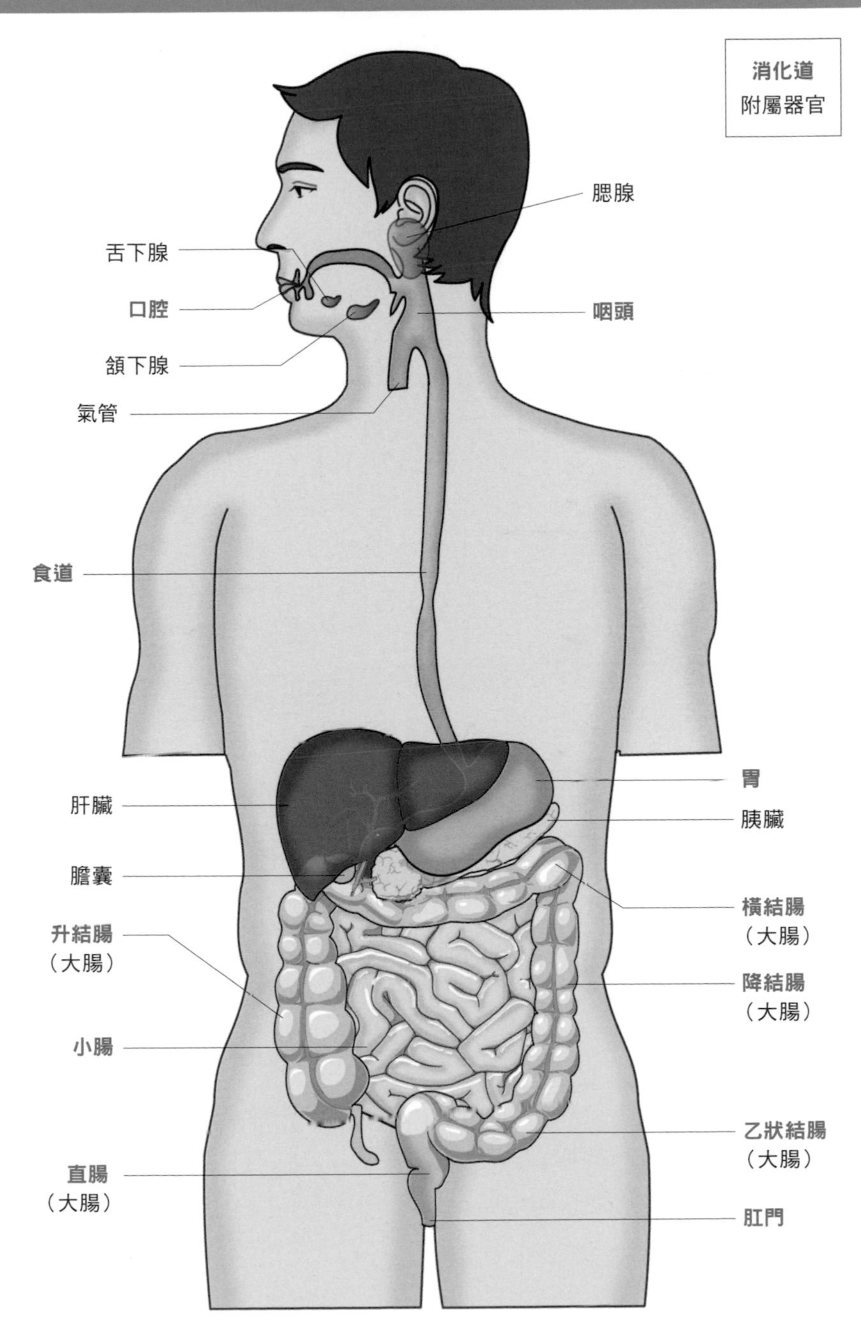

消化道
附屬器官
腮腺
舌下腺
口腔
咽頭
頜下腺
氣管
食道
胃
肝臟
胰臟
膽囊
橫結腸
（大腸）
升結腸
（大腸）
降結腸
（大腸）
小腸
乙狀結腸
（大腸）
直腸
（大腸）
肛門

消化・吸收

消化道及消化酶

POINT

► 食物在通過消化道的同時會被各種消化酶消化、分解。
► 消化酶的分泌是由自律神經和胃腸激素控制的。

因消化器官而異的消化酶

食物從進入口中，到通過消化道的過程中會被各種消化酶慢慢的消化、分解。不同消化器官會分泌不同的消化酶，不過無論是哪種消化酶都是由自律神經和胃腸激素控制的。

食物進入口腔之後，副交感神經會受到刺激，開始分泌含有澱粉酶這種消化酶的唾液。澱粉酶會將部分醣類（澱粉）分解成麥芽糖。食物被送到胃之後會刺激胃部分泌強酸性（pH1～2）的胃液和屬於胃腸激素的胃泌素來促進消化。此外，胃液中含有被稱為胃蛋白酶的蛋白酶，能分解部分的蛋白質。

負責約90%消化及吸收功能的小腸

胃部處理過的消化物被送到小腸的十二指腸後，會分泌出名為膽囊收縮素的胃腸激素，這就像一個信號，會刺激胰臟和膽囊分泌胰液和膽汁。胰液含有可以分解醣類、蛋白質、脂肪的酵素，能進行消化及分解。膽汁可以將脂肪乳化，幫助胰液中的脂酶進行分解。接著，透過小腸的蠕動運動將消化物從空腸送到迴腸，過程大約3～5小時，由小腸黏膜分泌的消化酶負責將其分解。最終分解產物如葡萄糖及胺基酸等會被運送到微血管，而大部分的脂肪酸和單酸甘油酯則是被送到淋巴管，被體內吸收。小腸在消化、吸收的部分擔任著重責大任，約90％的消化及吸收都是在小腸進行的。

考試重點名詞

自律神經
調整身體各部位的活動，24小時持續運作的神經。可分為活動時和白天較活躍的交感神經以及靜態時和夜間較活躍的副交感神經。

胃腸激素
胰泌素和胃泌素等消化道內分泌的激素，和消化液的分泌及消化道的運動等相關。

筆記

消化吸收率
食物在消化道內被分解為營養素後，通過腸道的吸收細胞被運送到肝臟。此時，被體內吸收的營養素比例就稱為吸收率。

三大營養素的消化器官及消化酶

食物是通過消化道時被消化，而醣類、蛋白質、脂質等營養素各有不同種類的消化場所及消化酶。被分解的成分約有90%都是由小腸的吸收細胞吸收。

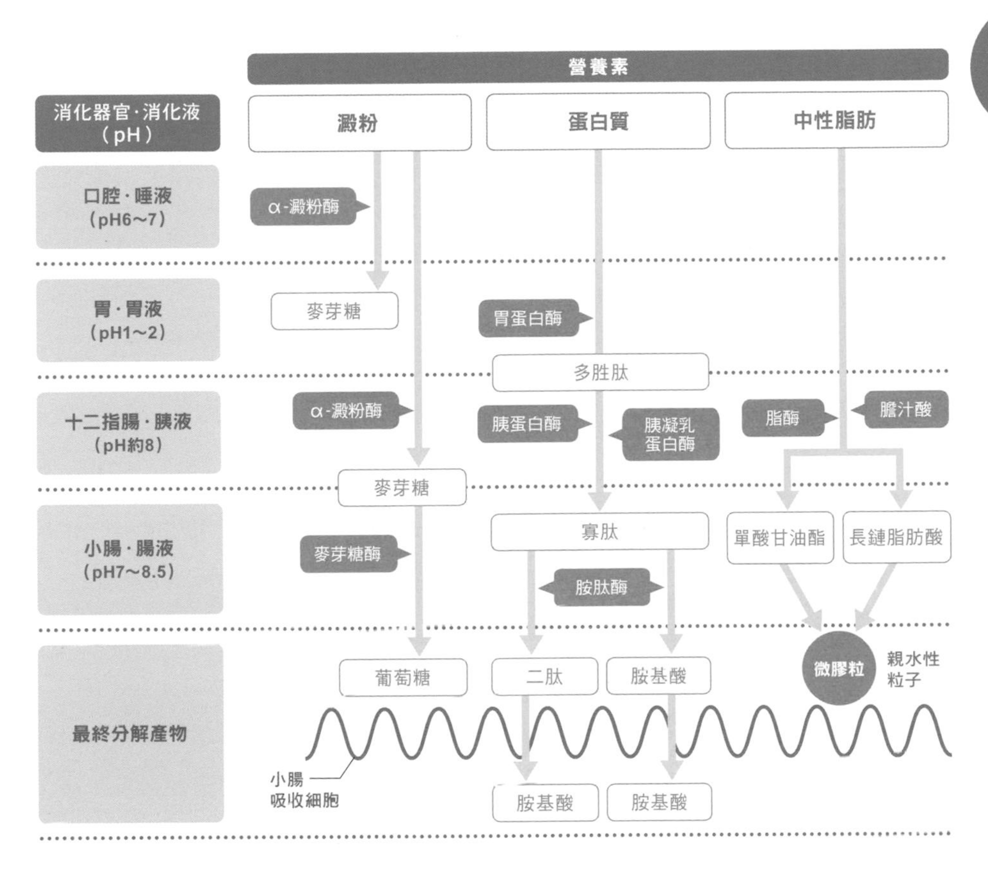

Athletics Column

飯後馬上運動會造成消化不良

剛吃飽飯後，為了消化食物，血液會集中到胃部，並且開始分泌胃液，進行蠕動運動。在這個時候運動的話，肌肉也會需要血液，胃部需要的血液就會不足，這就是導致消化不良的原因。飯後為了幫助消化，建議讓身體休息30分鐘～1小時。飯後若要運動的話，先讓食物慢慢消化，等血糖值穩定，大約1～2小時之後會比較適合。另一方面，飯前運動雖然有減肥效果，但是要避免在極度空腹的狀態下進行。空腹時血糖值太低，運動還會消耗血液中的葡萄糖，葡萄糖不足會造成暈眩甚至昏倒。

咀嚼及吞嚥

POINT
- ► 口腔內的咀嚼和唾液會開始對食物進行消化作用。
- ► 約95%的唾液是由頷下腺、腮腺、舌下線的大唾液腺分泌的。
- ► 唾液裡含有α-澱粉酶，可以將澱粉分解為麥芽糖。

消化由咀嚼及分泌唾液開始

食物的消化是從被稱為口腔的口中開始的。進入口中的食物透過顳顎關節及牙齒的作用被咬碎、研磨，再由舌頭將其混合，進行咀嚼。此時，口腔內的唾液腺會開始分泌唾液，幫助消化。食物經由咀嚼變得更細碎被稱為機械性消化，而透過唾液等消化酶的作用分解則為化學性消化。

唾液的成分和性質因分泌部位而異

約95％的唾液都是由稱為大唾液腺（三大唾腺）的頷下腺、腮腺、舌下腺分泌的。口腔內還有其他如嘴唇（唇腺）及舌頭（舌腺）等部位具有小唾液腺，1天分泌的唾液量可達1～1.5 L。主要的成分是水，其他成分和性質則會依分泌部位而有所不同。

頷下腺及腮腺分泌的唾液內含有許多消化酶中的α-澱粉酶，可以將屬於醣類的澱粉分解成麥芽糖（maltose）。舌下腺的唾液則含有名為黏液素的醣蛋白，黏滑的成分可以防止口腔內乾燥。

口腔內經過咀嚼和唾液處理而變得細碎柔軟的食物，會由舌頭運送至喉嚨，碰到咽頭會引起吞嚥反射，進而被送至食道（吞嚥）。此時，若誤入氣管內就稱為誤嚥，誤嚥會因為阻塞造成不適。

考試重點名詞

澱粉酶
唾液內含的其中一種消化酶。可以將白米或麵粉等食物中的澱粉分解成麥芽糖。胰臟分泌的胰液也有含澱粉酶。

關鍵字

唾液
舌下腺分泌的唾液中因為含有大量名為黏液素的蛋白質，所以具有高度黏性，又稱為黏液性唾液。腮腺分泌的唾液不含黏液素，質地較稀薄，又稱為漿液性唾液。

筆記

吞嚥
將食物往食道吞下的動作。當食物碰到咽頭時，刺激會傳遞到位於大腦中延腦和橋腦的吞嚥中樞，進而引發無意識的吞嚥反射將食物吞下。

口腔構造

口腔為消化道的入口，透過咀嚼和分泌唾液將食物變得細碎，並將澱粉分解成麥芽糖。

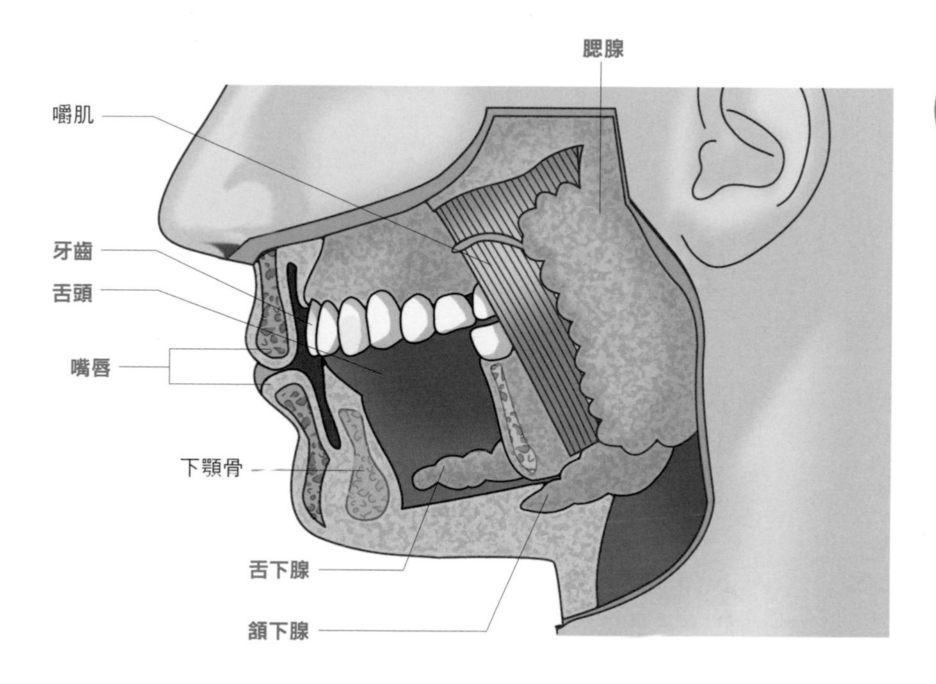

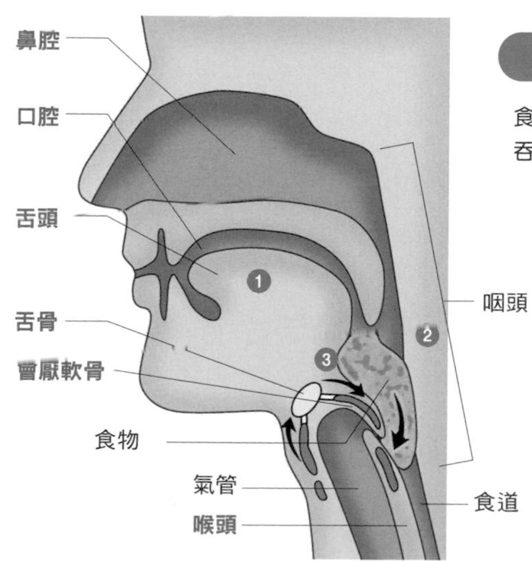

吞嚥的運作方式

食物碰到喉嚨深處的咽頭時，會引起吞嚥反射將食物送入食道。

❶ 進入口腔內的食物會被舌頭往內送（自主運動）。

❷ 食物碰到喉嚨深處的咽頭時，會引起吞嚥反射將食物送入食道。

❸ 食物通過時，會厭軟骨會堵住氣管的入口。

食道及胃的功能

POINT
- ► 食道在食物通過的時候會擴張，6～10秒就能通過。
- ► 胃可分為賁門、胃體、幽門，食物進入後就開始進行複雜的伸縮活動。
- ► 胃酸可以對食物進行殺菌，胃蛋白酶會將蛋白質分解成糜狀。

進入食道的食物會藉由蠕動運動被運送至賁門

在口腔內變柔軟的食物，透過吞嚥（吞下）進入食道後，會再經由蠕動運動被送至胃部。食道為長度約25cm的橢圓形細長管，食物通過時會擴張變寬。食道內腔被堅固的鱗狀上皮覆蓋，為了讓食物更順利通過會分泌黏液來潤滑表面。液體通過食道的時間約1秒，固體約6～10秒。

食道的末端和胃的賁門相連。賁門平常是封閉的，只有食物通過食道到達賁門時，受到刺激的括約肌才會鬆開，將食物送入胃中。

胃中有胃液及蛋白酶可以進行殺菌・分解

胃是一個J字型的袋狀器官，大部分都稱為胃體部，連結小腸的部分稱為幽門部。食物從賁門進入後，整個胃就會開始進行複雜的伸縮活動，胃壁會分泌以鹽酸為主成分的強酸性胃液。胃液中含有名為胃蛋白酶的蛋白酶，可以消化食物中一部分的蛋白質。胃壁雖然也是由蛋白質組成的，但是因為表面有高黏性的黏液包覆，並在此前提下分泌胃酸，因此胃壁並不會受到酸及消化液的影響。經胃液和胃蛋白酶殺菌、分解後的糜狀食物會藉由蠕動運動被送至幽門，再慢慢移動至十二指腸。幽門內會分泌鹼性的黏液來中和強酸性的食糜，防止十二指腸內壁因為酸性而潰爛。

考試重點名詞

胃蛋白酶
覆蓋胃壁的黏膜有許多凹洞，主細胞會分泌胃蛋白酶原，壁細胞分泌鹽酸，黏液頸細胞則是負責分泌黏液。胃蛋白酶是鹽酸分解胃蛋白酶原時產生的蛋白酶。

關鍵字

胃液
1天會分泌1～1.5 L。平時為酸性pH2的強酸，空腹時酸性更高達pH1～1.5（pH7為中性）。酸性較pH2～3的食用醋還高，可以消滅入侵胃部的細菌，也能幫助食物分解。

筆記

幽門
因為幽門括約肌而變得狹窄，如果通過的內容物為強酸性就會反射性地封閉，遇到中性或弱酸性才會打開，將內容物送至十二指腸。這個功能如果弱化，十二指腸就會因為強酸而潰爛，造成潰瘍。

食道及胃的構造

食道為長度約25cm的細長管狀，和胃部的賁門連結。胃可分為胃底部、胃體部、幽門部三大部分。

食道

頸部食道（約5cm）

食道上段。被吞嚥的食物通過食道入口狹窄處（第一狹窄）被送至食道內部。

胸部食道（16～18cm）

食道中段。食物透過蠕動運動通過大動脈交叉的狹窄處（第二狹窄），接著被送到下段。

腹部食道（2～3cm）

食道下段，是指食道裂孔至賁門的部分。食道穿過橫膈膜的開口稱為食道裂孔，而附近的狹窄處稱為第三狹窄。

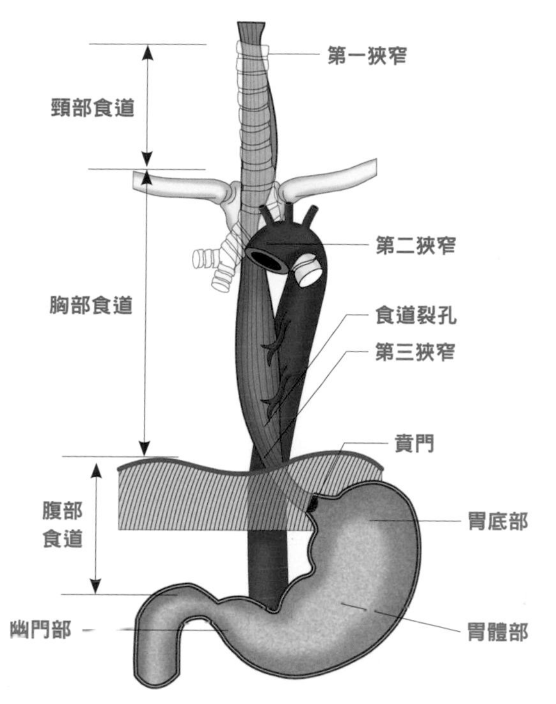

胃

賁門

食道和胃的交界，可以防止食物逆流。

胃底部
（胃的上部）

賁門之後的寬廣部分。

胃體部

胃的中央部分。

幽門部

胃的下部，在胃及十二指腸交界處。

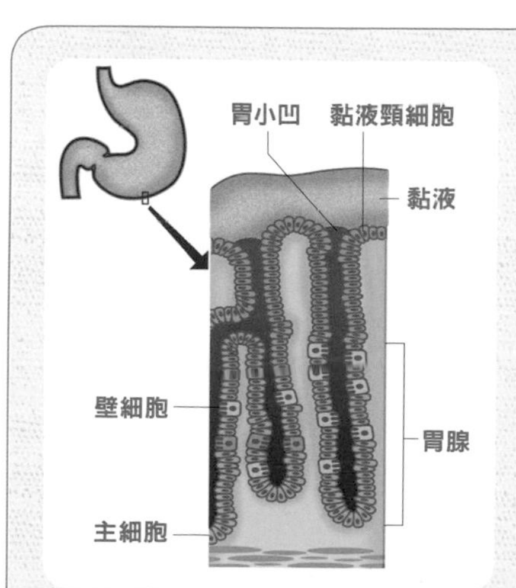

胃壁的構造

胃壁包覆了一層黏膜，上面有許多孔洞。胃液和胃蛋白酶原就是從洞中的細胞分泌出來的。

胃小凹	胃腺入口的凹洞。
黏液頸細胞	位於胃腺上層，負責分泌黏液素。
胃腺	胃壁上如凹褶般的深孔，內有主細胞等分泌細胞。
壁細胞	負責分泌主成分為鹽酸的胃酸。
主細胞	位於胃腺深處，負責分泌胃蛋白酶原。

消化・吸收

十二指腸及小腸的功能

POINT

- 小腸包括十二指腸、空腸、迴腸，全長6～7m。
- 小腸負責90%消化和吸收的功能，約需3～5小時。
- 營養素會由吸收細胞表面的微絨毛吸收。

十二指腸中有膽汁及胰液幫助消化

消化成糜狀的食物會從幽門慢慢被送至十二指腸。十二指腸是小腸的一部分，接下來的部分是空腸及迴腸。小腸全長為6～7m，在食糜通過的3～5小時期間會進行90%的消化及吸收作用。

十二指腸的長度約為25cm，整體看來雖然短，但是從肝臟分泌、經過膽囊的膽汁，還有胰臟分泌的胰液皆會進入此處，在消化作用中擔任著重要的工作。鹼性（pH7～8.5）的胰液可以中和從胃部送來的弱酸性食糜，具有讓消化酶更順利作用的效果。

營養素由小腸內壁的微絨毛吸收

小腸直徑約4cm，內壁具有環狀皺襞（Kerckring's fold），皺褶表面每1mm^{2}有20～40根絨毛密集地排列。絨毛內部則有微血管和淋巴管通過，位於絨毛根部的腸腺會分泌消化酶。進入小腸的食糜會一邊透過蠕動運動被往後送，一邊和各種消化液混合，進行消化作用。

被消化的營養素會由位於絨毛表面的吸收細胞吸收，每個細胞約有600根密集生長的微絨毛。像這樣由小腸微絨毛進行的消化稱為膜消化。接著，從醣類分解出來的葡萄糖（glucose），還有從蛋白質分解出來的胺基酸及肽等會進入微血管，由肝門靜脈被送往肝臟，脂質則是進入淋巴管，從頸部靜脈被送往肝臟等處。

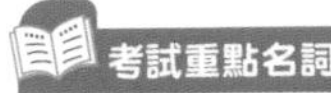
考試重點名詞

空腸
和迴腸的交界並不明顯，特徵是環狀皺襞較其他部分規則整齊。還有，因為平滑肌發達，蠕動運動很活躍所以腸內的內容物會快速地通過，解剖時腸內常常是空的，也因此得到空腸這個名稱。

迴腸
和空腸相較之下較粗，內壁厚實。特徵是黏膜內有具免疫機能的集合淋巴結（培氏斑，Peyer's patch）。空腸約為2.5m，迴腸約為3.5m，迴腸的黏膜皺襞與空腸相比較不規則。

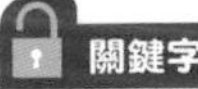
關鍵字

吸收細胞
從表面生長的纖細微絨毛吸收營養素，亦即營養吸收細胞。絨毛根部會增長出新的細胞來取代舊細胞，壽命約為1天。

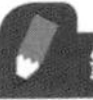
筆記

小腸的消化酶
腸腺分泌的消化酶有可以將乳糖分解成半乳糖和葡萄糖的乳糖酶，還有能將蛋白質分解成胺基酸的腸蛋白酶等。

小腸和黏膜的構造

小腸可分為三大部分，從靠近胃的位置開始依序為十二指腸、空腸、迴腸。成人的小腸全長約6～7m，通過腸道的內容物在此進行90%的消化及吸收。

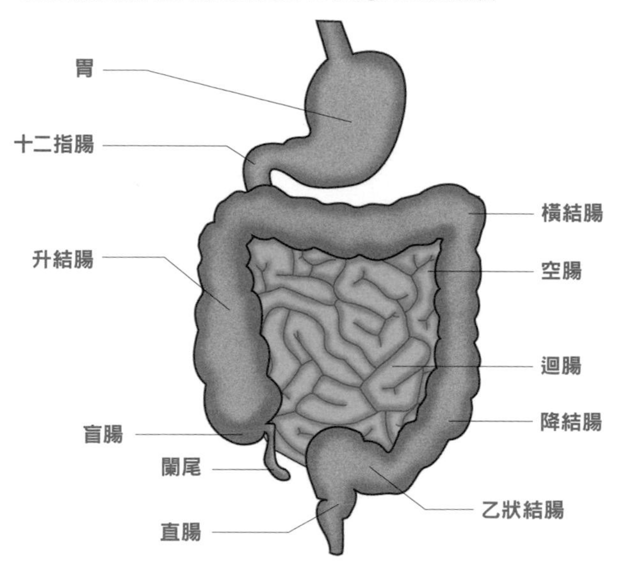

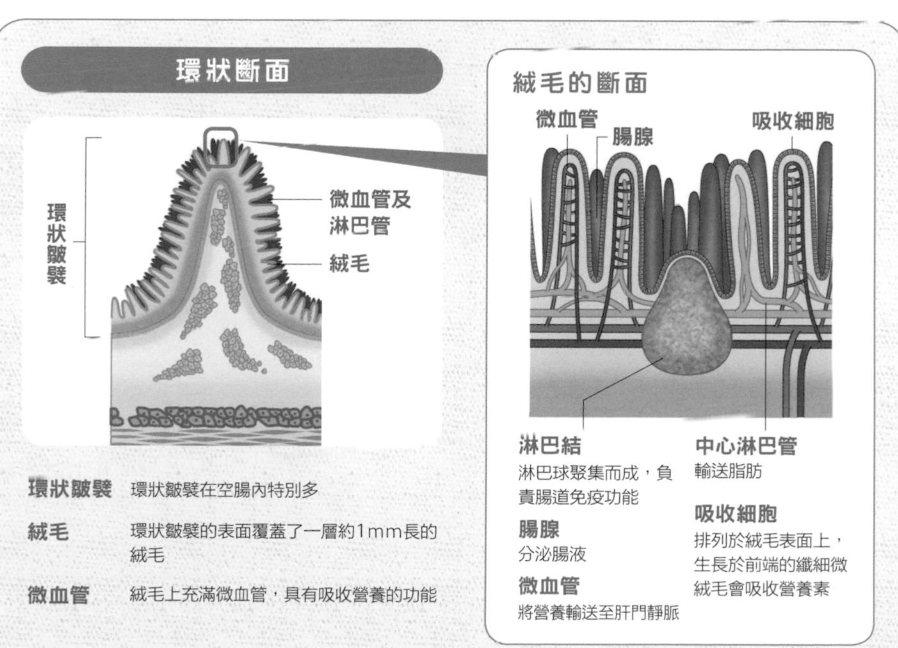

環狀皺襞 環狀皺襞在空腸內特別多

絨毛 環狀皺襞的表面覆蓋了一層約1mm長的絨毛

微血管 絨毛上充滿微血管，具有吸收營養的功能

淋巴結
淋巴球聚集而成，負責腸道免疫功能

腸腺
分泌腸液

微血管
將營養輸送至肝門靜脈

中心淋巴管
輸送脂肪

吸收細胞
排列於絨毛表面上，生長於前端的纖細微絨毛會吸收營養素

消化·吸收

大腸的構造及功能

POINT

- 從小腸送來的消化物會由大腸吸收水分變成糞便。
- 消化物會透過蠕動運動，通過結腸的升結腸到乙狀結腸再變成糞便。
- 腸道菌會分解纖維質，並且製造維生素B群及維生素K。

由盲腸、結腸、直腸構成的大腸

大腸為接續小腸的消化道，較小腸粗所以被命名為大腸。長度約為1.6～2m，可分為盲腸、結腸、直腸。

經小腸吸收過營養素的消化物會通過位於右下腹部的迴盲瓣，接著被送到盲腸。迴盲瓣會防止消化物逆流回小腸。迴盲瓣底下有個長度約6cm的袋狀部位就是盲腸，但是盲腸和消化沒有什麼關係。緊接在盲腸底部約5～6cm的闌尾是盲腸退化的一部分。

大腸內壁有半月襞，不像小腸一樣有絨毛，主要是負責吸收水分，製造糞便。而負責這個工作的就是結腸，可以分為升結腸、橫結腸、降結腸、乙狀結腸這幾個部分。

在結腸形成的糞便，排便前會停留在直腸

消化物藉由蠕動運動慢慢從升結腸往乙狀結腸前進，同時水分會漸漸被吸收，纖維質也會被腸道菌分解，通過降結腸時就會變成半固體的糞便。糞便到達乙狀結腸時會稍微停留，再慢慢被送往直腸。直腸的長度約15cm，負責儲存排便前的糞便。累積到一定的量之後就會引起排便反射。

腸道菌除了分解纖維質外，還有製造維生素B群及維生素K的功能。腸道菌的數量龐大，菌種和數量會依個人的年齡、食物、身體狀況而變化。

關鍵字

盲腸
人和肉食動物沒有使用這個部位所以變小了，但是對草食性動物而言還有分解膳食纖維的功能，所以牠們的盲腸比較大而發達。

闌尾
黏膜底下存在許多淋巴組織，有相關研究在探討其與體內防衛機能的關係。闌尾炎是闌尾發炎引發的疾病，發病時會伴隨著強烈的疼痛。由於從前發現症狀的時候，是在炎症已經擴及盲腸的狀態，所以也被稱為盲腸炎。

筆記

腸道菌
腸道菌種類約有100種，數量更達100兆個，其中有像是比菲德氏菌等對人有益的益菌；也有產氣莢膜梭菌等壞菌，會對身體帶來不好的影響；還有當身體虛弱時就會開始作亂的大腸菌等條件致病菌。糞便中有一半以上都是腸道菌。

母傳子的腸道菌
腸道菌的組成內容會因為飲食生活、年齡等因素而異。例如，有種可以分解海藻成分的類桿菌（*Bacteroides plebeius*）只存在於日本人的腸道內，這就是飲食習慣會影響腸道菌的證明。此外，腸道菌是可以透過母親傳給嬰兒的。

大腸的構造

大腸是接續在小腸之後，長度約1.6～2m的消化道，從靠近小腸的部分依序往後為盲腸、結腸、直腸。結腸可分為升結腸、橫結腸、降結腸、乙狀結腸。盲腸後面連接著已經退化的闌尾。

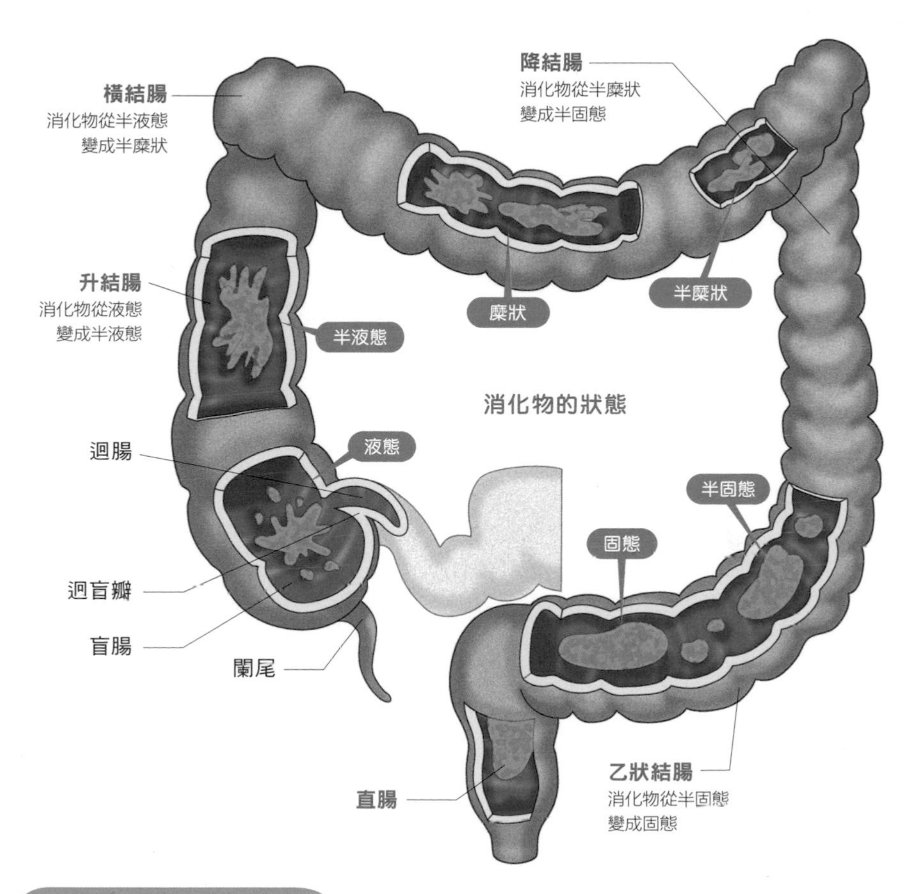

Athletics Column

腸內環境和運動的關係

想要提高運動表現，除了具備基礎體能外，培養競賽必要的肌力也是很重要的。因此均衡飲食對培養肌力來說是不可或缺的，這時為了讓攝取的營養素能被體內充分吸收，調整腸道狀態就是個重點。研究結果顯示，調整腸道狀態讓益生菌增加的話，蛋白質的利用率也會提升。想要調整腸道環境需多多費心，例如：積極攝取優格、納豆、味噌等發酵食品及含有膳食纖維的食物（參照P.173），保持充足的睡眠，控制酒精攝取，維持8小時以上空腹時間等等。

肝臟的構造及功能

POINT

- ► 肝門靜脈主要是將營養素送往肝臟，肝動脈則是運送氧氣，兩者都是協助進行代謝。
- ► 肝臟除了營養素的代謝，還會進行解毒作用及許多活性物質的合成。

位於橫膈膜正下方，是體內最大的臟器

肝臟是人體內最大的臟器，重達1～1.5kg。雖然不是食物會經過的消化道，但是和營養素的代謝關係密切，所以被分類為消化器官。

肝臟位於橫膈膜的正下方，上方有鐮狀韌帶將其分為右葉及左葉。肝臟內進行了許多化學反應，而將材料運送過來的是肝門靜脈和肝動脈這2條血管。肝門靜脈送來的主要是從小腸等消化道吸收的營養素，肝動脈則是將氧氣連同血液一起送到肝臟內匯流。接著，血液會流至無數個分支，再通過肝小葉中稱為竇狀隙的微血管。肝小葉是由約50萬個肝細胞組成的，這之中布滿了許多微血管。通過竇狀隙的血液會經過中央靜脈，在下腔靜脈匯集再流回心臟。

肝小葉的竇狀隙是代謝的主舞台

血液通過竇狀隙時會引發各種化學反應，除了三大營養素的代謝外，也會儲藏維生素和鐵質。關於醣類，血液中的葡萄糖（單醣）過多時會被合成為肝糖（多醣類）和中性脂肪（三酸甘油酯）儲藏起來，待葡萄糖不夠的時候才會再把肝糖分解成葡萄糖釋放出來。藥物和酒精成分也會在肝臟進行解毒作用後，回流進血液並從腎臟排泄掉。生成支持全身代謝功能的白蛋白以及凝固血液必要的纖維蛋白原等凝血因子也是肝臟的功能之一。

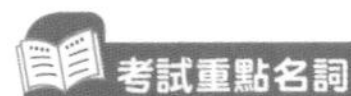

肝門靜脈
將消化道吸收的營養素運送至肝臟的靜脈。肝臟每分鐘的血流量約有1L，其中約80％是由肝門靜脈輸送的。

肝小葉
約1～2cm左右四方型的大小。其中包含了約50萬個肝細胞，間隙之中有大量的微血管通過。

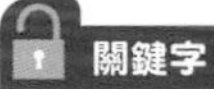

三大營養素的代謝
將葡萄糖合成為肝糖，也會合成蛋白質及脂質。

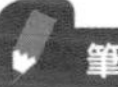

肝臟的再生能力
肝臟是足以左右生命的重要器官，即使在手術中被切除了近7成，還是能回復原狀，具有高度再生能力。

肝臟的構造

肝臟是體內最大的臟器，重量為1～1.5kg。可以大致分為右葉和左葉，具有營養素的代謝和儲藏、解毒等功能。

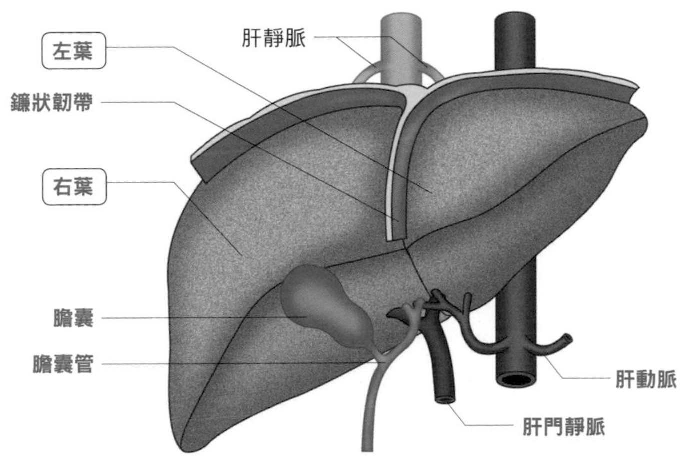

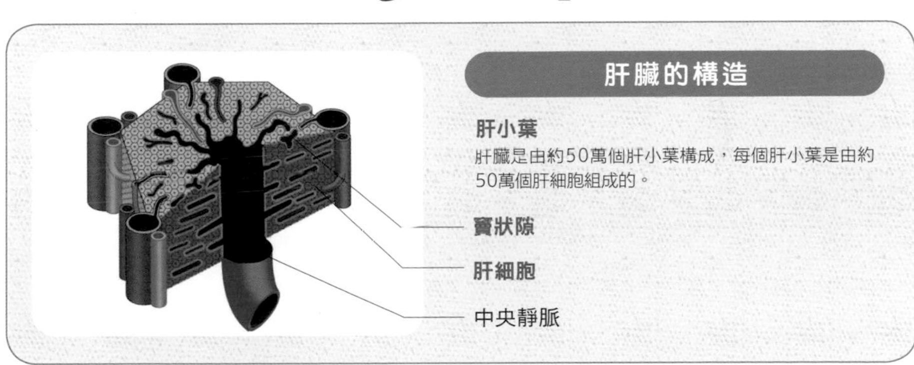

肝臟的構造

肝小葉

肝臟是由約50萬個肝小葉構成，每個肝小葉是由約50萬個肝細胞組成的。

肝臟主要的工作

代謝營養素	三大營養素（醣類、蛋白質、脂質）的合成及分解。
儲藏	儲藏維生素A、D、B_{12}及鐵質，在必要時釋放出來。
解毒作用	對氨、酒精、藥物等進行解毒作用。
生成凝血因子	合成白蛋白以及纖維蛋白原等凝血因子。
調節血液量	儲藏血液，必要時釋放出血液。
生成膽汁	合成膽固醇來製造膽汁。

膽囊的構造及功能

POINT
- ► 膽囊會儲藏由肝臟製造的膽汁，在身體需要時將膽汁釋放至十二指腸。
- ► 膽汁在膽囊會被濃縮至1/6～1/12，顏色會從黃色變成黑色。
- ► 膽汁在十二指腸可以協助分解脂肪，讓身體更容易吸收。

膽囊是位於肝臟下方，長7～10cm的臟器

膽囊的位置在肝臟右葉下方，長7～10cm，形狀像茄子。和肝臟一樣，膽囊雖然不是消化道，但是它會在身體需要時釋放膽汁到十二指腸，膽汁對於營養素的消化吸收來說相當重要。

膽汁內含有膽汁酸，可以將進入十二指腸的食糜中的脂肪乳化，協助胰臟分泌的脂酶等脂肪酶進行作用。此外，還有一個功能是將三酸甘油酯（中性脂肪）分解出來的脂肪酸變成腸內容易吸收的型態。

膽汁會在進食後1小時進入十二指腸

膽汁在肝臟生成，會經由總膽管和膽囊管被運送至膽囊。剛生成的膽汁約有90％是水分，顏色為黃色。儲存於膽囊期間會被濃縮至1/6～1/12，顏色會變黑。進食過1小時左右，脂肪含量較多的腸道內容物進入十二指腸時，就是膽囊出場的時候了。十二指腸會分泌名為膽囊收縮素的胃腸激素，膽囊受到刺激後就會透過膽囊管和總膽管釋放膽汁到十二指腸。從胰臟分泌出來的胰液會在總膽管和膽汁匯流。膽汁和胰液都是鹼性的，可以中和從胃送到十二指腸的酸性腸道內容物。

膽汁中98～99％的膽汁酸到了迴腸會被再吸收回肝臟，重新成為膽汁的材料，這被稱為肝腸循環。

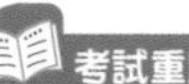

考試重點名詞

膽汁
除了膽汁酸，還含有膽紅素及膽固醇等成分。1天分泌至十二指腸的膽汁為600～800ml。

關鍵字

膽囊收縮素
十二指腸的黏膜感受到脂肪中的胺基酸和脂肪酸就會開始分泌膽囊收縮素。膽囊受到刺激就會開始收縮並排出膽汁。

筆記

腸肝循環
膽汁中的膽紅素經過腸道代謝後也會變成名為尿膽素原的物質，被腸道再吸收回肝臟，再次成為製造膽汁的材料。

膽囊的構造

膽囊的位置在肝臟下方，是長7～10cm的茄狀臟器。膽囊的重要工作就是儲藏對營養素的消化吸收來說不可或缺的膽汁。

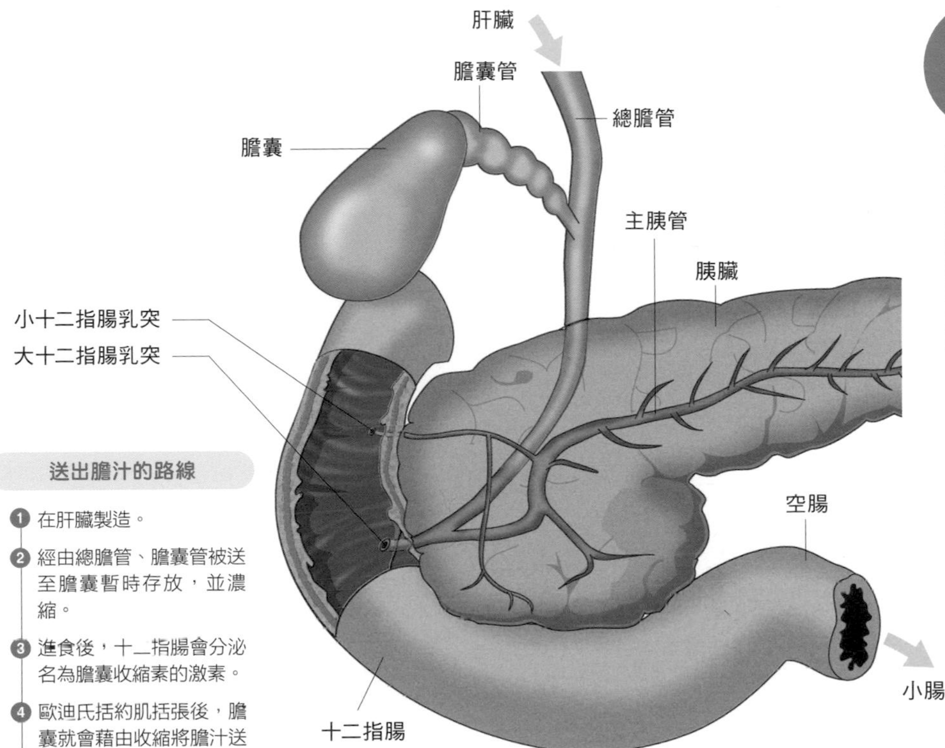

送出膽汁的路線

1. 在肝臟製造。
2. 經由總膽管、膽囊管被送至膽囊暫時存放，並濃縮。
3. 進食後，十二指腸會分泌名為膽囊收縮素的激素。
4. 歐迪氏括約肌括張後，膽囊就會藉由收縮將膽汁送至十二指腸。

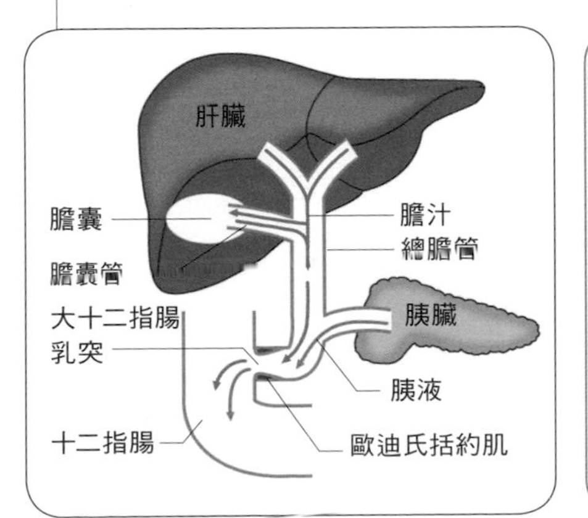

膽汁對脂肪的作用為何？

膽汁中的膽汁酸具有介面活性作用，可以降低水的表面張力。食物中的脂肪顆粒被運送到十二指腸後會被膽汁酸乳化（改變成容易受外力影響的狀態），變成名為微膠粒（micelle）的粒子。微膠粒化的脂肪因為不安定，所以脂肪酶的作用效果也會比較好。膽汁的功能就是像這樣協助脂肪酶作用。

胰臟的構造及功能

POINT
- ► 胰臟具有分泌胰液及激素的功能。
- ► 胰液中含有三大營養素的分解酶，可以在十二指腸中幫助消化。
- ► 胰液可以中和腸道內容物，提升消化酶的作用效果。

胰液是最重要的消化液

胰臟位於胃的後方，是長約10～15cm的細長型臟器。在身體右側和十二指腸連接處為頭部，中間為體部，最細且和脾臟相連的部分稱為尾部。

胰臟具有外分泌機能及內分泌機能，和消化功能較相關的是由外分泌機能分泌出來的胰液。胰液具有可以將醣類、蛋白質、脂質這三大營養素全部分解的酶，可以說是最重要的消化液。

胰臟90％是由稱為腺泡的組織組成，而胰液是由腺泡中的腺泡細胞製造的。胰液會在導管匯集再被送到通過胰臟中央的主胰管，從大十二指腸乳突注入小腸中。胰液中含有大量鹼性的碳酸氫鹽，可以中和胃部送來的酸性腸道內容物，創造出適合胰液消化酶的作用環境。

胰島素分泌不足會造成糖尿病

腺泡中如島嶼般聚集的小型細胞稱為胰島（朗罕氏小島），胰臟的內分泌機能就是在胰島進行的。其中有α細胞及β細胞，兩者都會分泌激素，α細胞分泌的是升糖素，β細胞則負責分泌胰島素。兩者的功能完全相反，升糖素會使血糖值上升，胰島素則是會使細胞吸收血液內的葡萄糖（glucose）做為能量，使血糖值降低。當兩者達到平衡時就是健康的狀態，但是當胰島素分泌不足，身體沒有使用葡萄糖，使血糖值處於持續上升的狀態就會造成糖尿病。

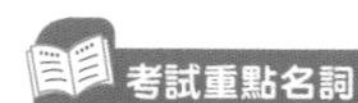

胰液

內含許多消化酶，1天約會生成1500 ml。和膽汁一樣是藉由十二指腸分泌的膽囊收縮素（胃腸激素，參照P.59）及副交感神經的刺激來促進分泌。

關鍵字

胰島素

胰島中的β細胞分泌的激素。能使血糖值上升藉以維持生命的激素有很多種，但是具有降血糖功能的只有胰島素。

外分泌機能及內分泌機能

外分泌部的腺泡細胞製造出胰液，並分泌至十二指腸中進行作用即外分泌機能。而屬於內分泌部的胰島製造出的激素被分泌至血液中，在全身進行作用就是內分泌機能。

胰臟的構造

胰臟位於胃的後方，是長約10～15cm的細長型臟器，做為外分泌器官的同時也是內分泌器官的一員，除了會分泌胰液這種強力消化酶，也會分泌可以調節血糖值的激素。

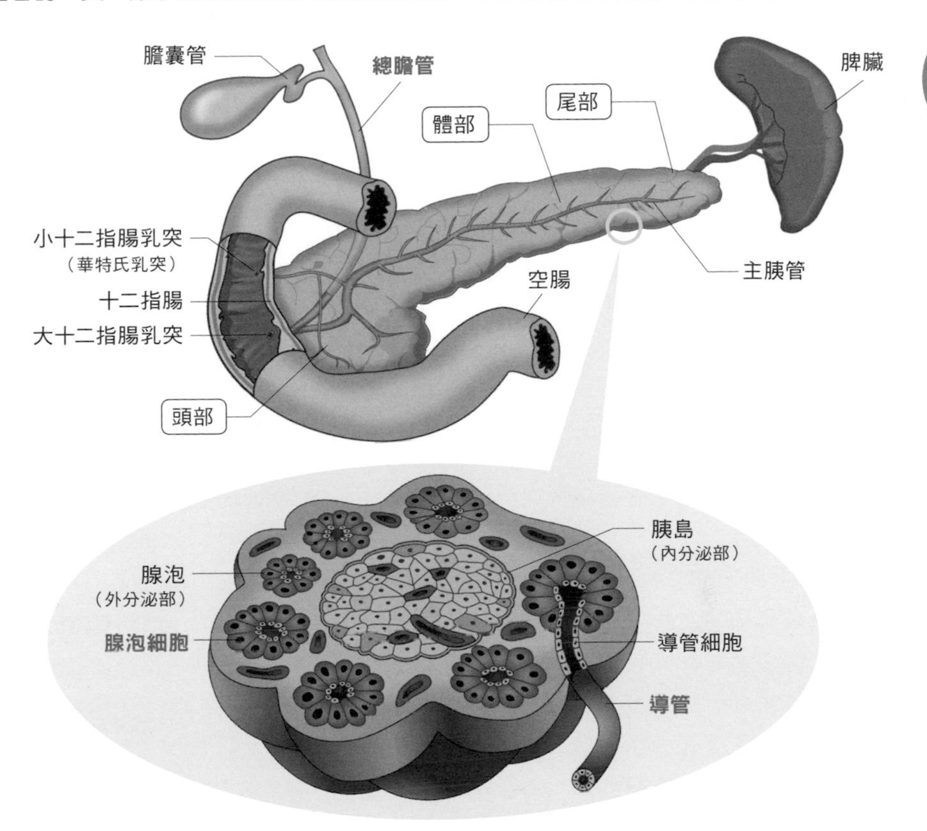

第2章 消化及吸收的運作方式

胰液中的主要消化酶

分解的營養素	消化酶	作用
醣　類	α-澱粉酶	將澱粉分解成麥芽糖
蛋白質	胰蛋白酶	將蛋白質分解成肽，再變成更小的多肽及胺基酸
	胰凝乳蛋白酶	
	彈性蛋白酶	
	羧肽酶	
脂　質	脂酶	將膽汁乳化過的脂肪變成脂肪酸和三酸甘油酯
	膽固醇酯水解酶	將膽固醇酯變成脂肪酸及膽固醇

醣類的消化吸收

POINT
- ▶ 飲食中攝取最多的醣類為屬於多醣類的澱粉。
- ▶ 澱粉會被分解成單醣類的葡萄糖，再由小腸吸收。

攝取最多的醣類為澱粉

醣類依分子構成的方式可分為單醣類、雙醣類、多醣類（參照P.92）這3大類。能被身體吸收的只有單醣，所以雙醣和多醣都會被分解成單醣再消化。我們從飲食中攝取最多的醣類是穀物、麵包、薯類等食物所含的澱粉。澱粉屬於多醣類，所以必須被分解成單醣。

澱粉（多醣類）的消化吸收

食物中的澱粉進到口腔內就會被部分唾液中的α-澱粉酶分解成麥芽糖。接著，從胃移動到十二指腸後，胰液中的α-澱粉酶會將剩餘的澱粉分解成麥芽糖及糊精。再來，從小腸內吸收細胞的微絨毛分泌的麥芽糖酶等消化酶，最後就會將其分解成屬於單醣類的葡萄糖。被分解成葡萄糖後，吸收細胞的微絨毛就會再將其吸收，經由微血管運送至肝臟。像這樣由小腸微絨毛進行的消化就稱為膜消化。

蔗糖及乳糖（雙醣類）的消化吸收

至於澱粉以外的醣類，從食物中最常攝取到的是砂糖的主成分——蔗糖（sucrose）以及牛奶中的乳糖（lactose）。兩者都屬於雙醣，進入口腔之後就會被小腸吸收細胞微絨毛分泌的酵素分解成單醣再吸收。

考試重點名詞

α-澱粉酶
一種存在唾液中及從胰臟分泌出來的消化酶。可以分解澱粉及肝糖等多醣類。

關鍵字

麥芽糖酶
由小腸的吸收細胞微絨毛分泌的酵素。可以將麥芽糖等雙醣類分解成單醣類的葡萄糖。

蔗糖
透過小腸吸收細胞分泌的消化酶——蔗糖酶，會被分解成葡萄糖及果糖。

乳糖
透過小腸吸收細胞分泌的消化酶——乳糖酶，會被分解成葡萄糖及半乳糖。

主要醣類的消化吸收

醣類會在小腸吸收細胞的細胞膜上被消化酶切斷成單醣類，再由吸收細胞吸收，經由微血管運送至肝臟。

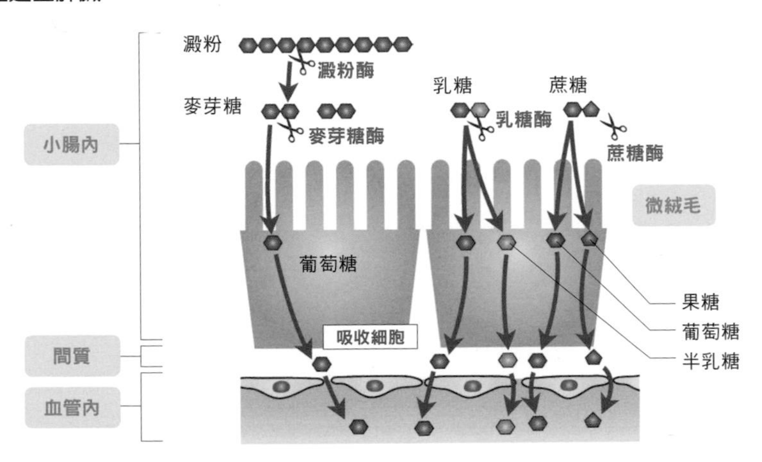

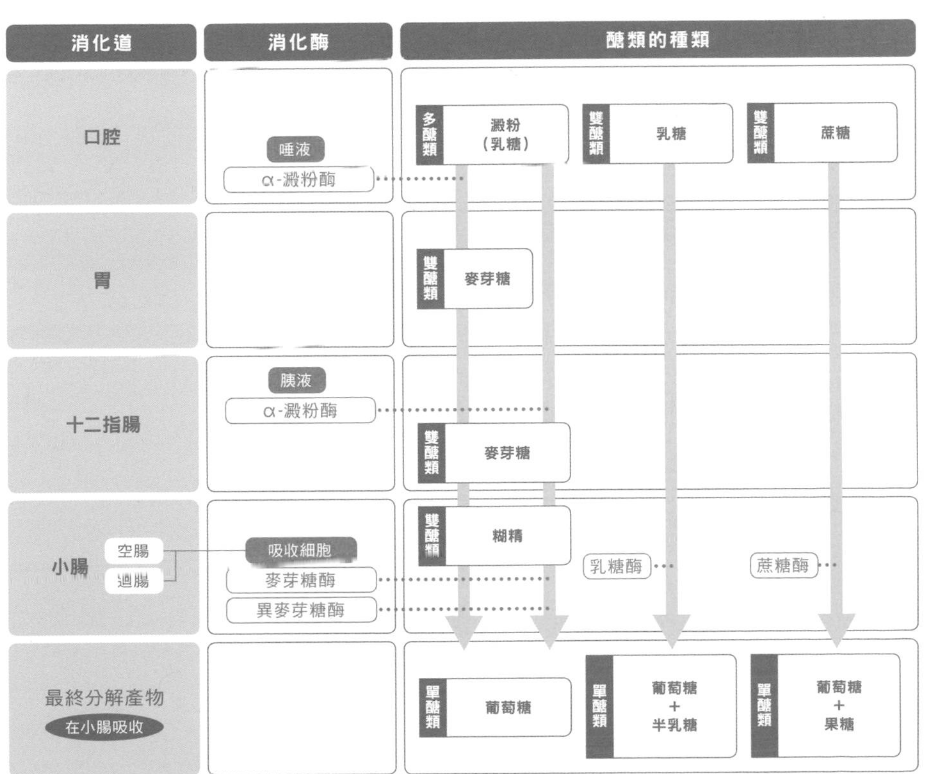

蛋白質的消化吸收

POINT

► 蛋白質透過消化吸收作用會被分解成胺基酸，也會依身體需要再合成蛋白質。
► 消化作用主要在胃及小腸中進行，小腸吸收細胞則是負責吸收。

分解成胺基酸後再合成

蛋白質是由大量胺基酸（約20種）結合而成的化合物（參照P.89）。其中9種必需胺基酸無法在體內合成，所以必須從食物中攝取。優質的蛋白質來源為魚、肉、蛋、乳製品、大豆、大豆製品等。人體吸收食物中的蛋白質後，為了再合成身體所需的蛋白質，必須先將其消化分解成胺基酸。

蛋白質會在胃及小腸進行分解

從口中進入消化道的蛋白質到達胃後，主成分為鹽酸的胃液及胃液中的胃蛋白酶會對其進行一定程度的分解，將其變成多肽。接著移動到十二指腸後，胰液中的胰蛋白酶及胰凝乳蛋白酶等消化酶會再將其分解為寡肽。

在小腸進行膜消化後被吸收

小腸吸收細胞微絨毛的胺肽酶等消化酶會將寡肽分解成最小單位的胺基酸，或是由2個胺基酸結合的二肽（膜消化），接著再由吸收細胞的微絨毛吸收。二肽在微絨毛的細胞內被分解成最小單位的胺基酸後，會經由血管被送至肝臟。胺基酸會從肝臟被送至全身的各個組織，變成身體所需的蛋白質材料。

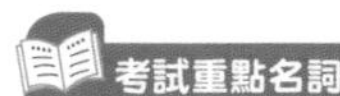

胃蛋白酶
前身是胃液中的消化酶前驅物（酶原）── 胃蛋白酶原，碰到同樣是胃液中的鹽酸之後就活化轉變成酵素。

關鍵字

多肽
由數十個以上的胺基酸結合成的化合物。2～數十個胺基酸的化合物稱為寡肽，其中2個為一組的化合物稱為二肽。蛋白質是由100個以上的胺基酸結合而成。

蛋白質的消化吸收

蛋白質會在小腸吸收細胞的微絨毛被分解成最小單位的胺基酸，接著經由血管被送至肝臟。由2～3個胺基酸結合成的肽也會被吸收。

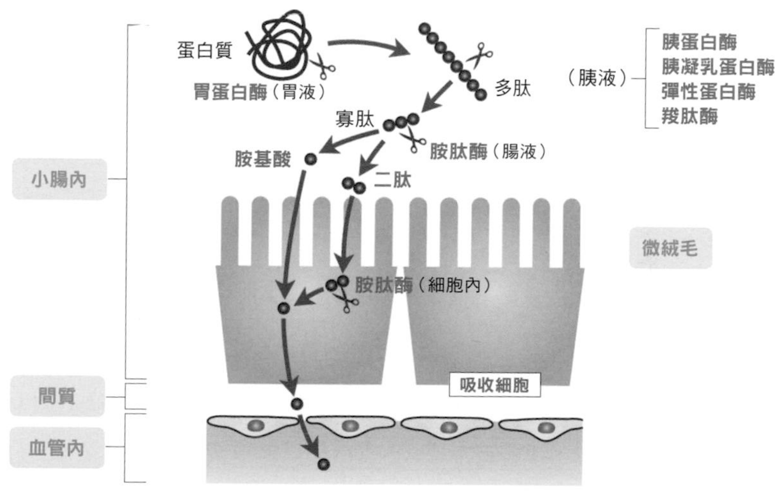

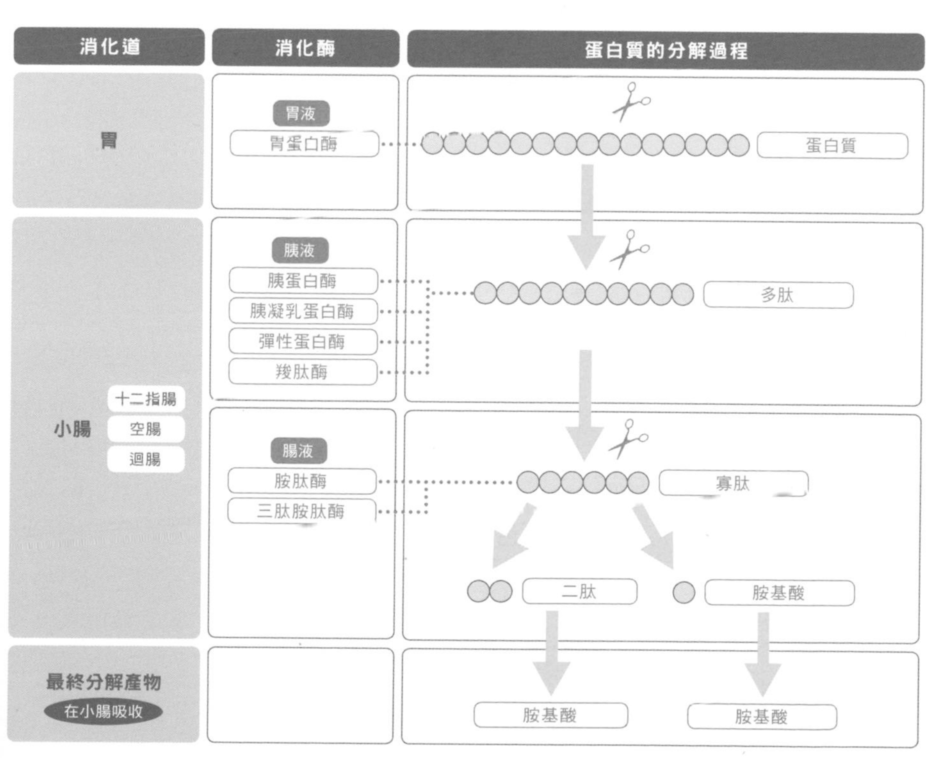

脂質的消化吸收

POINT
- ► 長鏈三酸甘油酯會融入親水性粒子，進而被消化吸收。
- ► 中鏈三酸甘油酯被分解成甘油和脂肪酸後會被小腸吸收，快速地成為能量源。

中性脂肪的消化吸收因種類而異

飲食中的脂質，絕大多數是三酸甘油酯（中性脂肪）。其中最多的是由11個以上碳原子結合而成的長鏈三酸甘油酯。而包含5～8個碳原子的中鏈三酸甘油酯，其消化吸收過程不同於長鏈三酸甘油酯。

長鏈三酸甘油酯無法直接溶於水，所以沒辦法被消化。因此，進入十二指腸後膽汁酸會將其乳化成容易分解的狀態，再由胰液中的脂酶將其分解成單酸甘油酯及長鏈脂肪酸。接著，融入藉由膽汁酸溶於水中的微膠粒（micelle），再被小腸吸收細胞吸收。

雖然被吸收的單酸甘油酯及長鏈脂肪酸會在細胞內再度合成為三酸甘油酯，但是並不會以這種型態被運送至全身。三酸甘油酯會和親水性的蛋白質結合，製造名為乳糜微粒（chylomicron）的脂蛋白粒子，同時也會吸收膽固醇和脂溶性維生素等。乳糜微粒會經由淋巴管進入血液，再運送至全身。

另一方面，中鏈三酸甘油酯被膽汁酸乳化之後，會被脂酶分解成甘油及中鏈脂肪酸。接著，不需要和微膠粒融合就能直接被小腸的吸收細胞吸收，再被運送至肝臟。因為能比長鏈脂肪酸更早變成可利用的能量，所以不容易形成體脂肪。

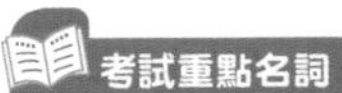

微膠粒
同時具有可溶於水的親水部及不溶於水的疏水部兩種性質，是可以將不溶於水的脂質包在膜中的粒子。

乳糜微粒
用蛋白質和磷脂質製作的膜，包覆不溶於水的三酸甘油酯及膽固醇等脂質的粒子。屬於脂蛋白的一種，可以將不溶於水的脂質運送至全身。

關鍵字

長鏈脂肪酸
分子中有11個以上碳原子的脂肪酸。橄欖油的油酸、大豆油及玉米油的亞麻油酸及魚油主成分中的二十碳五烯酸（EPA）等都含有長鏈脂肪酸。

中鏈脂肪酸
分子中有8～10個碳原子的脂肪酸。椰子油、棕櫚油、牛奶等都含有中鏈脂肪酸。消化吸收較快，可以快速轉化成可利用的能量，所以不容易蓄積體脂肪。

脂質的消化吸收

長鏈三酸甘油酯雖然不溶於水，但是可以藉由膽汁酸變成微膠粒狀，被小腸吸收細胞吸收後製成脂蛋白粒子，再由淋巴管運送至全身。

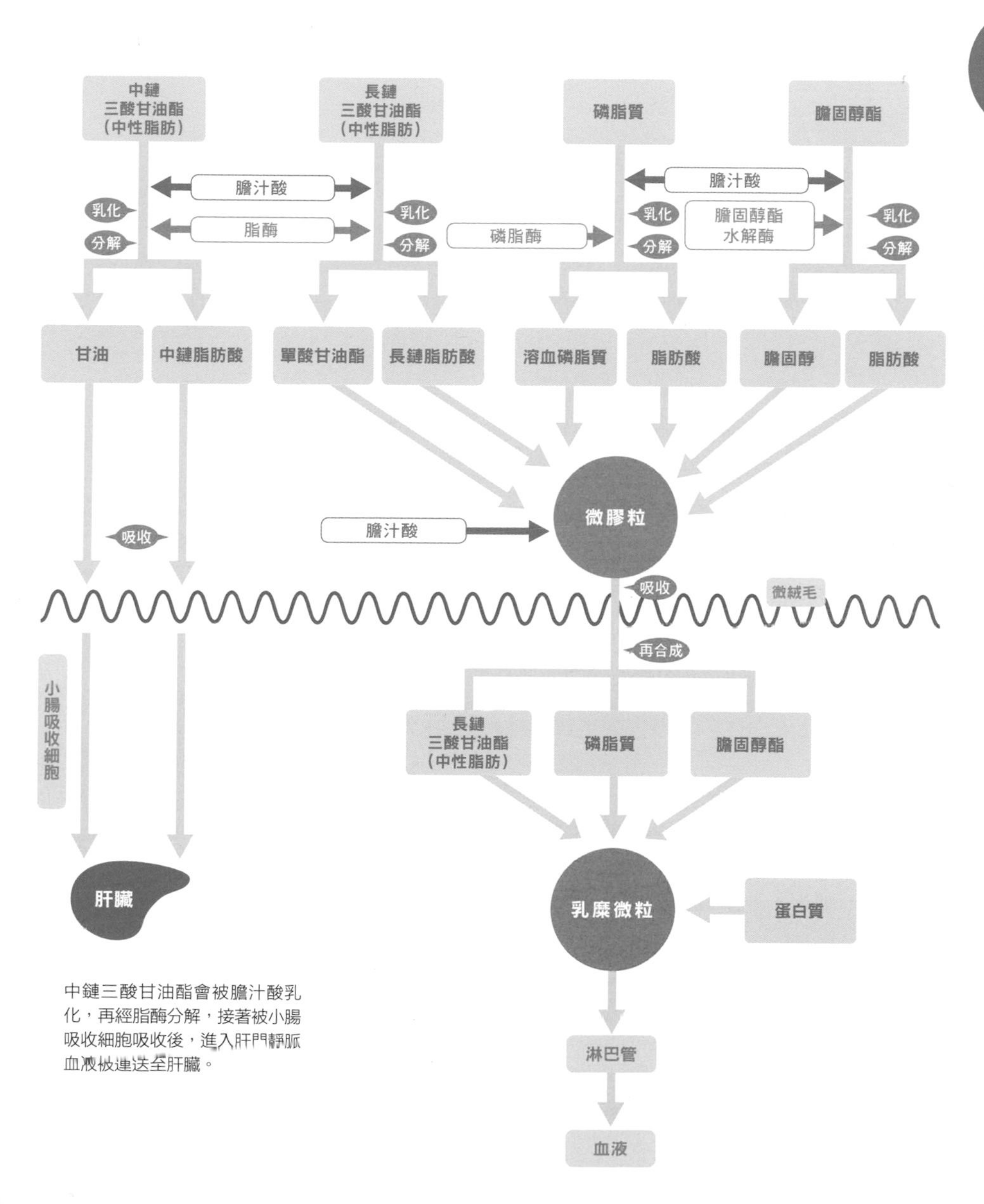

中鏈三酸甘油酯會被膽汁酸乳化，再經脂酶分解，接著被小腸吸收細胞吸收後，進入肝門靜脈血液被運送至肝臟。

消化・吸收

維生素及礦物質的消化吸收

POINT

- 維生素・礦物質大部分都不用被消化，小腸會直接吸收。
- 脂溶性維生素會先被可溶於水的微膠粒包覆再被吸收。
- 消化吸收率會因為營養狀態及當時一起吃的食物而異。

不需消化、直接吸收的維生素及礦物質

三大營養素的蛋白質、醣類、脂質在通過消化道時，會被消化成胺基酸、葡萄糖、脂肪酸再由小腸吸收。但是維生素和礦物質沒有被分解，大部分都是直接被小腸吸收後就經由淋巴管和血液被各個組織利用。

維生素被吸收的過程，多少會因為脂溶性和水溶性的性質而有差異。脂溶性維生素因為不易溶於水，很難直接被吸收，所以需要藉由膽汁酸使其融入可以溶於水的微膠粒，再讓小腸吸收細胞吸收。接著，再由親水性的乳糜微粒（參照P.66）將其包覆，通過淋巴管運至肝臟，依身體需求被送至全身。

水溶性維生素幾乎都是和稱為運輸蛋白（transporter）的蛋白質結合後，在小腸被吸收，再經由血管被運送至肝臟。維生素B_{12}和蛋白質結合後進入體內，由胃酸和胃蛋白酶將其分離之後，會再和胃中的內因子結合，然後由小腸吸收細胞吸收。

注意是和什麼食物一起攝取的

無論是維生素或是礦物質，在體內有不足的情況時，吸收率都有偏高的傾向。還有，一起攝取的食物種類也會影響吸收率，所以，認識可以促進或者阻礙吸收維生素及礦物質的食物也很重要。

關鍵字

運輸蛋白
負責協助運輸水溶性維生素及胺基酸等水溶性物質的分子，使其可以通過磷脂質製成的細胞膜。又稱為膜運輸蛋白。

內因子
胃壁細胞製造的醣蛋白。是小腸吸收維生素B_{12}時不可或缺的物質，又叫作胃內因子。

維生素的吸收處理方式

脂溶性維生素會被膽汁酸乳化，由微膠粒將其包覆，再由小腸吸收。接著由乳糜微粒將其包覆，經由淋巴管從肝臟被送到各個組織。

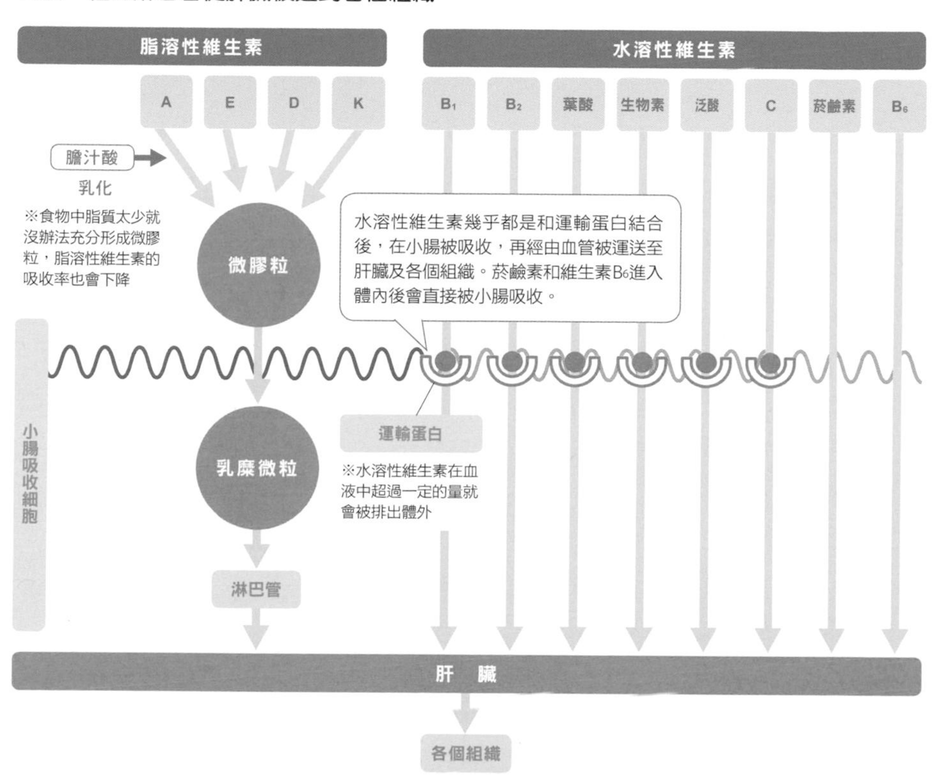

【維生素B12的吸收過程】

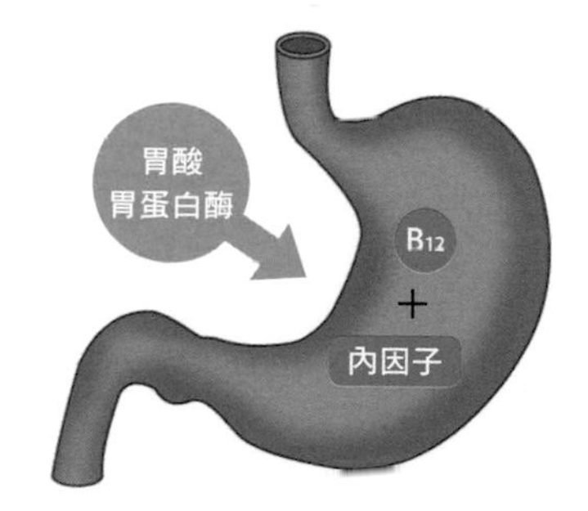

由小腸吸收細胞吸收

維生素B12在和蛋白質結合的狀態下被攝取的話，胃酸和胃蛋白酶會將其分離，由胃黏膜分泌的內因子與其結合，再被小腸吸收。

【促進及阻礙主要礦物質吸收的因素】

礦物質	促進吸收	阻礙吸收
鈣（Ca）	維生素D、乳糖、鈣：磷=1：1～1：2	草酸、植酸
鎂（Mg）	適度的運動、鈣：鎂=2：1～3：1	大量攝取酒精
鐵（Fe）	維生素C、蛋白質、蘋果酸、檸檬酸	單寧酸、草酸、植酸、膳食纖維
鋅（Zn）	動物性蛋白質、維生素C、檸檬酸	單寧酸、植酸、膳食纖維、鈣質攝取過量

排便的運作方式

POINT
- 透過蠕動運動送到直腸的糞便，累積到一定程度會引起排便反射。
- 空腹的胃中有食物進入時發生的胃結腸反射，也能誘發排便反射。
- 雖然可以自行判斷要不要排便，但是忍便也會造成便祕。

直腸的糞便累積到一定程度會引起排便反射

進入口中的食物在通過全長約9～10m的消化道的過程中會被消化吸收，接著在大腸中被吸乾約70～80％的水分後，透過蠕動運動被慢慢地送往直腸。直腸約15cm長，位置介於乙狀結腸及肛門之間。

直腸裡的糞便累積到一定程度後，直腸壁就會開始伸展並刺激排便反射，產生便意。排便反射是無意識的（不自主運動），但是要不要去廁所排便是可以依自己的意志控制的（自主運動）。

空腹的胃中有食物進入時發生的胃結腸反射也會引起排便反射。胃結腸反射發生時，降結腸及乙狀結腸就會開始進行強烈的蠕動，讓糞便快速地被送往直腸。吃過早餐會產生便意就是這個緣故。

排便是由肛門外括約肌控制的

肛門的開關是由肛門內括約肌（不隨意肌）及肛門外括約肌（隨意肌）控制的。肛門內括約肌會在排便反射發生的同時舒張，進行排便的準備。可以排便的時候，就可以依自己的意志前往廁所施加腹壓，將肛門外括約肌張開進行排便。因為某些緣故無法排便時，也能收緊肛門外括約肌暫時忍住。但是忍便是造成便祕的原因之一，需特別注意。

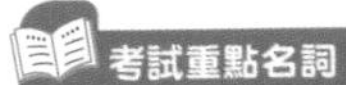

排便反射
累積的糞便使直腸壁開始伸展，進而刺激副交感神經，由脊髓向大腦傳遞訊號而引發的機制。直腸開始進行蠕動，肛門內括約肌也會舒張。

胃結腸反射
食物進入胃中，引發降結腸及乙狀結腸的蠕動運動，並將糞便送往直腸的機制。糞便被快速送往直腸，受到刺激的直腸因此引發排便反射的情況也很常見。

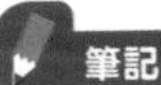

肛門
直腸到肛門之間有條約4cm長的肛管連接。肛管的內壁有個靜脈集中的地方，這裡的血流不通順就會瘀血形成痔瘡，造成腫脹或破裂。

直腸的位置

位於大腸的乙狀結腸和肛門之間，沿著薦骨呈弧狀彎曲，長約15cm。累積糞便後，直腸壁就會開始伸展。

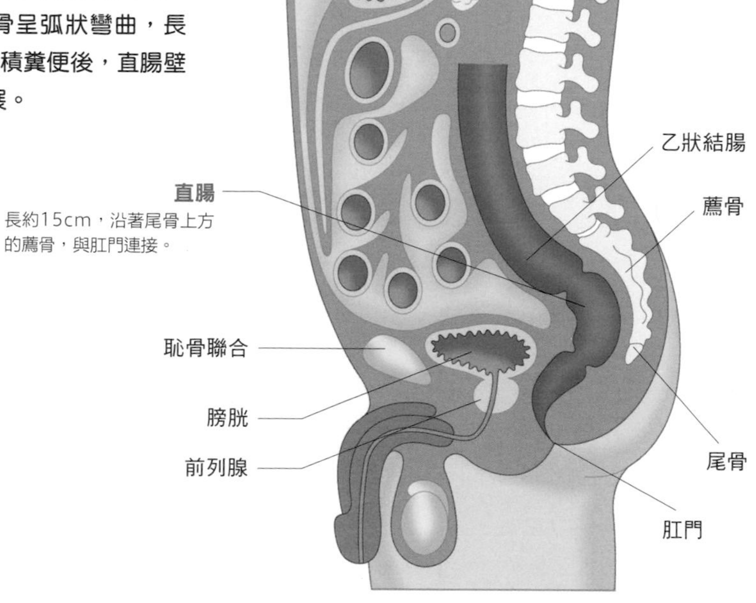

直腸的構造

累積的糞便引起排便反射後，會使肛門內括約肌舒張，準備排便。施加腹壓使肛門外括約肌張開，進行排便。

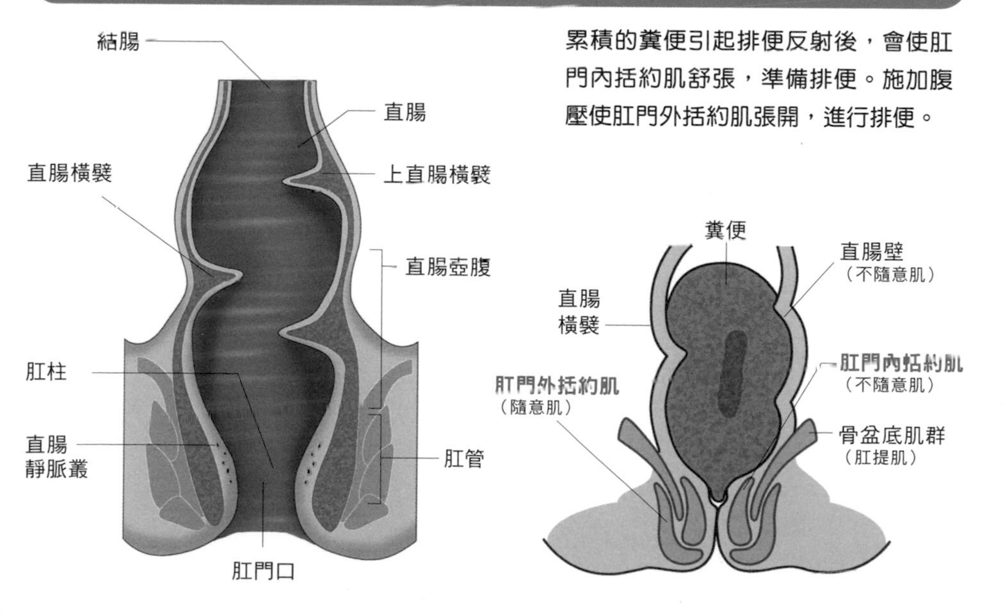

營養學COLUMN ……… 3

增加益生菌的2個重點

腸道內約有100兆個細菌存在，形成了微生物生態系，我們稱之為腸道菌群或腸道植物群（gut flora）。腸道菌中有像比菲德氏菌一樣對身體有益的益菌，也有會造成食物中毒的壞菌。

益菌會將膳食纖維分解成單醣類，形成短鏈脂肪酸、氫及甲烷等。這個作用稱為發酵，發酵產生的短鏈脂肪酸被身體吸收後會成為可利用的能量來源。此外，短鏈脂肪酸能提升大腸的蠕動機能、促進吸收水分、鈣、鎂等物質的功能。

益菌還有合成維生素B群、維生素K及必需胺基酸的功能，想維持健康就必須增加腸道菌中的益菌。

增加益菌的第一個重點就是攝取含有比菲德氏菌等乳酸菌的食品。像這種含有益菌的食品稱為益生菌（probiotics）食品，像最近就開發出不怕胃酸的LG21乳酸菌等各式各樣的益生菌產品。益生菌近來備受矚目，除了可以保持腸道健康，還有提升免疫力，減緩過敏，降低癌症發生風險等功效。增加益菌的另一個重點是攝取膳食纖維、寡糖及糖醇等難消化性食品。難消化性食品成分稱為益菌生（益菌元），這些物質就像腸道菌的飼料一樣，可以幫助益菌增殖。

第3章

水・體液・血液的功能

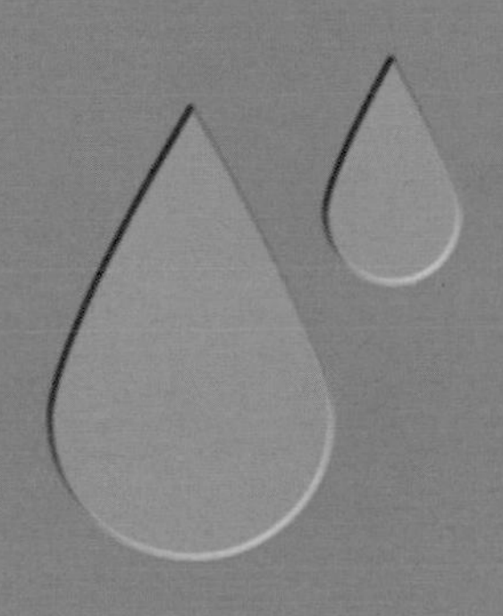

水的功能
排尿的運作方式
體液的運作方式及平衡
調節pH值
血液的成分及功能

水的功能

POINT
- ► 成年男性的身體含水量（體液）約為體重的60%，女性約為55%。
- ► 攝取的水分和排泄的水分幾乎等量。
- ► 水是搬運營養素及氧氣、維持滲透壓、調節體溫時不可或缺的要素。

身體含水量會因性別、年齡、體型而異

身體含水量，換句話說就是體液的比例會因為性別、年齡及體型而有不同。成年男性的身體含水量約60%，一般會較女性多一點，成年女性則是約55%。另一方面，肥胖的人和瘦的人相比含水量會比較少。代謝量愈大含水量就愈高，因此新生兒約為80%、幼兒約為70%、高齡者則為50%左右。這是因為伴隨年齡增長，細胞數會逐漸減少，雖然從細胞外液看不出變化，但是細胞內液在進入高齡期時會減少近10%。

1天所需的水分為2～3L

1天所需的水分量大約是2～3L，在健康的狀態下，攝取的水分和排出體外的水分應該是等量的。體內不需要的水分會透過汗水、尿液、糞便、呼吸等方式排出。

水分是我們生存的必須要素，體內進行各種功能都需要水分。其中一種功能是運送營養素及氧氣。營養素及氧氣是藉由溶入含有水分的血液及淋巴液中被運送的，不需要的老廢物會在腎臟被過濾，經由尿液排出體外。還有，體內的水分中會溶入電解質（離子），具有維持細胞內外滲透壓及pH值的功能。

水分對體溫的調節而言也很重要。身體含有大量的水分比較不容易受到外在氣溫影響，熱的時候可以藉由排汗維持一定的體溫。

考試重點名詞

體液
體內水分的總稱，包括細胞內液、組織液、血液、淋巴液等。

關鍵字

電解質（離子）
鈉、鉀、鎂等礦物質溶入水中的帶電狀態，有陽離子（＋）及陰離子（－）。進行體內細胞滲透壓調節、肌肉收縮、神經傳導等作用時都少不了電解質。

筆記

體溫調節
水變成水蒸氣時需要大量的熱能（汽化熱），所以水分從皮膚表面蒸發的時候會帶走許多熱能。因此，身體覺得熱的時候會藉由排汗的汽化熱來調節體溫。

體內水分及固態成分的構成（成年男性）

圖表中的數值代表在體重中所佔的比例。約60％為水分，其中3分之2為細胞內液，3分之1為細胞外液。細胞外液中有4分之1為血漿，其餘為組織液和其他成分。

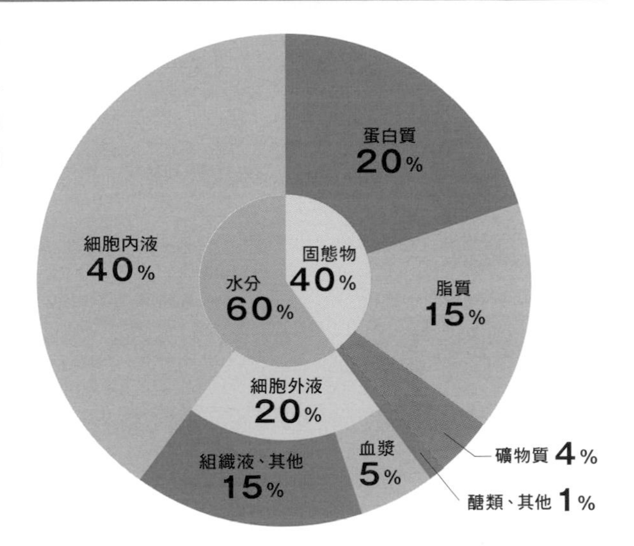

1天的水分攝取與排泄（成人處於靜態時）

以健康的成年人而言，1天所攝取的水分應該和排出體外的水分等量。

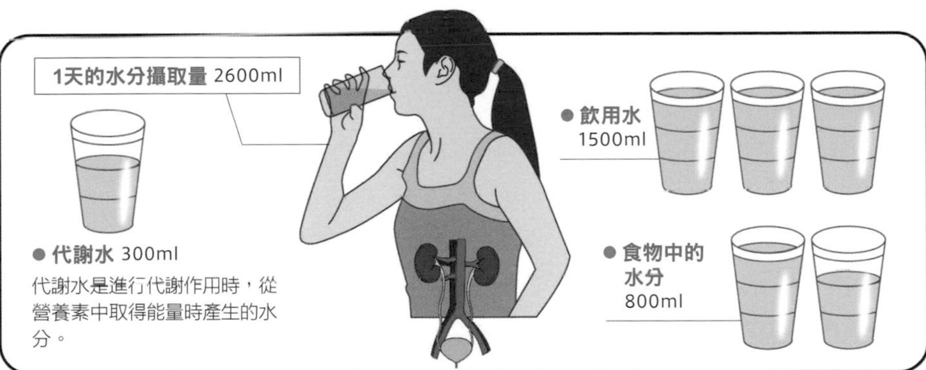

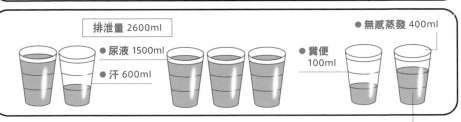

無感蒸發指的是呼氣中的水分及從皮膚蒸發的水分。

排尿的運作方式

POINT
- ► 為了排出體內老廢物，1天的強制排尿量最少須400～500ml。
- ► 尿液的形成基本單位為腎元，1顆腎臟內約有100萬個。
- ► 腎絲球過濾出來的原尿有99%會在血管內被再吸收。

透過尿液排出體內的老廢物

我們1天中攝取的水分約有60%會從尿液排泄出去，因此，尿液擔負了將體內老廢物排出體外的重責大任。尿量會受到攝取的水分量及排汗量等因素影響，而要能充分地將老廢物排出必須達到的定量，稱為強制排尿量，最少須達400～500ml。

在腎臟過濾血液中的老廢物

尿液是腎臟將血液過濾時形成的。腎臟中生成尿液的組織基本單位為腎元，1個腎臟中約有100萬個腎元。腎元包含了腎皮質中的腎小體，以及從那裡開始延伸的腎小管，腎小體中還有由微血管組成的腎絲球，以及包覆著腎絲球的鮑氏囊（腎絲球囊）。體內不需要的成分會透過血液經由腎動脈被運送至腎臟。接著，經由入球小動脈進入做為過濾裝置的腎絲球中。血球及蛋白質等粒子較大的成分在腎絲球中被排除後會由鮑氏囊濾出，被濾出的物質稱為原尿。原尿會經由腎小管被送往腎髓質中的集尿管。不過，在被送到集尿管之前，原尿中的葡萄糖、胺基酸、水分及離子等身體所需的物質會在血管內經過再吸收。最後成為尿液的不超過1%。

集中至集尿管的尿液會被送至位於腎臟中心的腎盂，接著透過蠕動運動由輸尿管運送至膀胱。膀胱累積的尿液達到約150～200ml就會產生尿意，將尿液排出體外。

考試重點名詞

腎元
腎臟中製造尿液的基本單位，又稱為腎單位。其組成包括以腎絲球及鮑氏囊構成的腎小體，以及從腎小體開始延伸的腎小管。

關鍵字

強制排尿量
為了將體內代謝出的老廢物排出體外所必須的最低排尿量。除此之外的尿液稱為隨意尿液。強制排尿量的必要量為1天400～500ml。尿量低於這個標準屬於少尿。

腎小管
從腎小體接續到集尿管，包含近曲小管、亨氏管、遠曲小管3個部分。原尿通過腎小管的過程中，有99%的水分及必要成分會被再吸收。

製造尿液的運作方式

腎絲球會排除血液中的血球及蛋白質等物質，再由鮑氏囊過濾排出，被排出的物質稱為原尿。原尿中99%的成分會被再吸收，只有1%會變成尿液排出體外。

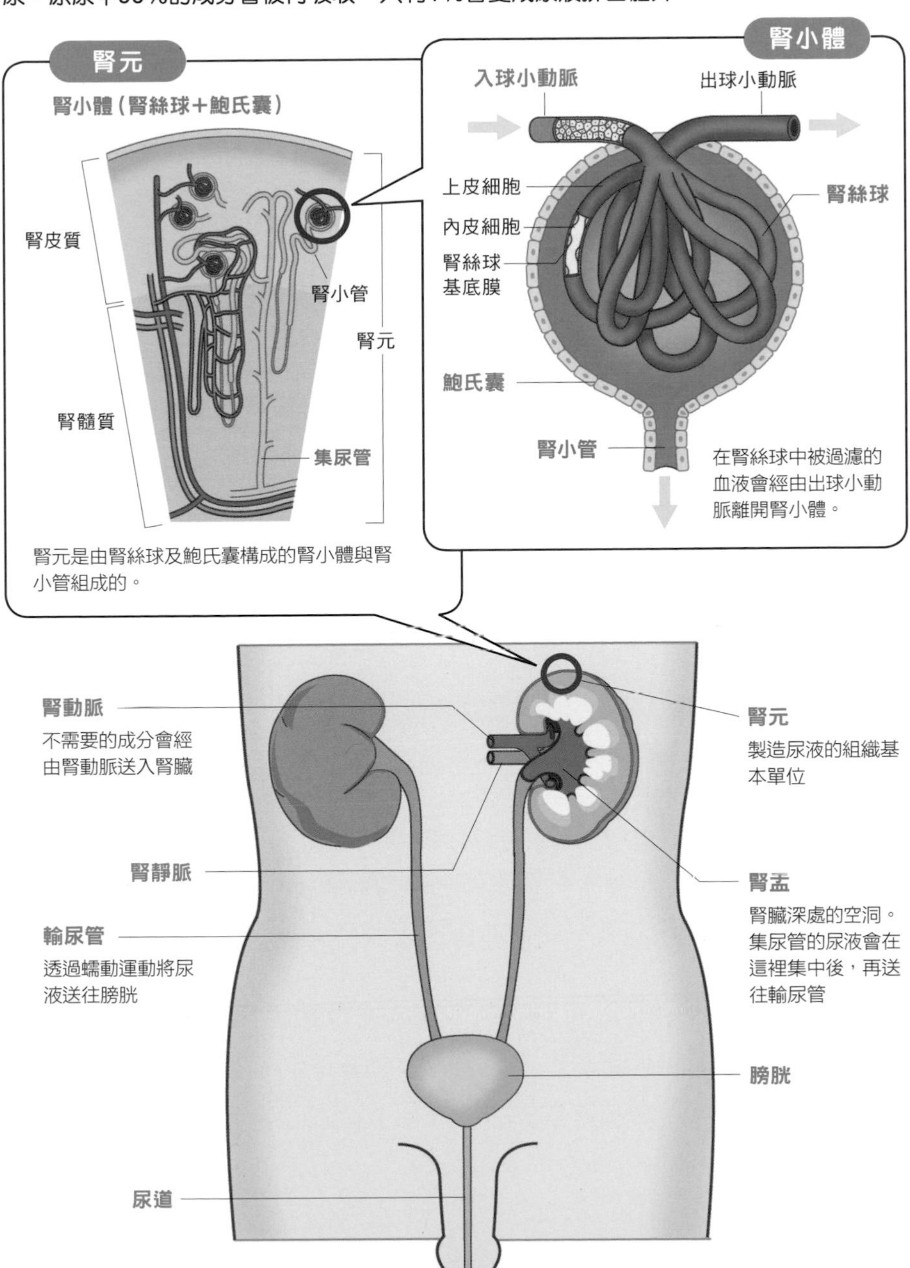

體液的運作方式及平衡

POINT

- ► 透過溶入體液中的電解質進行維持滲透壓、調節pH值、神經傳導等工作。
- ► 體液的平衡崩壞可能會有生命危險。

體液組織近似生命誕生之處——海水

細胞中的細胞內液佔了體液的3分之2，而細胞外液佔了3分之1。細胞外液中的4分之1為血管內的血漿，其餘存在於血管外的組織液和骨骼中。

體液中，除了水分以外最多的就是電解質（離子）。電解質包含帶正電的陽離子及帶負電的陰離子，可以透過在細胞內及細胞外的分布差來維持細胞膜的滲透壓、調節體液的pH值、進行神經傳導等等。體液組成很接近被稱為生命起源的海水，是個神祕的巧合。

體液平衡崩壞會造成脫水或浮腫

體液不足時會引起脫水症狀。大量排汗時，和鈉相比水分流失的比例較高，體液濃縮後細胞外液的滲透壓就會變高。如此一來，血中鈉濃度就會上升，造成細胞內液的水分往細胞外液移動，這個現象稱為高張性脫水。

相反地，體內水分過多會造成浮腫，這種症狀常見於鈉的排泄障礙，例如攝取過多食鹽或是鉀的攝取量不足等，細胞間液等體液中的鈉會增加，水分便往那邊移動堆積的狀態。除此之外，也會引發腎功能障礙及肝損害導致的低蛋白血症等疾病。

體液在維持一定身體含水量的同時，對於電解質平衡不致崩解也是非常重要的。

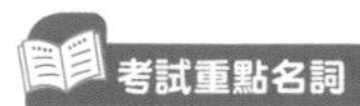

滲透壓
生物膜的兩側為濃度不同的液體時，為了平衡濃度差而產生的力。水分會從濃度低的地方往濃度高的地方移動。

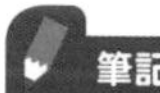

脫水的種類
脫水為液體量不足的狀態。高張性脫水是大量排汗容易引發的狀態，因為水分的流失比例較鈉還多。低張性脫水則是容易發生於下痢及嘔吐等，因為鈉的流失比例較水分多。

體液及海水的電解質分布

細胞外液（血漿、組織液）和海水兩者都含有許多鈉離子（Na^+）及氯離子（Cl^-），電解質的組成幾乎相同。

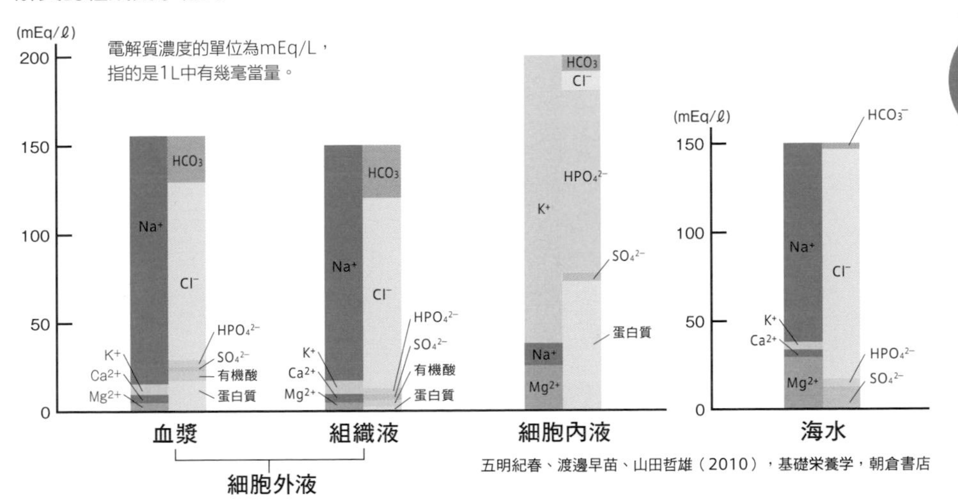

五明紀春、渡邊早苗、山田哲雄（2010），基礎栄養学，朝倉書店

水分流失率（對比水分）及脫水的症狀

小孩大約在流失5%左右會引發脫水症狀，成人則是流失2～4%時會開始出現明顯的症狀。

水分流失率	症狀
1%	大量排汗、覺得口渴
2%	強烈的口渴、暈眩、想吐、精神恍惚、胸悶、食欲降低、血液凝結、尿量減少、血液濃度上升
3%	超過3%就不會出汗了
4%	全身無力、動作遲緩、皮膚潮紅、焦躁、疲勞嗜睡、情感麻木、想吐、精神不安定、漠不關心
6%	手抖、頭暈站不穩、熱性憂鬱症、混亂、頭痛、熱性疲倦、體溫上升、脈搏及呼吸次數上升
8%	幻覺、呼吸困難、暈眩、發紺、語意不清、疲勞增加、精神錯亂
10%～12%	抽筋、阮柏氏測驗陽性表徵（閉眼失去平衡）、失神、舌頭腫脹、譫妄及興奮狀態、失眠、循環不良、血液濃縮及血液減少、腎功能失調
15%～17%	皮膚乾皺、吞嚥困難、眼前發黑、眼睛凹陷、排尿痛、聽力受損、皮膚感覺鈍化、舌頭麻痺、眼瞼硬直
18%	皮膚龜裂、尿液停止生成
20%	命危、死亡

鈴木志保子（2008），基礎から学ぶ！スポーツ栄養学，ベースボールマガジン社

調節pH值

POINT

- ► 體液及血液的pH值（氫離子指數）的正常值為7.35～7.45，屬於弱鹼性。
- ► pH值根據代謝情況容易變成酸性，但是也有維持平衡的機制。

酸鹼平衡的體液為弱鹼性

體液及血液的pH值（氫離子指數）經常保持在7.35～7.45，屬於弱鹼性。pH值為表現體液及血液酸鹼狀態的指數，pH值維持在正常值，就稱為酸鹼平衡。

透過各種系統維持pH值的一致性

體內會經由代謝產生能量，過程中會製造二氧化碳（CO_2）及水（H_2O）。二氧化碳溶入水中會產生碳酸氫鹽（HCO_3^-）及氫離子（H^+）。氫離子（H^+）是酸的，所以體液及血液通常會容易偏酸性。

因此，身體也具備了幾個保持體液酸鹼平衡的機制（下列每種都是酸中毒的調節法）。

● 透過血液進行緩衝作用

血液中的氫離子（H^+）若增加，會和血液中的碳酸氫鹽（HCO_3^-）結合形成碳酸（H_2CO_3），這樣就能藉由中和的方式減少氫離子（H^+）（緩衝作用）。

● 透過呼吸調節

快速呼吸，增加肺部排出的二氧化碳可以抑制氫離子（H^+）生成，讓pH值回到標準值。

● 透過腎臟調節

血液中的氫離子（H^+）增加時，尿液排出的氫離子（H^+）也會增加，連帶提升碳酸氫鹽（HCO_3^-）的再吸收，藉此調節pH值。

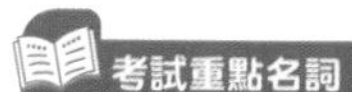

pH值（氫離子指數）
水溶液的酸鹼濃度是依內含多少氫離子（H^+）而定的。氫離子愈多，就愈偏酸性。

關鍵字

酸中毒
原本應該維持在pH7.35～7.45的體液，pH值變成低於標準值的狀態。相反地，若較標準值高的話就稱為鹼中毒。

緩衝作用
將pH值維持在一定值的機制。當體液傾向酸性或鹼性時將其中和，進行調節。

體液的pH標準值及異常值

體液及血液在pH7.35～7.45屬正常範圍。pH值低於7.35變成偏酸的狀態就稱為酸中毒，若高於7.45變成偏鹼則稱為鹼中毒。兩者都是生病的狀態，如果數值太極端會導致死亡。

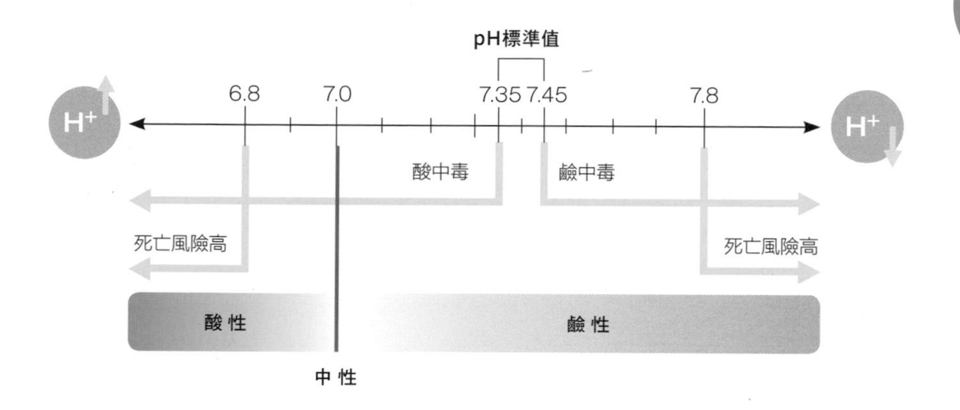

體液的酸鹼平衡

體液的酸鹼平衡是藉由腎臟及呼吸等功能維持的。

【 血液的緩衝作用 】

血液中的氫離子（H^+）若增加，會和碳酸氫鹽（HCO_3^-）結合形成碳酸（H_2CO_3），氫離子（H^+）減少後pH值就會上升了。

$$H^+ + HCO_3^- \rightarrow H_2CO_3 \rightarrow H_2O + CO_2$$

氫離子＝酸　碳酸氫鹽　碳酸　水　二氧化碳（藉由呼吸排出）

【 藉由呼吸調節 】

血液中的氫離子（H^+）增加，碳酸（H_2CO_3）也會跟著增加，碳酸再被分解成水及二氧化碳藉由呼吸排出體外。若是鹼性增強，就會進行逆向反應，碳酸會釋放氫離子（H^+）來調節pH值。

$$H^+ + HCO_3^- \rightleftarrows H_2CO_3 \rightleftarrows H_2O + CO_2$$

氫離子＝酸　碳酸氫鹽　碳酸　水　二氧化碳（藉由呼吸排出）

血液的成分及功能

POINT
- ► 血液量大約佔體重的8%。
- ► 血液是由紅血球、白血球、血小板等血球成分及血漿構成。
- ► 血液具有搬運氧氣及養分、止血、調節體溫等功能。

因血液成分而異的功能

在全身各處流動的血液大約佔了體重的8%。舉例來說，體重60kg的人約有5L的血液。

血液是由紅血球、白血球、血小板等血球成分及血漿構成的液體。血漿的約90%為水分，其餘成分是溶於水分中的蛋白質、葡萄糖、礦物質、維生素、激素等物質。血液中每種成分有各自負責的功能及角色。

● 搬運各種物質

紅血球中的血紅素可以將氧氣運送至身體各處，再將二氧化碳帶回肺部。血漿則是負責運送養分及激素，還有將老廢物送至腎臟等處。

● 運用免疫機能進行身體防禦

白血球中有嗜中性球及淋巴球，可以利用吞噬作用殺死侵入體內的細菌及病毒，透過免疫抗體保護身體。

● 止血

出血時，具有止血作用的血小板和血漿的凝血因子就會開始製造血栓進行止血。

● 調節體溫

血漿會吸收骨骼肌等體內形成的熱能，並且運送至全身。感覺熱的時候，身體表面的血管會擴張散熱，進行體溫調節。

● 調節血液的pH值

pH7.35～7.45弱鹼性的平衡狀態瀕臨崩解時，血液就會利用緩衝作用調節pH值。

考試重點名詞

血紅素
紅血球中的一種蛋白質。具有和氧氣及二氧化碳結合的性質，會在肺部和氧氣結合之後將氧氣運送至全身，和細胞中形成的二氧化碳交換，再帶回肺部。

關鍵字

血液的緩衝作用
pH值偏酸時，氫離子（H^+）會和血液中的碳酸氫鹽結合，藉由中和作用來調節pH值。

筆記

白血球的吞噬作用
將進入體內的細菌、病毒、異物等吞入細胞中，進行破壞及去除的功能。

血漿及血清
血漿中含有具血液凝固功能的纖維蛋白原。去除可以凝固血液的纖維蛋白後得到的就是血清。

血液的構成

紅血球
藉由紅血球中的血紅素搬運氧氣及二氧化碳。壽命為100～120天。

血漿
血球沉澱後剩下的液體成分。負責搬運水分、營養素、激素等，還有調節體液pH值。

血小板
沒有細胞核，呈不規則形。負責凝固血液，進行止血。壽命約10天。

顆粒白血球
負責吞噬細菌及病毒，保護身體。白血球中有30％為淋巴球。壽命為3天～數個月。

淋巴球
白血球的一種，具免疫機能，可以藉由抗體對異物發動攻擊。

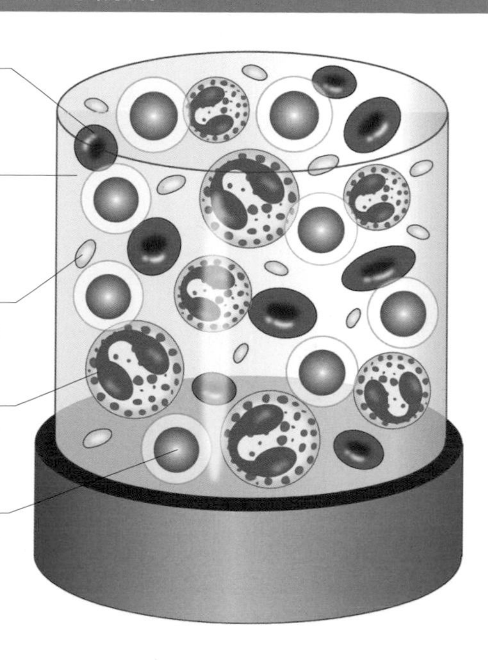

血液的組成

室溫放置
將採集好的血液放入試管置於室溫中，血液會開始凝固，慢慢分離成液體成分的血清及固體成分的凝血塊。

血清
呈淡黃色，不含抗體。雖然含有血漿，但是不含屬於凝血因子的纖維蛋白。

凝血塊
血漿中的纖維蛋白原變成纖維蛋白，亦即使血球凝固的成分。

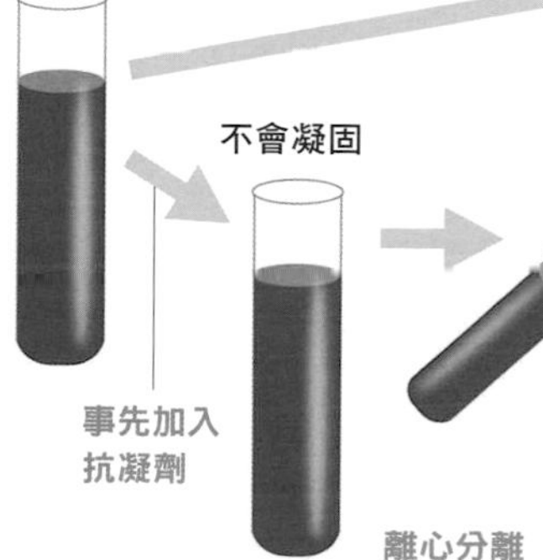

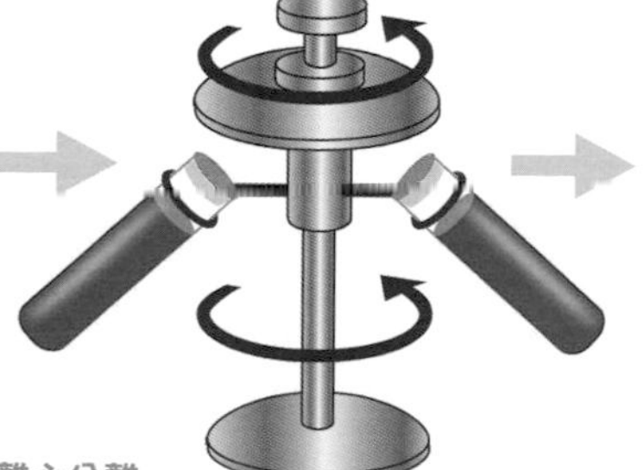

離心分離
在採集的血液中加入抗凝劑，放進離心機中進行分離，血球成分會下沉，血漿則會集中在上方。

血漿
佔整體血液55～60％的淡黃色液體。血漿的約90％為水，其餘為纖維蛋白原和溶於水中的營養素及激素等物質。

白血球及血小板
佔整體的1％左右。

紅血球
紅色是血紅素中鐵質的顏色。血液中的紅血球比例可以從血球容積比（HCT）的檢查數值得知，男性約為45％，女性約40％。

營養學COLUMN ……… 4

什麼是機能性標示？

在日本，標示「對身體有益」的食品有「營養機能食品」、「特定保健用食品（以下稱特保）」，2015年4月起更新增了「機能性標示食品」。

「營養機能食品」為標示含有國家規定的12種維生素及5種礦物質的食品，只要規定的成分達一定的分量就不用提出申請。「特保」指的是標示含有對人體有益的保健機能成分的食品，最大的特徵是必須經過以人為對象的臨床試驗才能取得標示許可。為了取得許可需要花費許多金錢和時間，從制度確立以來已經超過20年，取得許可的商品卻只有約1100件。「機能性標示食品」不需要經過臨床試驗，只要提出以論文等為基礎的科學證據向機關申請就可以標示，特色就是門檻較「特保」低。此外，可以標示的食品除了補給品和加工食品之外，蔬菜、水果、魚類、肉類等也被納入範圍內，相信今後市面上會出現愈來愈多標示為「機能性標示食品」的食品。

做為使用者應該注意的是清楚認識上述標示制度的不同之處，不要被「有益健康」這種廣告標語給迷惑了，還要仔細確認標示內容。還有，「機能性標示食品」的內容會在上市前公開在消費者廳的官方網站上，建議在購買前可以事先進行確認。為了能像這樣自行確認產品，消費者平時就對營養相關知識有所認識也是很重要的。

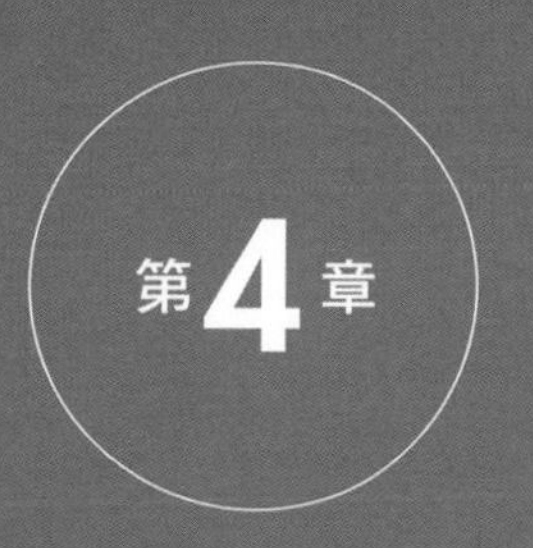

三大營養素及代謝

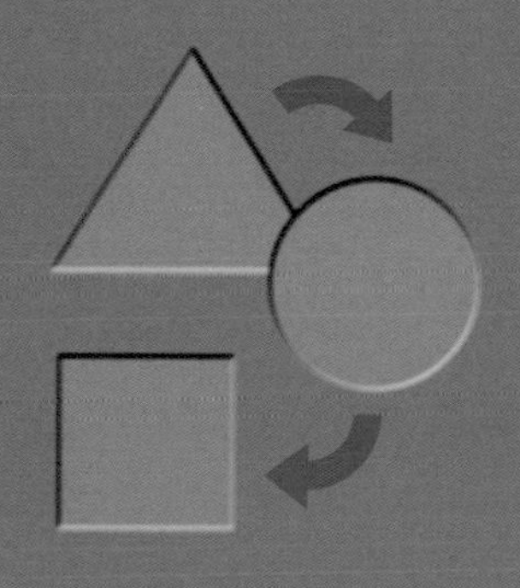

營養素及能量代謝
何謂蛋白質
蛋白質的代謝
何謂醣類
醣類的代謝
何謂脂質
脂肪酸的種類
脂質的代謝

代謝

營養素及能量代謝

POINT

► 能量代謝為燃燒營養素當作能量來使用的一種供能系統。
► 能量代謝可分為不使用氧氣的糖解作用以及使用氧氣的檸檬酸循環。

存放能量的關鍵——ATP

我們在體內將醣類、脂質、蛋白質分解後取出可以使用的能量。這個系統稱為能量代謝。

為了獲得能量，首先要將醣類及脂質分解，製造出ATP（腺苷三磷酸）。ATP是由腺苷及3個磷酸結合而成的化合物。磷酸的結合處存放著能量，當ATP釋放出1個磷酸，變成ADP（腺苷二磷酸）的時候會產生約7.3 kcal的能量。

製造出ATP的糖解作用及檸檬酸循環

製造ATP的系統可以分為不使用氧氣的糖解作用及使用氧氣的檸檬酸循環（TCA循環）2種。

以最常被當作能量來源的醣類——葡萄糖為例，被運送到細胞後會透過糖解作用被分解成丙酮酸，再製成ATP。雖然糖解作用有快速獲得能量這個優點，但是1分子的葡萄糖僅相當於2分子的ATP而已。這時候若是處於缺氧狀態，丙酮酸就會轉化成乳酸在細胞內堆積。

在有氧氣的狀態下，丙酮酸會進入細胞內的粒線體，並被轉化成乙醯輔酶A。接著透過檸檬酸循環與草醯乙酸結合成檸檬酸，並藉由電子傳遞鏈氧化氫離子製作ATP，最後1分子的葡萄糖最多可以製造出36分子的ATP。

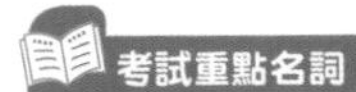

考試重點名詞

糖解作用
製造ATP時沒有使用氧氣的能量代謝系統。將葡萄糖分解成丙酮酸，可以快速獲得能量，又稱為無氧糖解。

檸檬酸循環
藉由消耗氧氣製造ATP來取得能量的系統。乙醯輔酶A最後會被分解成二氧化碳及水。

筆記

ATP的形成
蛋白質和脂質都會透過取出胺基酸或是切斷脂肪酸轉換成糖解作用及檸檬酸循環中可以使用的物質，接著製造ATP來取得能量。

糖解作用及檸檬酸循環

1分子的葡萄糖可以從糖解作用得到2分子的ATP，在檸檬酸循環及電子傳遞鏈可以生產36分子的ATP，共製造38分子的ATP。過程中有許多酵素及維生素參與。

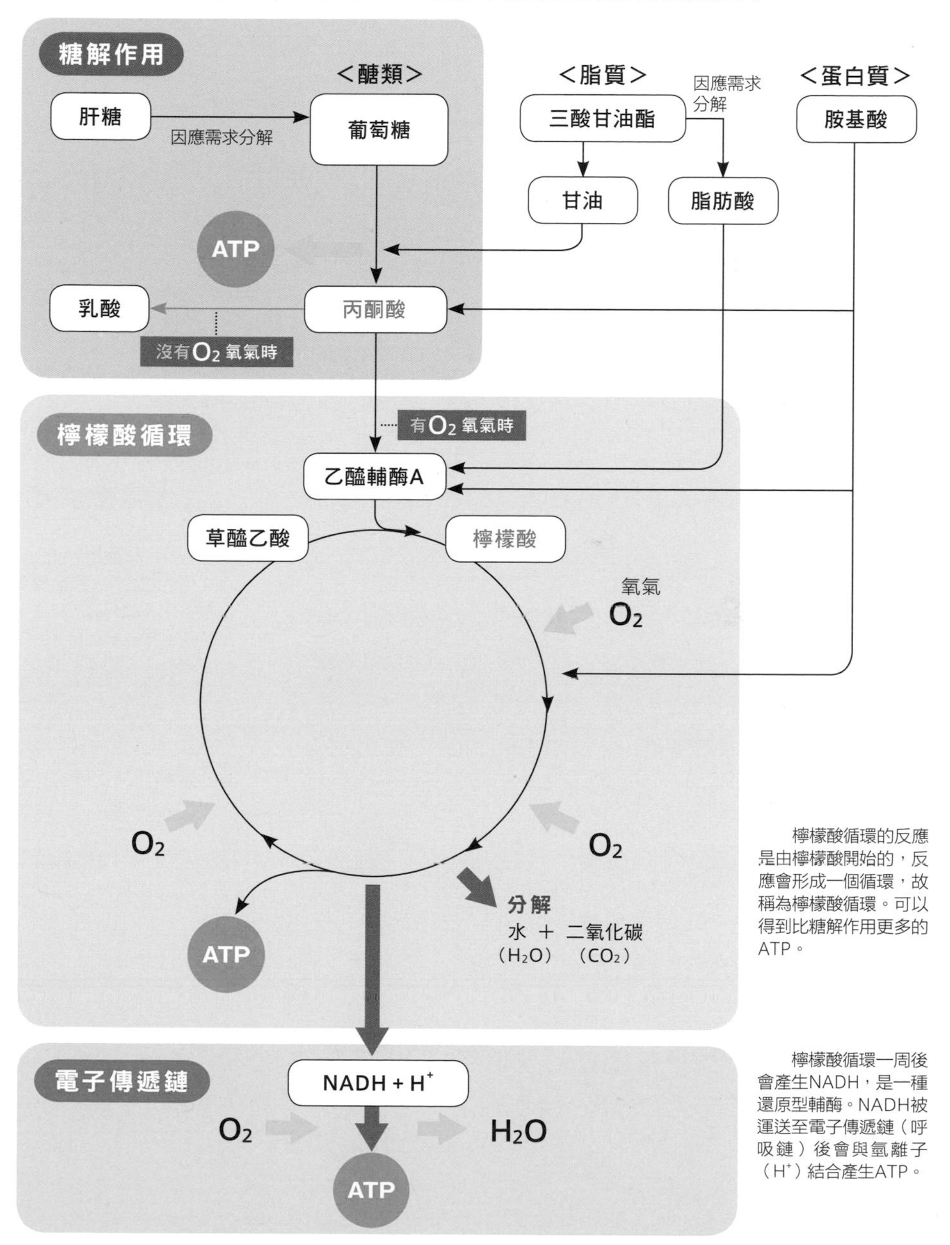

檸檬酸循環的反應是由檸檬酸開始的，反應會形成一個循環，故稱為檸檬酸循環。可以得到比糖解作用更多的ATP。

檸檬酸循環一周後會產生NADH，是一種還原型輔酶。NADH被運送至電子傳遞鏈（呼吸鏈）後會與氫離子（H^+）結合產生ATP。

何謂蛋白質

POINT

- 蛋白質是身體組成的成分中不可或缺的營養素。
- 約20種胺基酸中，有9種是必須從食物中攝取的。
- 胺基酸充足率高的食品有肉類、魚類、大豆製品、乳製品等。

胺基酸為蛋白質的構成成分

蛋白質是構成身體的成分中不可或缺的營養素。舉凡內臟、肌肉、皮膚、頭髮到指甲，全身上下的組成基礎都是蛋白質。除此之外，蛋白質也是各種酵素、激素及免疫抗體的重要材料。

蛋白質是由約20種胺基酸組成的，其中有9種無法在體內合成或是合成速度太慢，必須從食物中攝取才行（必需胺基酸）。

胺基酸分數高的食品屬於優秀的蛋白質來源

含有蛋白質的食物可以分為動物性的魚、肉類、乳製品，及植物性的穀類、大豆製品等。我們將這些食物在體內消化分解成胺基酸，再合成為身體需要的蛋白質加以利用。身體約由3萬種蛋白質組成，這些蛋白質全部都是由各式各樣的胺基酸排列組合而成的。此時，只要少了一個必需胺基酸，就無法合成蛋白質。因此，一定要注意必需胺基酸是否攝取不足。

身體所需的必需胺基酸分量可以對照食品必需胺基酸充足率的數值，這個數值又稱為「胺基酸分數」。肉、魚、蛋、大豆製品的分數都很高，是可以攝取豐富蛋白質的優秀食材。

即使攝取過量的蛋白質，也無法以胺基酸的形式儲藏。肝臟會將其分解，轉換成肝糖及脂肪，做為能量來源使用。蛋白質和醣類一樣，每g可產生4 kcal。

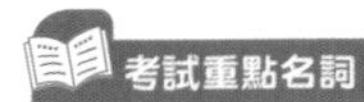

考試重點名詞

胺基酸
約20種胺基酸當中，有9種是體內無法合成或是容易缺乏的必需胺基酸。

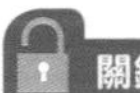

關鍵字

動物性蛋白質
肉、魚、牛奶、蛋等動物性食品中的蛋白質。胺基酸分數很高，可以均衡地攝取到必需胺基酸。

植物性蛋白質
穀物、蔬菜等植物性食品中的蛋白質。胺基酸分數較動物性蛋白質低，但是大豆蛋白質的胺基酸分數為100，對腎功能的影響也比動物性蛋白質好。

胺基酸的種類及功能

	名稱	功能
必需胺基酸	纈胺酸	會被納入肌肉中，可以控制血液中的一氧化碳平衡，是一種BCAA（支鏈胺基酸）。
	白胺酸	具有提升肝臟功能的效果。屬於BCAA的一種，也有促進及維持肌肉生長的功能。
	異白胺酸	BCAA的一種，是肌肉的能量來源，也有提升肝功能的效果。
	蘇胺酸	可以防止肝臟蓄積脂肪，同時也是合成膠原蛋白的材料。
	甲硫胺酸	可以排出血液中的組織胺，預防過敏發生。也有預防憂鬱的功能。
	離胺酸	免疫抗體的材料，可以預防感染症。還有消除疲勞及強健骨骼的功能。
	組胺酸	具有促進生長的效果，也有抑制食欲和燃燒脂肪的功能。
	苯丙胺酸	作用於神經傳導物質，可以讓心情愉悅，預防憂鬱狀態。
	色胺酸	是具鎮定作用的血清素的材料，可以使精神安定下來。
非必需胺基酸	甘胺酸	協助合成膠原蛋白，可以提高皮膚的張力及保濕效果，還可以減輕關節痛及腰痛。
	丙胺酸	維持肝臟功能的能量來源，同時也有提升免疫力的功能。
	絲胺酸	提升皮膚保濕效果，是維持滋潤不能少的成分。還有預防失智症的功效。
	半胱胺酸	形成頭髮、指甲及皮膚的材料。它的抗氧化作用具有預防老化的效果。
	精胺酸	合成生長激素的材料，可以強健骨骼，還能提升肌肉燃燒脂肪效果。
	酪胺酸	多巴胺等腦內物質及甲狀腺激素等的材料。
	脯胺酸	促進皮膚的膠原蛋白再生，提升皮膚的再生能力，預防皺紋生成。
	天門冬胺酸	幫助消除疲勞，還有強健骨骼及調整血液鹽分的功能。
	天門冬醯胺	提高肌肉的能量補給能力，協助提升持久力和消除疲勞。
	麩胺酸	使用於腦內物質，可以活化腦部功能，預防失智症。
	麩胺醯胺	協助肌肉生長及消除肌肉疲勞。還有預防憂鬱症的功效。

【 主要食品的胺基酸分數 】

	食品	分數
動物性蛋白質	牛肉	100
	豬肉	100
	雞肉	100
	魚類	100
	蛋	100
	牛奶	100
	起司	91

	食品	分數
植物性蛋白質	大豆	100
	芋頭	84
	馬鈴薯	68
	白米	65
	橘子	50
	番茄	48

※FAO／WHO提出的胺基酸分數國際基準，稱為PDCAAS（蛋白質消化率校正胺基酸評分），是參考蛋白質消化率等數據後計算出來的。

蛋白質的代謝

POINT
- 構成身體的蛋白質會一直重複分解和合成。
- 多餘的胺基酸會切斷氮的部分，變成能量使用。
- 氮會從氨轉換成尿素，透過尿液排泄出來。

胺基酸池中的胺基酸會合成體內蛋白質

食物中的蛋白質會被分解為胺基酸並且在小腸被吸收。分解成胺基酸之後會透過血液被送至肝臟，做為身體的各種組織、酵素、激素及免疫抗體的材料使用。

其實，當作材料使用的胺基酸來源並不只來自於消化吸收作用，構成身體組織的體內蛋白質也會不斷地進行合成及分解，分解出來的胺基酸就會被儲存在肝臟及血液中（胺基酸池）。從食物獲得的蛋白質也會先在體內的胺基酸池中，和體內蛋白質產生的胺基酸匯集，再被送至全身利用。全身的蛋白質不斷重複進行分解及合成的過程，我們稱為代謝轉換（turnover）。代謝轉換速度會因為存在的組織而有所不同。

胺基酸也可以當作能量來源使用

碳水化合物及脂肪的能量來源不足時，會分解肌肉中的胺基酸做為能量來源使用。但是，胺基酸含有醣類及脂質都沒有的氮，所以必須先透過分解作用將氮成分（胺基）去除。氮會轉換成對身體有害的氨，藉由肝臟內的尿素循環轉換成無害的尿素後，再經由尿液排出。剩下的α-酮酸會在檸檬酸循環中做為能源來源使用，再被分解成二氧化碳及水。

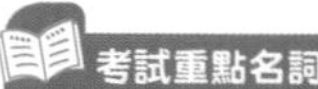

考試重點名詞

尿素
將胺基酸當作能源來使用時，從氮成分中生成的廢棄成分，會溶入水中變成尿液排出體外。

關鍵字

胺基酸池
從食物蛋白質中分解出來的胺基酸和體內蛋白質分解產生的胺基酸，在肝臟及血液等混合的狀態。

α-酮酸
胺基酸切斷氮成分（胺基）後，剩餘部分的化學名稱。又稱為碳結構骨架。

筆記

代謝轉換速度
體內蛋白質雖然一直重複分解和合成，但是會因為蛋白質種類而有差異。例如，將身體組織的胺基酸一半換成新的，肝臟需要10～15天，肌肉則需要大約180天。

蛋白質的代謝

從食物中攝取的蛋白質，還有構成身體組織的蛋白質都會被分解成胺基酸，暫時儲存在肝臟及血液中再被運送至全身利用。

❶ 攝取蛋白質。

❷ 被分解成胺基酸，由小腸吸收。

❸ ❷的食物中攝取的胺基酸被送至肝臟，和體內蛋白質製造的胺基酸儲存在一起。其他部分儲存在血液中。

❹ 儲存起來的胺基酸會成為製造酵素、激素、免疫抗體的材料。

❺ 組成肌肉、血管等身體組織時也會使用到胺基酸。

❻ 沒有變成體內蛋白質的胺基酸會做為能量來源被使用（參照下圖）。

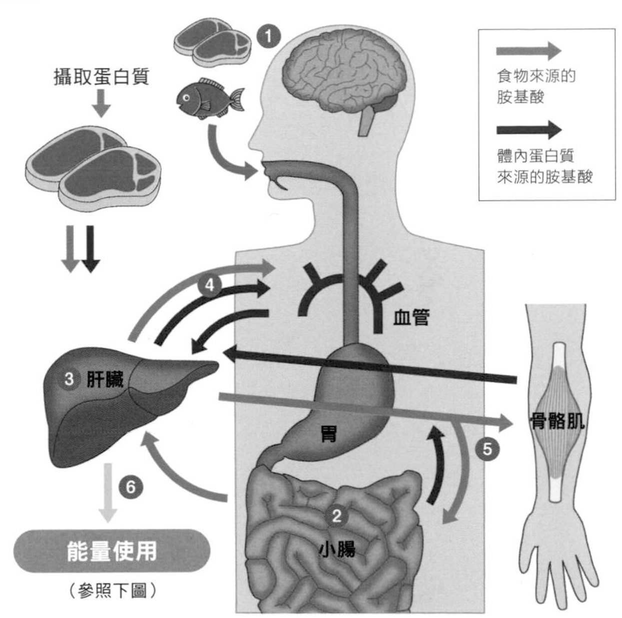

胺基酸的基本構造及能量使用

【 胺基酸的基本構造 】

胺基酸被當能量使用時，切斷氮成分（胺基）後剩餘的α 酮酸會在檸檬酸循環中產生能量。氨則是在尿素循環中被轉換成尿素。

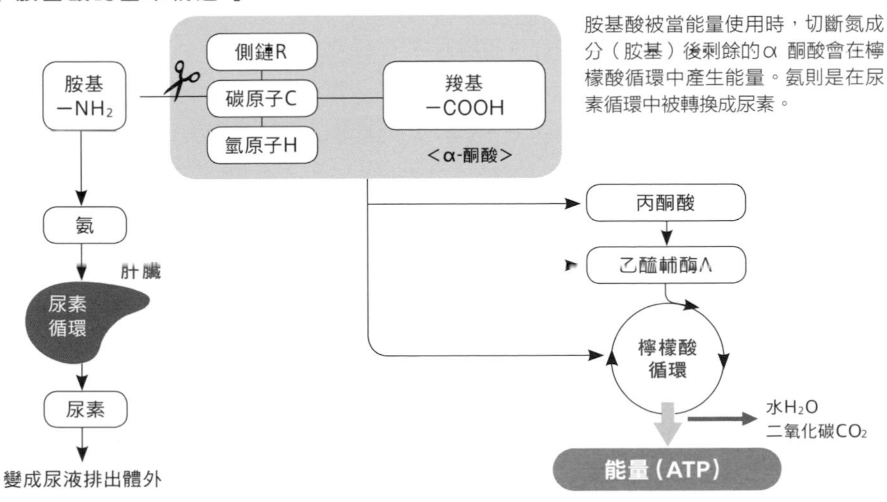

何謂醣類

POINT

- 醣類被消化分解成最小單位的單醣後會在體內被吸收。
- 根據飲食攝取基準的目標量，1天攝取的熱量中有50～65%是從醣類攝取的。

醣類可分成單醣類、雙醣類、多醣類

做為身體能量來源的醣類是最重要的營養素。醣類每g能產生4kcal的熱量。醣類包含砂糖及果糖中的果糖、穀類及薯類中的澱粉等各式各樣的種類，是由碳（C）、氫（H）、氧（O）結合而成的化合物，依結合的方式可分成單醣類、雙醣類及多醣類。

體內吸收最多的是屬於單醣類的葡萄糖

單醣類是醣類的最小單位，雙醣類及多醣類會被分解成單醣類後，再被體內吸收。體內吸收最多的是屬於單醣類的葡萄糖。血液中的葡萄糖稱為血糖，會被細胞吸收成為能量來源。部分的葡萄糖會變成肝糖，儲藏在肝臟及肌肉中，必要時會被分解成葡萄糖使用。對腦部而言，葡萄糖是最重要的能量來源，1天需要200～300 kcal（90～120 g）。

雙醣類是由2個單醣結合而成的，如蔗糖、乳糖等。多醣類則是由多數個單醣及其誘導物質結合而成，如澱粉、糊精、肝糖等。

根據日本人的飲食攝取基準的目標量，1天必要的熱量中需攝取50～65%醣類。攝取不足的話會因為能量不足造成體能下降，容易疲勞。但是攝取過量的話會轉變成中性脂肪，增加肥胖及生活習慣病的風險。

考試重點名詞

醣類
雖然也被稱為碳水化合物，但是碳水化合物其實是醣類和膳食纖維的總稱。因為膳食纖維不會被消化酵素分解，不容易轉換成能量，所以碳水化合物常單指醣類。

關鍵字

單醣類
醣類的最小單位。葡萄糖被體內吸收後會以血糖的形式變成能量來源。果糖及乳糖會在肝臟中轉換成肝糖，一樣會成為能量來源。

澱粉
多數葡萄糖結合而成的多醣類。穀類及薯類中含有許多澱粉，是從食物中攝取最多的能量來源。

筆記

WHO的準則
糖分攝取過量是肥胖及蛀牙的成因，因此WHO建議將糖（free sugar）攝取量降至總能量攝取的10％以下。

醣類的主要種類及特徵

	主要種類	含量較多的食品	特徵
單醣類	葡萄糖	穀類、水果、蜂蜜等	以血糖的形式存在血液中，可以當作能量使用。葡萄糖含量以血糖值表示。
	果糖	水果、蜂蜜、飲料等	被吸收至體內後會在肝臟中被轉換成葡萄糖，當作能量使用。
	半乳糖	乳製品、甜菜等	被吸收至體內後會在肝臟中被轉換成葡萄糖，當作能量使用。
雙醣類	蔗糖	砂糖、甘蔗等	由葡萄糖及果糖結合而成，是砂糖的主成分，易溶於水中。
	乳糖	牛奶、母乳等	由葡萄糖及半乳糖結合而成，是嬰兒重要的能量來源。
	麥芽糖	麥芽、甜酒、水飴等	由2個葡萄糖結合而成，和砂糖相比，血糖值上升速度較緩慢。
多醣類	澱粉	穀類、薯類等	在口腔內分解成麥芽糖，接著在小腸分解成葡萄糖後被吸收。
	肝糖	肝臟、貝類	儲藏於動物的內臟及肌肉中。人類是將葡萄糖合成製成肝糖，儲藏於肝臟及肌肉中，必要時進行分解。
	糊精	飲料、糖果等	澱粉分解出來的部分產物，易溶於水，容易消化。

醣類含量高的食品

食品名	每單位（80kcal）含醣量（g）
碳酸飲料類（可樂、汽水等）	21～23
果醬麵包	21
糖漬栗子	20
果醬（草莓、杏桃、蘋果）	19～20
櫻餅、柏餅、大福	19
米飯（白米、糙米）	18
麻糬	18
艾草麻糬	18
藍莓果醬	17.5

食品名	每單位（80kcal）含醣量（g）
仙貝（醬油口味）	17
紅豆（罐頭）	17
甘納豆	17
蜂蜜蛋糕	16
紅豆麵包	15
乳酸菌飲料（養樂多）	15
鬆餅	13.5
銅鑼燒	12
霜淇淋	10

醣類的代謝

POINT
- ► 醣類中的澱粉被消化分解成葡萄糖後，在小腸被吸收。
- ► 細胞內的葡萄糖會經由糖解作用及檸檬酸循環產生能量。

醣類代謝的主角——葡萄糖

醣類的能量代謝是從醣類被消化吸收開始。雖然食物中含醣量最多的是澱粉，但是澱粉屬於多醣類，無法被小腸吸收，需要被分解為單醣類的葡萄糖。葡萄糖被小腸吸收之後就會成為血液中的血糖，流動至全身細胞。葡萄糖在血液中的濃度（血糖值）會由自律神經等調節至定量，血糖值一升高，葡萄糖就會轉變成肝糖被儲存在肝臟及肌肉中。其餘部分就會變成中性脂肪，蓄積成為皮下脂肪和內臟脂肪。

葡萄糖產生能量為無氧作用

為了從葡萄糖獲取能量，需要透過糖解作用及檸檬酸循環系統製造出ATP（腺苷三磷酸）。沒有使用氧氣也能利用糖解作用製造出能量的，只有葡萄糖而已。而且，幾乎在所有細胞中都能用這種方式產生能量，對於快速補給能量而言，醣類（葡萄糖）是不可或缺的。

使用糖解作用製造的能量的運動種類有肌力訓練及短跑等無氧運動。因為使用儲存在肌肉中的肝糖時是無氧狀態，所以會有乳酸堆積。增加肌力對於提高基礎代謝率而言是非常有效果的。而使用需要氧氣的檸檬酸循環能量的運動就是健走和慢跑等有氧運動。因為可以有效地燃燒累積的體脂肪，所以很適合減肥。

考試重點名詞

ATP（腺苷三磷酸）
由腺苷及3個磷酸結合而成的化合物。能量會儲存在磷酸的結合處，當釋放1個磷酸變成ADP（腺苷二磷酸）時，會產生約7.3 kcal的能量。

關鍵字

肝糖
血液中的葡萄糖增加時，名為肝醣合成酶的酵素就會開始作用，合成肝糖。有需要時再藉由磷酸化酶分解肝糖。

醣類的代謝

將醣類中最多的澱粉分解成葡萄糖，由小腸吸收後從肝門靜脈流向肝臟，沒有轉化成肝糖的葡萄糖就會成為血液中的血糖，供給全身細胞能量。

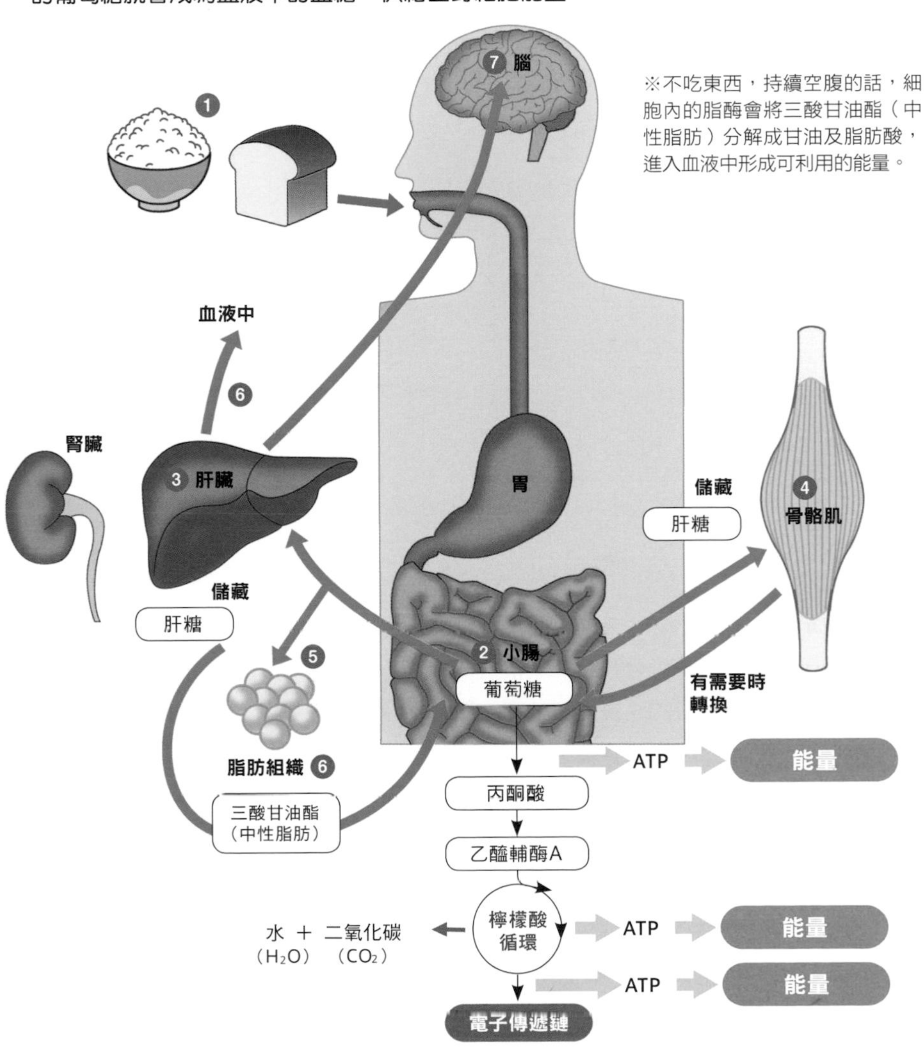

❶ 攝取醣類。

❷ 分解成單醣類，由小腸吸收。

❸ 以肝糖形式儲存在肝臟及腎臟中。

❹ 以肝糖形式儲存在骨骼肌中。

❺ 剩餘的醣類轉化為中性脂肪儲存在體內。

❻ 不吃東西，持續空腹的話，細胞內的脂酶會將三酸甘油酯（中性脂肪）分解成甘油及脂肪酸，進入血液中形成可利用的能量。

❼ 腦細胞使用葡萄糖。

何謂脂質

POINT
- ► 脂質是能量來源，也是做為生物膜及激素成分的重要營養素。
- ► 三酸甘油酯=中性脂肪是做為能量來源使用。
- ► 1天攝取的脂質是以總能量的20～30%為目標量。

脂質可分類為簡單脂質、複合脂質、衍生脂質

脂質除了和醣類、蛋白質一樣是能量來源，還是細胞膜及細胞中的核膜等生物膜的成分及激素的材料，是種重要的營養素。

脂質依化學結構可以分成簡單脂質、複合脂質、衍生脂質這3種。

簡單脂質是以甘油及脂肪酸結合而成的構造，其中最具代表性的是三酸甘油酯（中性脂肪）。

從食物中攝取到的脂質中，沒有做為能量被利用的部分會以皮下脂肪及內臟脂肪的形式儲藏起來，有需要時才會使用。

複合脂質除了甘油和脂肪酸，還含有磷酸及糖。其中具代表性的為磷脂質，雖然含有許多不溶於水的脂質，但是又有可以和水及脂質融合的性質，可以用來製作生物膜及在血液中運送不溶於水的脂質的脂蛋白。

衍生脂質為簡單脂質及複合脂質的化合物，含有脂肪酸及膽固醇。膽固醇和蛋白質及磷脂質一樣是生物膜的材料，還可以用來製作膽汁酸、腎上腺皮質激素、維生素D等物質。

根據飲食攝取基準，建議1天攝取的脂質以佔總熱量的20～30%為目標量。超過30%的話會提升罹患肥胖症、血脂異常、動脈硬化等生活習慣病的風險。

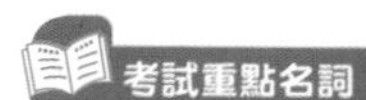
考試重點名詞

脂質
雖然一般也會稱為脂肪，但是在營養學中，脂肪大多是指中性脂肪。和醣類及蛋白質不同，不容易溶於水中。

關鍵字

甘油
酒精的一種，為脂質的最小單位。可以和脂肪酸一起構成各種脂質。

脂肪酸
各種脂質的構成成分。食品的脂質中9成都含有脂肪酸。根據碳結構可分為飽和脂肪酸及不飽和脂肪酸。中性脂肪是由甘油及3分子脂肪酸組成的。

脂質的分類及主要種類

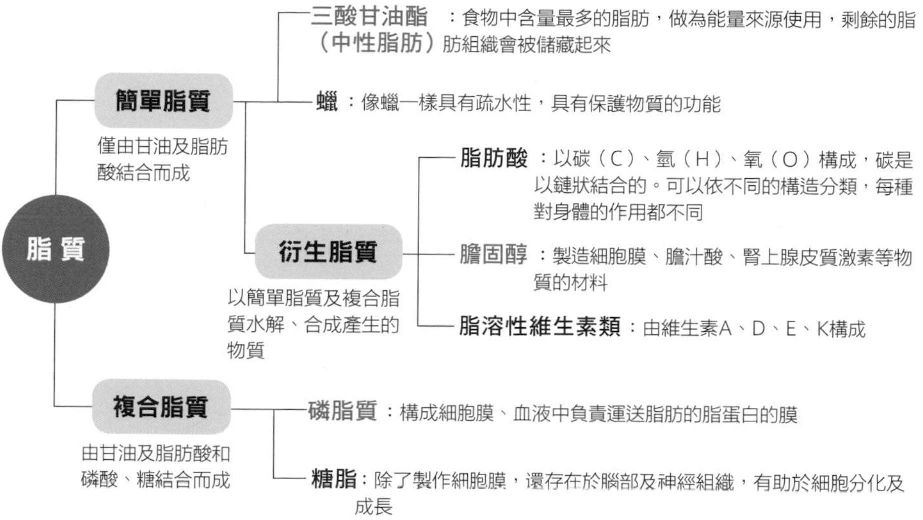

脂質

簡單脂質：僅由甘油及脂肪酸結合而成
- 三酸甘油酯（中性脂肪）：食物中含量最多的脂肪，做為能量來源使用，剩餘的脂肪組織會被儲藏起來
- 蠟：像蠟一樣具有疏水性，具有保護物質的功能

衍生脂質：以簡單脂質及複合脂質水解、合成產生的物質
- 脂肪酸：以碳（C）、氫（H）、氧（O）構成，碳是以鏈狀結合的。可以依不同的構造分類，每種對身體的作用都不同
- 膽固醇：製造細胞膜、膽汁酸、腎上腺皮質激素等物質的材料
- 脂溶性維生素類：由維生素A、D、E、K構成

複合脂質：由甘油及脂肪酸和磷酸、糖結合而成
- 磷脂質：構成細胞膜、血液中負責運送脂肪的脂蛋白的膜
- 糖脂：除了製作細胞膜，還存在於腦部及神經組織，有助於細胞分化及成長

脂質含量高的食品

食品名	含量
乳瑪琳（人造牛油）	81.6
奶油（牛油）	81.0
夏威夷豆	76.7
美乃滋	75.3
松子	72.5
核桃	68.8
開心果	56.1
牛五花	50.0
鵝肝	49.9
牛肉（沙朗）	47.5
鮮奶油（動物性）	45.0
鮟鱇魚肝	41.9
鮮奶油（植物性）	39.2
培根	39.1
雞肝醬	34.7
豬五花	34.6
蛋（蛋黃）	33.5

食品名	含量
凍豆腐（乾）	33.2
油豆腐	33.1
奶油乳酪（忌廉芝士）	33.0
沙丁魚（油漬）	30.7
鴨肉	29.0
鯖魚（一夜干）	28.5
維也納香腸	28.5
鮪魚腹肉	27.5
炸薯條	27.4
醋漬鯖魚	26.9
秋刀魚	24.0
鮪魚罐頭（油漬）	21.7
鰻魚（蒲燒）	21.0
白帶魚	20.9
黃豆（乾）	19.0
鹽漬沙丁魚	18.9
青魽	18.2

※食品每100 g的含量（g）

代謝

脂肪酸的種類

POINT

- 脂肪酸是依碳原子數量及結合狀態分類的。
- 動物性脂肪中的飽和脂肪酸會使膽固醇數值升高。
- 橄欖油中的不飽和脂肪酸可以降低膽固醇數值。

飽和脂肪酸及不飽和脂肪酸的區別

脂肪酸佔了食品中脂肪成分約90％，是以碳（C）、氫（H）、氧（O）原子構成的。

以鏈狀的碳原子數量和結合狀態來分類，一端為甲基（$-CH_3$），另一端則連接著羧基（－COOH）。依碳原子有沒有雙鍵結合可以分為2大類，沒有雙鍵的是飽和脂肪酸，有的就是不飽和脂肪酸。

飽和脂肪酸在乳製品及肉類的脂肪等動物性脂肪中較多，因為攝取過量會提高罹患生活習慣病的風險，飲食攝取基準將18歲以上的目標量比例設定在總能量的7％以下。

不飽和脂肪酸還可以依雙鍵結合的數量再分為2個種類。具有1個雙鍵的是單元不飽和脂肪酸，其中油酸具有降低膽固醇的功能，橄欖油中有許多單元不飽和脂肪酸。具有2個以上雙鍵的為多元不飽和脂肪酸，根據雙鍵結合的碳原子位置可以分為ω-3系列與ω-6系列。從甲基端起，第3個碳原子開始以雙鍵結合的就是ω-3系列，第6個碳原子開始的就稱為ω-6系列。無論是哪種都可以降低膽固醇，防止動脈硬化。

脂肪酸中屬於ω-3系列的α-亞麻酸、EPA、DHA及ω-6系列的亞麻油酸、花生四烯酸，不是在體內無法合成，就是只能少量合成，所以只能從飲食中攝取。這些就稱為必需脂肪酸，從預防生活習慣病的觀點來看，建議的攝取比例為ω-3系列與ω-6系列的比例為1：4。

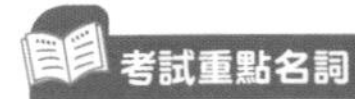

考試重點名詞

脂肪酸
雖然大部分的脂質都無法溶於水，但是脂肪酸具有容易和水融合的羧基，所以兼具與水及油都能融合的性質。

筆記

必需脂肪酸
體內完全沒辦法合成的是α-亞麻酸和亞麻油酸，EPA、DHA及花生四烯酸雖然可以合成卻無法達到必要量，所以必須從飲食中攝取。

飽和脂肪酸及不飽和脂肪酸的構造

飽和脂肪酸
（硬脂酸）

碳原子沒有雙鍵結合，除了兩端的碳原子，其餘碳原子都和2個氫原子相接。

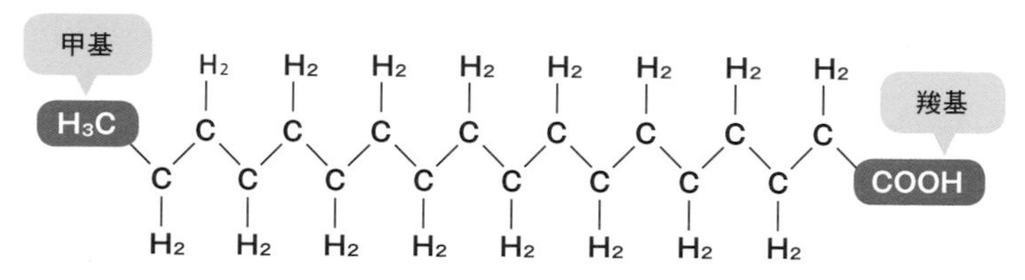

不飽和脂肪酸
（油酸）

碳原子有1個雙鍵連結，結合的位置是從甲基端數起第9個碳，所以稱為單元不飽和脂肪酸（ω-9系列）。

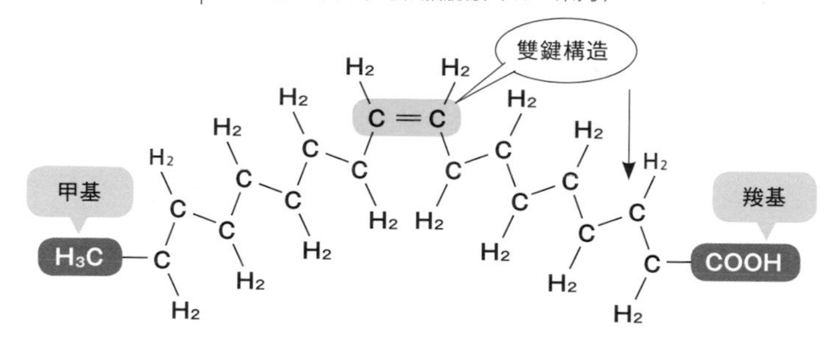

脂肪酸的種類

分類			脂肪酸名稱	碳原子數量	雙鍵結合數量	含有食品
飽和脂肪酸			丁酸（酪酸）	4	0	奶油及起司等
			肉豆蔻酸	14	0	椰子油、花生油
			棕櫚酸	16	0	棕櫚油、酥油
			硬脂酸	18	0	可可脂
			花生酸	20	0	花生油、棉籽油
			棕櫚油酸	16	0	魚油、鯨魚油
不飽和脂肪酸	單元不飽和脂肪酸	ω-9系列	油酸	18	1	菜花油、橄欖油
	多元不飽和脂肪酸	ω-3系列	α-亞麻酸	18	3	紫蘇油、荏胡麻油
			二十碳五烯酸（EPA）	20	5	魚油
			二十二碳六烯酸（DHA）	22	6	魚油
		ω-6系列	亞麻油酸	18	2	紅花籽油、玉米油、大豆油
			花生四烯酸	20	4	魚油、魚肝油

※紅字為必需脂肪酸，必須從食物中攝取。「日本人飲食攝取基準（2015年版）」（厚生勞動省）有設定足夠攝取量。

代謝

脂質的代謝

POINT

- ▶ 攝取的脂質中約90%為三酸甘油酯（中性脂肪）。
- ▶ 脂質是藉由血液及淋巴液中的脂蛋白被運送至全身。
- ▶ 囤積在脂肪組織中的中性脂肪，會因應身體需求成為能量來源。

脂質被脂蛋白包覆流入血液中

我們從植物油、乳製品、肉類的脂肪等攝取的脂質，其中約90％都是三酸甘油酯（中性脂肪）。三酸甘油酯在小腸被消化吸收後（參照P.67），會和膽固醇一起與親水性的蛋白質結合，形成稱為乳糜微粒的脂蛋白粒子。因為脂質無法直接溶入血液中，所以必須由親水性佳的脂蛋白包覆，才能溶入血液中，被運送至全身。

在小腸形成的乳糜微粒會經由淋巴管進入血液中，再運送至全身，並由各個組織將其分解成三酸甘油酯（中性脂肪）後再吸收，剩餘的部分就會儲藏在脂肪組織中。

另一方面，肝臟也會合成三酸甘油酯（中性脂肪）及膽固醇，其中一部分會藉由脂蛋白的VLDL運送至脂肪組織儲藏。運送途中，一部分的LDL會分離，運送末梢組織的細胞膜所需的膽固醇。在末梢組織剩餘的膽固醇會經由HDL回到肝臟中。

儲藏的脂肪會因應身體需求成為能量來源

儲藏在脂肪組織中的三酸甘油酯（中性脂肪）會因應身體需求被分解為甘油及脂肪酸，藉由乙醯輔酶A進入檸檬酸循環後產生能量。

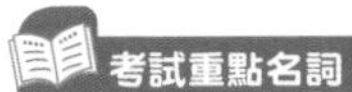

脂蛋白
親水性的蛋白質和三酸甘油酯（中性脂肪）、膽固醇、磷脂質組成的粒子。依蛋白質種類和脂質成分的比例可分成4種。

關鍵字

LDL
將肝臟合成的膽固醇運送至全身組織的低密度脂蛋白，又稱為惡性膽固醇。LDL太多會造成動脈硬化。

HDL
將各個組織的膽固醇帶回肝臟的高密度脂蛋白，又稱為良性膽固醇。因為HDL會回收多餘的膽固醇，在血液中含量較高的話可以預防動脈硬化。

脂質的代謝

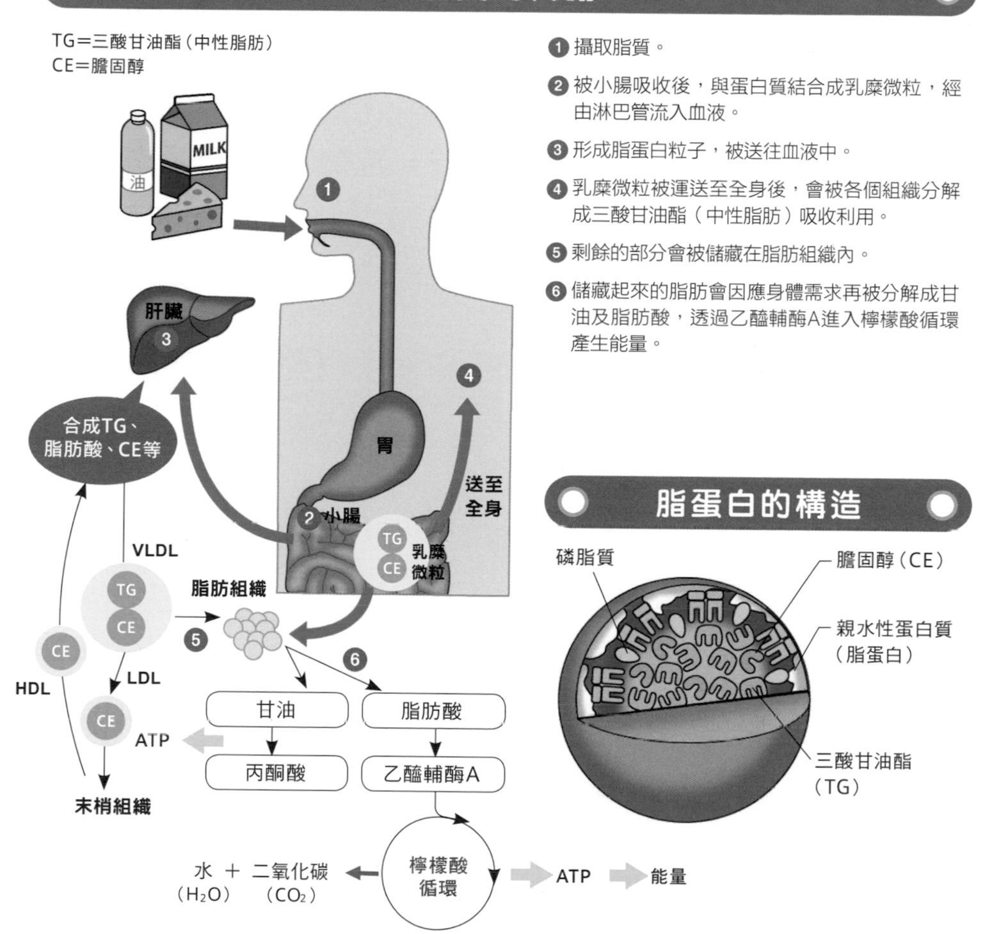

❶ 攝取脂質。

❷ 被小腸吸收後，與蛋白質結合成乳糜微粒，經由淋巴管流入血液。

❸ 形成脂蛋白粒子，被送往血液中。

❹ 乳糜微粒被運送至全身後，會被各個組織分解成三酸甘油酯（中性脂肪）吸收利用。

❺ 剩餘的部分會被儲藏在脂肪組織內。

❻ 儲藏起來的脂肪會因應身體需求再被分解成甘油及脂肪酸，透過乙醯輔酶A進入檸檬酸循環產生能量。

脂蛋白的構造

脂蛋白的種類

名稱	內含主要脂質	特徵
乳糜微粒	三酸甘油酯（中性脂肪）	將從食物中攝取的三酸甘油酯運送至肝臟、脂肪組織及肌肉中。
VLDL（極低密度脂蛋白）	三酸甘油酯（中性脂肪）膽固醇	將肝臟合成的三酸甘油酯及膽固醇運送至脂肪組織及肌肉中。
LDL（低密度脂蛋白）	膽固醇	將肝臟合成的膽固醇運送至脂肪組織及肌肉中。
HDL（高密度脂蛋白）	膽固醇	將全身組織中多餘的膽固醇回收至肝臟。

營養學COLUMN ⋯⋯ 5

低醣飲食沒問題嗎？

低醣指的是減少米飯、麵包、麵食等主食的分量，近年來採取低醣飲食的方式減肥的人數激增。確實，高度肥胖的人只要減少主食分量就能降低整體攝取的熱量，體重因此而減輕的人也不在少數。糖尿病的專門照護機構也有許多利用低醣飲食成功控制血糖值的案例。

但是，低醣飲食目前並沒有很明確的科學證據佐證，還不到「低醣飲食是安全的」程度。日本糖尿病學會也因為缺乏科學根據而提出「目前並不建議」的意見。在某個歷經10年以上長期觀察的研究中，甚至得到了死亡及癌症增加的結果。

不具營養知識，僅依自行判斷進行低醣飲食的人們，今後的健康狀況令人擔憂。因為減少主食分量，魚、肉等蛋白質比例就相對增加，動脈硬化及心肌梗塞等疾病的風險也會隨之升高。還有，缺乏來自穀物的膳食纖維，也會有嚴重便祕的疑慮。因為女性肥胖的情況較男性少，採取非必要的低醣飲食導致過瘦及營養不良也是個問題。

若想進行長期且正確的減重計畫，建議依照飲食攝取基準指示的熱量比例，以碳水化合物50～65％、蛋白質13～20％、脂質20～30％為目標，並且以糙米及雜糧為主食，控制整體的熱量攝取量才能確保健康。

※減少攝取醣類的飲食方式有「減醣飲食」、「限醣飲食」、「低醣飲食」、「低碳飲食」等名稱，但基本概念都是一樣的。

第5章

維生素的種類及功能

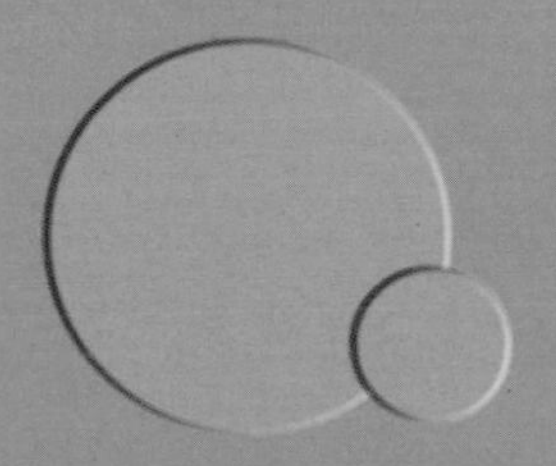

第5章使用的圖形範例

能 =協助產生能量

體 =組成身體

機 =具機能性

維生素A　維生素B_1　維生素B_6　生物素

維生素D　維生素B_2　維生素B_{12}　泛酸

維生素E　菸鹼素　葉酸　維生素C

維生素K

※本書第5章、第6章收錄的成分含量是以「日本食品標準成分表2015年版（七版）」為基礎，分別計算出各種食品在一餐中的足夠攝取量和100g對照的比率。舉例來說，維生素E的「鮟鱇魚肝」（P.107）一餐的足夠攝取量為50g，和100g的相對比率為50÷100＝0.5。維生素E的可食用部分每100g的數值為13.8mg，以這個數值乘以0.5可得出成分含量為6.9。

維生素A

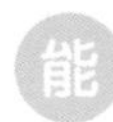
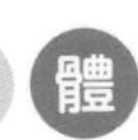
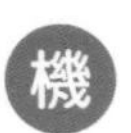

POINT
- 維生素A成分的視黃醇與胡蘿蔔素各富含於動物性及植物性食品中。
- 具有強化皮膚及黏膜、保養眼睛等功能。
- 雞、豬的肝臟含有許多視黃醇，須注意攝取過量的問題。

維生素A有2種成分

維生素A的成分可以大致分為視黃醇及胡蘿蔔素。胡蘿蔔素可分為α-胡蘿蔔素、β-胡蘿蔔素、γ-胡蘿蔔素、隱黃質等，又被稱為維生素原A（維生素A的前驅物）。

維生素A是以視黃醇的形式存在於血液中，胡蘿蔔素會被小腸吸收細胞及肝臟分解，轉換為視黃醇。以胡蘿蔔素的狀態被攝取的維生素A生理性效果較低，即使是胡蘿蔔素中轉換效率最好的β-胡蘿蔔素，12μg也只能換算成1μg的視黃醇（視黃醇當量）。

注意視黃醇攝取過量的問題

維生素A可以強化皮膚、鼻腔及呼吸器官等處的黏膜，保護身體不受細菌和病毒侵擾。此外，它還具有高抗氧化功效，可以維持血管健康，預防老化。對於維持眼睛健康也是重要的物質，攝取不足的話會減少視網膜的感光物質——視紫質，降低在暗處的視力（暗適應）。

但是，因為動物性食品中的視黃醇不溶於水，攝取過多會蓄積在肝臟，造成頭痛、嘔吐、發疹、毛髮脫落、肝功能障礙等症狀。植物性食品中的胡蘿蔔素會依身體需求被轉換成維生素A，所以不用擔心過多症。

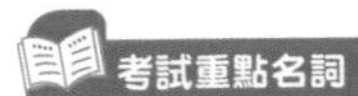
考試重點名詞

β-胡蘿蔔素
和α-胡蘿蔔素、γ-胡蘿蔔素一樣存在於黃綠色蔬菜中。胡蘿蔔素為橘色、黃色等色素。β-胡蘿蔔素是胡蘿蔔素中維生素A作用效果最好的。

關鍵字

視黃醇當量
以前維生素A的單位是使用表示維生素A效力的國際單位IU，但現在是以代表維生素A作用的視黃醇當量（μg）標示。β-胡蘿蔔素是視黃醇的12分之1，α-胡蘿蔔素、隱黃質則是換算成24分之1。

維生素A過多症
懷孕初期的孕婦攝取過多視黃醇會增加胎兒畸形的風險，需要特別注意。若要攝取維生素A，建議由不會造成過多症，植物中含量豐富的胡蘿蔔素中攝取。

筆記

維生素A的攝取方式
因為維生素A是脂溶性的，用油炒過或是淋上醬汁等，和油脂一起攝取可以提升吸收率。

維生素A的飲食攝取基準(μgRAE/天)(※1)

年齡等	男性 建議量(※2)	男性 上限量(※3)	女性 建議量(※2)	女性 上限量(※3)
0~11(月)	—	600	—	600
1~11(歲)	400~600	600~1500	350~600	600~1500
12~49(歲)	800~900	2100~2700	650~700	2100~2700
50以上(歲)	800~850	2700	650~700	2700
懷孕(附加量) 後期			+80	—
授乳期(附加量)			+450	—

※1 視黃醇活性當量(μgRAE)
=視黃醇(μg)+β-胡蘿蔔素(μg)×1/12+α-胡蘿蔔素(μg)×1/24
+β-隱黃質(μg)×1/24+其他維生素原A(μg)×1/24
※2 含維生素原A類胡蘿蔔素。
※3 不含維生素原A類胡蘿蔔素。上限量是為了預防過多症,注意不要超過。

取自「日本人飲食攝取基準(2015年版)」(厚生勞動省)

富含維生素A的食品

※屬於副菜的食品會依口訣「豆、堅、蛋、乳、藻、蔬、肉、菇、薯」(參照P.33)分類。

※可食用部分的視黃醇相當量

分類	食品名	1餐份的足夠攝取量(g)	成分含量(μgRAE)
豆			
堅			
蛋	蛋黃	18(1個份)	86
乳(牛奶‧乳製品)	無鹽奶油	12(1大匙)	96
	卡門貝爾乳酪	30(1cm厚,5cm見方)	75
藻(海帶芽‧海藻類)	乾海苔	3(1片)	216
	調味海苔	3(10小片)	162
蔬(蔬菜‧水果)	胡蘿蔔(小)	100(1根)	1,455
	長蒴黃麻(水煮)	82(1/2袋)	900
	菠菜(水煮)	50(1/4把)	450
	山茼蒿(水煮)	12(1/2株)	110
肉(海鮮‧肉類)	雞肝	40(1片)	5,600
	豬肝	30(1片)	3,900
	蒲燒鰻	100(1串)	1,500
菇			
薯			

【主食】

主食	1餐份的足夠攝取量(g)	成分含量(μgRAE)
白米	150(1碗‧3單位)	0
糙米	150(1碗‧3單位)	0

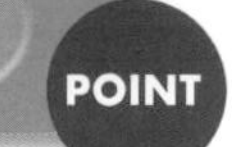

維生素D

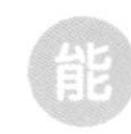

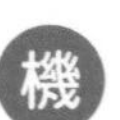

POINT

- ► 維生素D有蕈類中的D_2及動物性食品中的D_3。
- ► 照射到紫外線時可以在體內合成維生素D_3。
- ► 維生素D的活化作用可以讓骨骼及牙齒更堅固。

由小腸吸收維生素D

從食品中攝取的維生素D包括蕈類中的維生素D_2（麥角鈣化醇）及魚類、魚肝等動物性食品中的維生素D_3（膽鈣化醇）。

這2種維生素D都是在小腸被吸收，但是脂溶性的維生素D沒辦法以原本的形式溶入血液中，所以需要被小腸中形成的乳糜微粒包覆，經由淋巴管進入血液中，再被運送至全身。

此外，維生素D是可以在體內合成的。皮膚中含有維生素D_3的前驅物——7-脫氫膽固醇，碰到紫外線會轉換成維生素D_3。

轉換為活性維生素D，重新建構骨骼

被血液吸收的維生素D，經過肝臟及腎臟後會轉換為活性維生素D，開始發揮功效，在小腸中促進鈣及磷的吸收，讓鈣更容易在骨骼及牙齒中沉著（鈣化）。同時也會活化破壞骨骼的蝕骨細胞，促進骨骼重建。

活性維生素D還可以控制甲狀腺激素及副甲狀腺激素，調整血中的鈣濃度維持在一定量。

缺乏維生素D時會造成骨質疏鬆症及軟骨症，攝取過量則會引起高血鈣症及腎臟病。

考試重點名詞

維生素D
包含D_2～D_7等6個種類，但是D_4～D_7幾乎不含於食物中，效果也不強，所以通常說到維生素D都是指D_2或D_3。維生素D_1是因為搞錯才命名的，所以沒有在使用。

關鍵字

脂溶性
維生素A、D、K、E都屬於脂溶性，不溶於水中，需要經由乳糜微粒這種脂蛋白包覆才能溶入淋巴液及血液中。

筆記

軟骨症
缺乏維生素D使鈣質不容易在骨骼沉著，造成骨骼軟化的疾病。好發於孕婦等女性，同時也會伴隨著食欲不振等症狀。

維生素D的飲食攝取基準（μg／天）

年齡等	男性		女性	
	足夠量	上限量	足夠量	上限量
0～11（月）	5.0	25	5.0	25
1～11（歲）	2.0～4.5	20～60	2.0～4.5	20～60
12～49（歲）	5.5	80～100	5.5	80～100
50以上（歲）	5.5	100	5.5	100
孕婦			7.0	—
哺乳婦女			8.0	—

取自「日本人飲食攝取基準（2015年版）」（厚生勞動省）

富含維生素D的食品

※屬於副菜的食品會依口訣「豆、堅、蛋、乳、藻、蔬、肉、菇、薯」（參照P.33）分類。

分類	食品名	1餐份的足夠攝取量（g）	成分含量（μg）
豆			
堅			
蛋	皮蛋	100（1個）	3
乳			
藻			
蔬			
肉（海鮮·肉類）	鮟鱇魚肝	50（1片）	55
	剝皮魚	200（1尾）	30
	白鮭（生）	80（1片）	26
	鰈魚（水煮）	230（1小尾）	25
	秋刀魚（生）	120（1尾）	20
	鰻魚（蒲燒）	100（1串）	19
	三線磯鱸	200（1尾）	17
	沙丁魚（味醂魚乾）	20（1片）	9
	魩仔魚（半乾燥）	10（2大匙）	6
菇（香菇·蕈類）	木耳（水煮）	30（10朵）	12
	乾香菇	8（2朵）	2
薯			

【主食】

	1餐份的足夠攝取量（g）	成分含量（μg）
白米	150（1碗·3單位）	0
糙米	150（1碗·3單位）	0

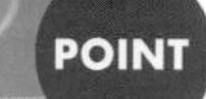

維生素E

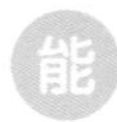

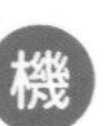

POINT
- 8種維生素E中作用功效最強的是α-生育醇。
- 被稱為「抗老化維生素」可以保護細胞及血管不受活性氧影響，具有預防老化和疾病的功效。

α-生育醇佔體內90%

維生素E又被稱為「抗老化維生素」，活性氧是造成老化的原因，維生素E能保護身體不受活性氧的影響。

天然的維生素E有α-、β-、γ-、δ-生育醇，及α-、β-、γ-、δ-生育三烯酚等8種。其中功效最強的是α-生育醇，佔了體內維生素E的約90％。「日本人飲食攝取基準（2015年版）」中的維生素E基準值也是指α-生育醇的量。

因為維生素E是脂溶性維生素，不溶於水，在體內由小腸吸收後會被親水性的乳糜微粒包覆，經由淋巴管被送至肝臟。在肝臟中，α-生育醇會優先被脂蛋白包覆，被運送至各組織中。

預防脂質氧化的維生素E

體內的維生素E存在於各種組織的細胞膜中，細胞膜及血液中的脂蛋白含有不飽和脂肪酸，可以防止氧化。這個作用可以維持細胞及血管的健康，抑制老化，預防動脈硬化。

維生素E攝取不足的話會因為細胞膜損傷，造成溶血性貧血。此外，細胞及血管會因為氧化作用而老化，進而提升癌症及動脈硬化的風險。一般飲食幾乎不需要擔心攝取過量的問題，只有使用補給品的人需要特別注意。

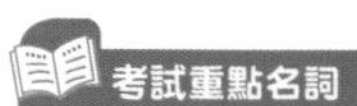

活性氧
維持生命不可或缺的氧氣受到紫外線及大氣汙染等影響會轉化成強氧化力化合物，活性氧是這類物質的總稱，例如超氧游離基及過氧化氫等。強氧化力會傷害細胞，造成老化和疾病。

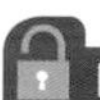
關鍵字

脂蛋白
經由淋巴液及血液將不溶於水的脂質和脂溶性維生素運送至全身的親水性粒子。有乳糜微粒、VLDL、LDL、HDL這4個種類（參照P.100）。

筆記

溶血性貧血
雖然也有先天的情況，但是缺乏維生素E而引起的溶血性貧血屬於後天性。紅血球外壁因為氧化變得容易破裂，進而造成溶血性貧血。

維生素E的飲食攝取基準（mg／天）（※1）

年齡等	男性 足夠量	男性 上限量	女性 足夠量	女性 上限量
0～11（月）	3.0～4.0	—	3.0～4.0	—
1～11（歲）	3.5～5.5	150～450	3.5	150～450
12～49（歲）	6.5～7.5	650～900	6.0	600～700
50以上（歲）	6.5	750～850	6.0	650～700
孕婦			6.5	—
哺乳婦女			7.0	—

※1 以α-生育醇計算，
不含α-生育醇以外的維生素E。

取自「日本人飲食攝取基準（2015年版）」（厚生勞動省）

富含維生素E的食品

※屬於副菜的食品會依口訣「豆、堅、蛋、乳、藻、蔬、肉、菇、薯」（參照P.33）分類。

分類	食品名	1餐份的足夠攝取量（g）	成分含量（mg）
豆			
堅（芝麻·堅果類）	葵花油	12（1大匙）	4.7
	杏仁（炸）	14（10粒）	4.1
	榛果（炸）	15（10粒）	2.9
	葵瓜子（炸）	9（1大匙）	1.1
	花生（焙炒）	9（10粒）	0.7
蛋			
乳			
藻			
蔬（蔬菜·水果）	南瓜（水煮）	75（1cm厚，3片）	3.9
	長蒴黃麻	55（1/2袋）	3.5
肉（海鮮·肉類）	鮟鱇魚肝	50（1片）	6.9
	鰻魚（蒲燒）	100（1串）	4.9
	虹鱒	75（1片）	4.7
	鹽漬鱈魚卵	60（1條）	4.3
	生筋子（醃漬帶膜鮭魚卵）	17（1大匙）	1.8
菇			
薯			

【主食】

	1餐份的足夠攝取量（g）	成分含量（μg）
白米	150（1碗·3單位）	0
糙米	150（1碗·3單位）	0

維生素E的攝取技巧

和維生素C及β-胡蘿蔔素等維生素E以外的抗氧化物一起攝取的話，有機會加強抗氧化作用。例如，用富含維生素E的葵花油和玉米油來炒含有許多維生素C及β-胡蘿蔔素的黃綠色蔬菜，作用效果就很好。記得要用沒有氧化的新油。

維生素K

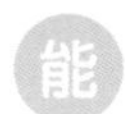

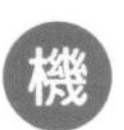

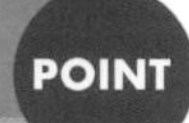

- 又稱為「止血維生素」，有凝固血液的功能。
- 協助鈣質在骨骼中沉著。
- 除了從食物中攝取外，腸道菌也能製造維生素K。

天然來源的有維生素K_1及K_2這2種

維生素K又被稱為「止血維生素」，是進行血液凝固時重要的維生素。此外，也有協助鈣質在骨骼中沉著（鈣化）的功能。

天然的維生素K有維生素K_1（葉綠基甲萘醌）及維生素K_2（甲萘醌）這2種。因為維生素K_1是由植物的葉綠體製造，所以在葉菜類中的黃綠色蔬菜及海藻中含量豐富。維生素K_2則是微生物製造的，富含於納豆及動物性食品中，腸道菌也能製造。

服用抗生素的人和新生兒需注意缺乏症

維生素K中的凝血因子──凝血酶原在肝臟中進行合成時，具有輔酶的功用，對於止血而言是不可或缺的要素。

還有，維生素K可以活化骨骼組織中造骨細胞分泌的蛋白質，協助鈣質在骨骼中沉著。因此，維生素K也被當作骨質疏鬆症的治療藥物使用。

因為腸道菌也能製造維生素K，所以成人幾乎沒有攝取不足的問題。但是，若長期服用抗生素會使腸道菌減少，導致維生素K缺乏。維生素K不足時，血液凝固的速度會變慢，骨骼也會變得脆弱。此外，由於新生兒的腸道菌數量不多，母乳中也沒有充足的維生素K，所以要特別注意攝取不足的情況。

一般飲食中不需要擔心攝取過量。

考試重點名詞

維生素K
雖然有K_1～K_7這7個種類，但是天然的維生素K只有K_1及K_2，所以一般都是指這2種。其餘種類都需要由人工合成。因為維生素K是在丹麥被發現的，所以用德文的凝固（koagulation）字首來命名。

關鍵字

凝血酶原
存在血液中，具有凝固血液的功能。在肝臟進行合成時，需要有維生素K。

筆記

造骨細胞
在骨頭表面，負責製造新骨骼的細胞。每天和蝕骨細胞一起慢慢地製造、更換骨骼。這2種細胞的平衡崩壞的話，骨骼會變脆弱，引起骨質疏鬆症。

維生素K的飲食攝取基準（μg／天）

年齡等	男性 足夠量	女性 足夠量
0～11（月）	4～7	4～7
1～11（歲）	60～120	60～120
12～49（歲）	150～160	150～160
50以上（歲）	150	150
孕婦（附加量）		150
哺乳婦女（附加量）		150

取自「日本人飲食攝取基準（2015年版）」（厚生勞動省）

富含維生素K的食品

※屬於副菜的食品會依口訣「豆、堅、蛋、乳、藻、蔬、肉、菇、薯」（參照P.33）分類。

分類	食品名	1餐份的足夠攝取量（g）	成分含量（μg）
豆（豆類‧豆製品）	碎粒納豆	50（1盒）	650
堅			
蛋			
乳			
藻（海帶芽‧海藻類）	碎海帶芽	5（1袋）	80
	乾燥鹿尾菜	8（2大匙）	26
	調味海苔	3（10小片）	20
蔬（蔬菜‧水果）	長蒴黃麻	55（1/2袋）	352
	無翅豬毛菜	45（1/2盒）	160
	波菜（水煮）	50（1/4把）	160
	山茼蒿	24（1株）	110
	小松菜	44（1株）	90
	芹菜	5（1根）	43
	紫蘇	5（5片）	35
	羅勒	7（1根）	26
肉			
菇			
薯			

【主食】

	1餐份的足夠攝取量（g）	成分含有量（μg）
白米	150（1碗‧3單位）	0
糙米	150（1碗‧3單位）	0

維生素K與華法林的相互作用

預防及治療血栓時使用的華法林（Warfarin，抗凝血藥物）是種讓血液不容易凝固的藥。服用此種藥物的患者若大量攝取維生素K，會因為凝血作用導致血栓形成。特別是納豆，1盒（50g）就含有約650μg維生素K，而且納豆菌在腸內也會製造維生素K，需特別注意攝取量。

維生素B_1

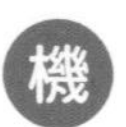

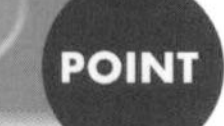

- 從醣類產生能量的過程中必要的輔酶。
- 攝取不足會造成能量生產停滯，產生倦怠感及食欲不振。
- 慢性攝取不足會使精神不穩定及運動神經功能下降。

讓糖解作用及檸檬酸循環發揮功效的輔酶

維生素B_1是醣類製造能量時不可或缺的營養素。

醣類藉由糖解作用被分解成葡萄糖時會產生能量，再被分解成丙酮酸。接著，丙酮酸會被轉換成乙醯輔酶A，進入檸檬酸循環，產生更多能量，最後才被分解成二氧化碳及水。維生素B_1就是在這個過程中的各處發揮輔酶的功效。

維生素B_1攝取不足有可能致死

維生素B_1攝取不足時，丙酮酸就不會轉換成乙醯輔酶A，而是變成乳酸這種疲勞物質，並且堆積在細胞內。沒有乙醯輔酶A的話，檸檬酸循環的能量生產也會停滯，造成能量不足的情況。能量不足時會出現肌肉疲勞、倦怠感及食欲不振等症狀。若是一直維持在慢性攝取不足的狀態，會影響腦部及神經系統的訊號傳遞，造成集中力下降、焦慮、不安及運動神經功能下降。

最具代表性的缺乏症為腳氣病及韋尼克氏腦病變。腳氣病有腱反射下降、浮腫、麻痺等症狀，置之不理的話可能會導致心臟衰竭而死。韋尼克氏腦病變是因為中樞神經受損而產生的眼球運動麻痺及意識障礙等症狀。

另外，因為維生素B_1屬於水溶性，不會儲存在體內，所以不需要擔心過多症的問題。

考試重點名詞

維生素B_1
別名為硫胺。1910年被日本的鈴木梅太郎發現時是命名為嚍胺（oryzanin），但是因為論文發表得晚，波蘭的芬克命名的維生素（vitamine）就成了正式名稱。

關鍵字

乙醯輔酶A
由葡萄糖分解出來的丙酮酸藉由維生素B_1製造的輔酶轉換而成的化合物。進入檸檬酸循環後可以產生能量。

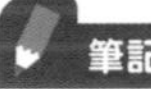

筆記

腳氣病
江戶時代到昭和初期因為改吃白米造成多數人死亡，是當時的國民病。隨著維生素的研究進展至今，已經可以預防及早期發現，透過飲食療法和醫藥品進行早期治療。

維生素B_1的飲食攝取基準（mg／天）（※1）

年齡等	男性			女性		
	估計平均需要量（※2）	建議量	足夠量	估計平均需要量（※2）	建議量	足夠量
0～11（月）	—	—	0.1～0.2	—	—	0.1～0.2
1～11（歲）	0.4～1.0	0.5～1.2	—	0.4～0.9	0.5～1.1	—
12～49（歲）	1.2～1.3	1.4～1.5	—	0.9～1.1	1.1～1.3	—
50以上（歲）	1.0～1.1	1.2～1.3	—	0.8～0.9	0.9～1.0	—
孕婦（附加量）				+0.2	+0.2	—
哺乳婦女（附加量）				+0.2	+0.2	—

取自「日本人飲食攝取基準（2015年版）」（厚生勞動省）

※1 以身體活動等級II的估計熱量需求量計算。
※2 估計平均需要量的計算標準並不是預防缺乏維生素B_1造成的腳氣病所需最小必要量，而是以尿液中維生素B_1排泄量開始增加時的攝取量（體內飽和量）推算出來的。

富含維生素B_1的食品

※屬於副菜的食品會依口訣「豆、堅、蛋、乳、藻、蔬、肉、菇、薯」（參照P.33）分類。

分類	食品名	1餐份的足夠攝取量（g）	成分含量（mg）
豆（豆類·豆製品）	豆腐（嫩）	100（1/3塊）	0.1
	黃豆（乾）	10（1大匙）	0.09
	黃豆粉	7（1大匙）	0.05
堅			
蛋			
乳			
藻（海帶芽·海藻類）	青海苔	1（1小匙）	0.01
蔬			
肉（海鮮·肉類）	豬里肌肉	100	0.77
	鰻魚（蒲燒）	100（1串）	0.75
	鱈魚卵（生）	60（1條）	0.43
	豬絞肉	50	0.31
	火腿	20（1薄片）	0.18
	鴨肉	40（1薄片）	0.16
	牛心	30（1片）	0.13
	豬肩肉培根	20（1片）	0.12
菇			
薯			

【主食】	1餐份的足夠攝取量（g）	成分含量（mg）
白米	150（1碗·3單位）	0.03
糙米	150（1碗，3單位）	0.21

維生素B_1的攝取技巧

維生素B_1和含有大蒜素的大蒜、蔥、韭菜等材料一起調理，產生臭氣的大蒜素會和維生素B_1（硫胺）結合轉變成蒜硫胺素，提高吸收效率。

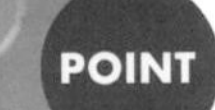

維生素B_2

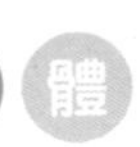
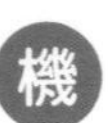

POINT

- 使三大營養素的能量代謝保持流暢。
- 合成蛋白質，使皮膚及黏膜維持在正常狀態。
- 去除活性氧，有助於抑制老化及預防生活習慣病。

合成蛋白質的「發育維生素」

維生素B_2是三大營養素進行能量代謝的輔酶，可讓能量製造的過程能保持流暢。特別是脂質的代謝，維生素B_2是脂肪酸轉換成乙醯輔酶A時必要的輔酶，攝取不足的話，由脂質生產能量的作用會停滯。此外，它和蛋白質的代謝及合成也有關係，因為具有讓皮膚及黏膜維持在正常狀態的功效，所以對於美容和小孩的成長都是種不能缺少的維生素。因為有「發育維生素」這個別名，所以當初發現時又被稱為維生素G（growth）。

協助去除活性氧

穀胱甘肽還原酶可以去除活性氧，而維生素B_2的功能是它的輔酶。活性氧會傷害細胞膜，加速老化。維生素B_2就是透過協助穀胱甘肽還原酶達到抑制老化的功效，藉此預防由動脈硬化開始的生活習慣病。

運動員和飲酒人士可以多多攝取

愈需要能量的人，對維生素B_2的需求就愈高，也愈容易有攝取不足的情況。從事激烈運動的人、攝取大量醣類、酒精類的人都要注意，多多攝取維生素B_2。

缺乏維生素B_2會造成皮膚粗糙、頭髮毛糙、口內炎等情況。此外，因為眼睛黏膜變脆弱，還會造成眼睛疲勞。至於攝取過量的問題，幾乎無須擔心。

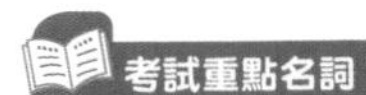

考試重點名詞

維生素B_2
別名為核黃素，是種含有黃色色素的水溶性維生素，攝取過多時會由尿液排出，不需要擔心過多症的問題。

關鍵字

穀胱甘肽還原酶
穀胱甘肽及穀胱甘肽過氧化物酶會分解細胞被氧化的過氧化脂質，而穀胱甘肽還原酶就是協助進行分解作用的酵素，它會和維生素B_2一起分解過氧化脂質。

筆記

發育維生素
慢性缺乏維生素B_2會造成發育不良，因此充分攝取對成長期的孩子和孕婦來說非常重要。

維生素B_2的飲食攝取基準（mg／天）（※1）

年齡等	男性			女性		
	估計平均需要量（※2）	建議量	足夠量	估計平均需要量（※2）	建議量	足夠量
0～11（月）	—	—	0.3～0.4	—	—	0.3～0.4
1～11（歲）	0.5～1.1	0.6～1.4	—	0.5～1.1	0.5～1.3	—
12～49（歲）	1.3	1.6	—	1.0～1.2	1.2～1.4	—
50～69（歲）	1.2	1.5	—	1.0	1.1	—
70 以上（歲）	1.1	1.3	—	0.9	1.1	—
孕婦（附加量）				+0.2	+0.3	—
哺乳婦女（附加量）				+0.5	+0.6	—

取自「日本人飲食攝取基準（2015年版）」（厚生勞動省）

※1 以身體活動等級II的估計熱量需求量計算。
※2 不是以預防維生素B_2缺乏症如唇炎、口角炎、舌炎等皮膚炎所需最小必要量計算的數值，而是以尿液中維生素B_2排泄量開始增加時的攝取量（體內飽和量）推算出來的。

富含維生素B_2的食品

※屬於副菜的食品會依口訣「豆、堅、蛋、乳、藻、蔬、肉、菇、薯」（參照P.33）分類。

分類	食品名	1餐份的足夠攝取量（g）	成分含量（mg）
豆（豆類·豆製品）	納豆	50（1盒）	0.28
	黃豆（乾）	10（1大匙）	0.09
	黃豆粉	7（1大匙）	0.05
堅			
蛋			
乳			
藻（海帶芽·海藻類）	烤海苔、調味海苔	3（10小片）	0.07
蔬			
肉（海鮮·肉類）	牛肝	30（1片）	1.20
	豬肝	30（1片）	1.08
	鰻魚（蒲燒）	100（1串）	0.74
	雞肝	40（1片）	0.72
	牛心	30（1片）	0.27
	豬心	30（1片）	0.19
菇			
薯			

【主食】	1餐份的足夠攝取量（g）	成分含量（mg）
白米	150（1碗·3單位）	0.01
糙米	150（1碗·3單位）	0.03

維生素B_2的攝取技巧

進行能量代謝時，除了維生素B_2，還有維生素B_1、菸鹼素、泛酸、生物素等維生素一起協助。攝取時如果能一併食用其他維生素就能提升效果。不要只用單一食材，建議嘗試燉煮或拌炒等一道菜中含有各種食材的料理方式。

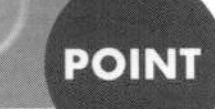

菸鹼素

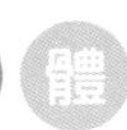
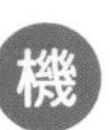

POINT
- 以菸鹼酸及菸鹼醯胺的形式攝入，具輔酶功能。
- 體內的色胺酸（胺基酸的一種）也能製造出菸鹼素。
- 協助三大營養素產生能量及分解酒精。

為500種以上酵素的輔酶

菸鹼素是菸鹼酸及菸鹼醯胺的總稱，菸鹼酸的來源是植物性食品，菸鹼醯胺則是來自動物性食品。菸鹼酸在肝臟被轉換成菸鹼醯胺之後，就會以菸鹼醯胺的形式存在於體內。

菸鹼醯胺會再轉換成NAD及NADP這2種輔酶，在三大營養素被製成能量的過程中，協助各式各樣的酵素進行作用。

菸鹼素的輔酶是酒精代謝時不可或缺的要素。酒精在肝臟會藉由乙醇脫氫酶被分解成乙醛。這就是造成我們頭痛、想吐等宿醉反應的物質。接著，乙醛脫氫酶會再將乙醛分解成無害的醋酸。菸鹼素輔酶的功效就是這樣協助各式各樣的酵素進行作用。

此外，它還能協助負責去除體內活性氧的酵素，對於預防老化及生活習慣病來說也是不能少的營養素。需要菸鹼素做為輔酶的酵素有500種以上，體內必要的酵素就佔了其中約20％。

色胺酸也能合成出菸鹼素

菸鹼素可以由色胺酸這種必需胺基酸合成出來，轉換率為60分之1，計算食品中的菸鹼素當量就是用這個轉換率計算出來的。

一般的飲食生活中不需要擔心缺乏症或是過多症，較為人所知的缺乏症為癩皮病。

考試重點名詞

菸鹼素
最開始發現時，被命名為維生素B_3，化學名為菸鹼酸（nicotinic acid），而它的誘導物質稱為菸鹼醯胺，這些物質的總稱為「菸鹼素（niacin）」。稱為菸鹼素是為了和尼古丁（nicotine）這種有害物質做出區別。

關鍵字

菸鹼素當量
計算食品中菸鹼素當量時須考慮到轉換率，將色胺酸乘以60分之1就能求出菸鹼素當量。

菸鹼素的飲食攝取基準（mgNE／天）（※1）

年齡等	男性 估計平均需要量	男性 建議量	男性 足夠量	男性 上限量（※2）	女性 估計平均需要量（※2）	女性 建議量	女性 足夠量	女性 上限量（※2）
0～11（月）	—	—	2～3	—	—	—	2～3	—
1～11（歲）	5～11	5～13	—	60（15）～200（45）	4～10	5～12	—	60（15）～200（45）
12～17（歲）	12～14	15～16	—	250（60）～300（75）	11～12	13～14	—	250（60）～250（65）
18～69（歲）	12～13	14～15	—	300（80）～350（85）	9～10	11～12	—	250（65）
70以上（歲）	11	13	—	300（75）	8	10	—	250（60）
孕婦（附加量）					—	—	—	—
哺乳婦女（附加量）					+3	+3	—	—

NE＝菸鹼素當量＝菸鹼素＋1/60色胺酸。

取自「日本人飲食攝取基準（2015年版）」（厚生勞動省）

※1 以身體活動等級II的估計熱量需求量計算。

※2 菸鹼醯胺的mg量，( )內為菸鹼酸的mg量。利用參考體重計算得出的數值。

富含菸鹼素的食品

※屬於副菜的食品會依口訣「豆、堅、蛋、乳、藻、蔬、肉、菇、薯」（參照P.33）分類。

分類	食品名	1餐份的足夠攝取量（g）	成分含量（mg）
豆			
堅（芝麻·堅果類）	葵瓜子（炸）	9（1大匙）	0.6
	花生（焙炒）	9（10粒）	0.1
蛋	蛋	60（1個）	0.1
乳			
藻			
蔬			
肉（海鮮·肉類）	鱈魚卵（生）	60（1條）	29.7
	鰹魚（生）	100	19.0
	長鰭鮪魚	75（5片）	15.6
	豬肝	30（1片）	4.2
	沙丁魚（魚乾）	20（1尾）	2.7
	叉燒肉	15（1片）	2.0
	柴魚片	5（1袋）	1.9
菇（香菇·蕈類）	舞菇	30（1/3包）	2.7
	金針菇	30（1/3包）	2.5
薯			

【主食】

主食	1餐份的足夠攝取量（g）	成分含量（mg）
白米	150（1碗·3單位）	0.3
糙米	150（1碗·3單位）	3.8

NAD的酒精分解作用

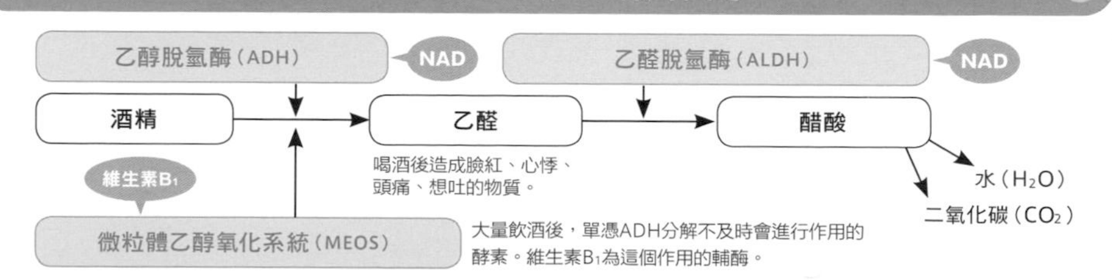

維生素

維生素B_6

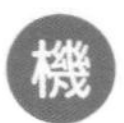

POINT
- ► 分解及合成蛋白質、能量代謝時必要的輔酶。
- ► 和神經傳導物質的合成作用相關。
- ► 腸道菌也能合成出維生素B_6。

蛋白質代謝不可或缺的輔酶

食物中含有的蛋白質被分解成胺基酸後，為了製造皮膚及肌肉等身體的各個組織會再重新合成。對於負責協助進行分解和合成酵素來說，維生素B_6是種必要的輔酶。從胺基酸製造能量的過程中也會使用到維生素B_6，需要攝取愈多蛋白質的人，就愈需要維生素B_6。

胺基酸還會被合成為多巴胺、腎上腺素、血清素及GABA（γ-氨基丁酸）等神經傳導物質，若維生素B_6攝取不足，自律神經及激素平衡會崩解，造成失調的情況。而且，GABA具有抑制神經興奮的功能，若維生素B_6攝取不足會造成中樞神經異常興奮而引發痙攣。

女性在月經前的排卵期時，名為雌激素的激素會促進胺基酸代謝，使血液中的維生素B_6大幅減少。月經前會覺得焦躁、倦怠、食欲不振等，就是因為缺少維生素B_6。

維生素B_6的缺乏症及過多症

因為維生素B_6可以由腸道菌製造，通常不太會有攝取不足的問題。不過，長期服用抗生素的病人及月經前的女性就需要注意。維生素B_6缺乏除了造成皮膚炎、口內炎、貧血、食欲不振等問題，還有可能會引發神經系統失調。至於攝取過量就幾乎不需要擔心。

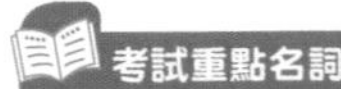

維生素B_6
別名為吡哆醇，被發現是可以預防皮膚炎的物質。對蛋白質的代謝來說十分重要，因此飲食攝取基準的建議攝取量是以蛋白質為基準計算出來的。

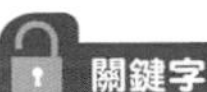

腸道菌
除了維生素B_6，還能合成出維生素K、維生素B_1、B_2、B_{12}、葉酸、泛酸、生物素等物質。

筆記

排卵期的不適
多數女性會在排卵期間的3～10天左右感受到各種精神及身體上的不適，稱為經前症候群（PMS），研究報告顯示服用維生素B_6可以減輕症狀。

維生素B6的飲食攝取基準（mg／天）（※1）

年齡等	男性 估計平均需要量	男性 建議量	男性 足夠量	男性 上限量（※2）	女性 估計平均需要量	女性 建議量	女性 足夠量	女性 上限量（※2）
0～11（月）	—	—	0.2～0.3	—	—	—	0.2～0.3	—
1～11（歲）	0.4～1.0	0.5～1.2	—	10～30	0.4～1.0	0.5～1.2	—	10～30
12～49（歲）	1.2	1.4～1.5	—	40～60	1.0～1.1	1.2～1.3	—	40～45
50以上（歲）	1.2	1.4	—	50～55	1.0	1.2	—	40～45
孕婦（附加量）					+0.2	+0.2	—	—
哺乳婦女（附加量）					+0.3	+0.3	—	—

※1 以蛋白質飲食攝取基準的建議量計算（孕婦及哺乳婦女的附加量除外）。
※2 不是飲食來源的維生素B6的量，而是指吡哆醇的量。

取自「日本人飲食攝取基準（2015年版）」（厚生勞動省）

富含維生素B6的食品

※屬於副菜的食品會依口訣「豆、堅、蛋、乳、藻、蔬、肉、菇、薯」（參照P.33）分類。

分類	食品名	1餐份的足夠攝取量（g）	成分含量（mg）
豆（豆類·豆製品）	黃豆粉	7（1大匙）	0.04
堅（芝麻·堅果類）	葵瓜子（炸）	9（1大匙）	0.11
	開心果（焙炒）	8（10粒）	0.05
蛋			
乳			
藻（海帶芽·海藻類）	烤海苔、調味海苔	3（10小片）	0.07
蔬（蔬菜·水果）	大蒜	6（1瓣）	0.09
肉（海鮮·肉類）	牛肝	40（1片）	0.36
	鰹魚（生）	100	0.76
	長鰭鮪魚	75（5片）	0.7
	鹿肉（瘦肉）	100	0.54
	白鮭（生）	80（1片）	0.51
	牛肝	40（1片）	0.36
	雞絞肉	50	0.34
	豬肝	30（1片）	0.17
菇			
薯（薯類）	炸薯條	43（5根）	0.15

【主食】

食品名	1餐份的足夠攝取量（g）	成分含量（mg）
白米	150（1碗·3單位）	0.03
糙米	150（1碗·3單位）	0.27

維生素B6的攝取技巧

維生素B6除了肉類及魚類等動物性食品，也存在於豆類及蔬菜等植物性食品中。考慮到體內的利用效率，建議由動物性食品中攝取。還有，體內的維生素B6轉換成輔酶時需要維生素B2。所以要記住，維生素B6不足時，要連同B2一起攝取。

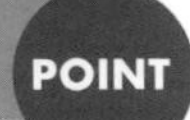

維生素B12

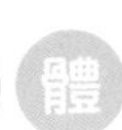

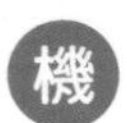

POINT
- ► 做為輔酶，協助合成蛋白質及製造能量。
- ► 合成細胞分裂時必要的核酸，協助造血作用。
- ► 具有維持及改善中樞神經機能的功用。

多含於動物性食品中，是體內的輔酶

維生素B_{12}的成分中還有鈷這種礦物質，所以又被稱為鈷胺素。在肝臟及海鮮類等動物性食品中含量豐富，植物性食品中幾乎沒有。

維生素B_{12}在體內會轉變成腺苷鈷胺素及甲鈷胺，發揮輔酶的作用。

輔酶的功用及缺乏症

輔酶會和葉酸一起參與胺基酸的代謝，有助於合成蛋白質及製造能量。還有，維生素B_{12}及葉酸和核酸的合成也有相關。核酸是細胞分裂的必要成分，有助於合成紅血球、製造脊髓及腸胃黏膜等組織。因為紅血球都是由骨髓製造的，若維生素B_{12}或葉酸不足的話會造成紅血球生產停滯，成為惡性貧血（巨紅血球貧血）發病的原因。

此外，維生素B_{12}除了能讓腦部和脊髓構成的中樞神經機能維持正常，也有改善機能的功效。還有因為服用維生素B_{12}使睡眠障礙得到改善的案例。

若不是極度偏食的話，一般不太容易有攝取不足的問題。只有高齡者和切除胃部的人，因為維生素B_{12}的吸收比較不好，需要特別注意。惡性貧血會出現全身疲勞、暈眩、心悸、食欲不振等症狀。

至於攝取過量則無須擔心。

考試重點名詞

維生素B_{12}
別名為鈷胺素，是在治療貧血的研究中被發現的。分子中含有微量的鈷，鈷會和維生素B_{12}一起儲藏在肝臟，參與各種酵素的活化過程。

關鍵字

腺苷鈷胺素
甲鈷胺
維生素B_{12}的輔酶。維生素B_{12}被攝取後會和胃中的糖蛋白（內因子）結合，由小腸吸收，接著被運送到肝臟，轉化為輔酶。

筆記

惡性貧血
（巨紅血球貧血）
過去因為原因不明而沒有治療方法，是可能致死的疾病。現在只要服用維生素B_{12}或葉酸就有治療的可能。

維生素B_{12}的飲食攝取基準（μg／天）

年齡等	男性			女性		
	估計平均需要量	建議量	足夠量	估計平均需要量	建議量	足夠量
0～11（月）	—	—	0.4～0.5	—	—	0.4～0.5
1～11（歲）	0.7～1.5	0.9	—	0.7～1.5	0.9～1.8	—
12～49（歲）	1.9～2.1	2.3～2.5	—	1.9～2.1	2.3～2.5	—
50以上（歲）	2.0	2.4	—	2.0	2.4	—
孕婦（附加量）				+0.3	+0.4	—
哺乳婦女（附加量）				+0.7	+0.8	—

取自「日本人飲食攝取基準（2015年版）」（厚生勞動省）

富含維生素B_{12}的食品

※屬於副菜的食品會依口訣「豆、堅、蛋、乳、藻、蔬、肉、菇、薯」（參照P.33）分類。

分類	食品名	1餐份的足夠攝取量（g）	成分含量（μg）
豆			
堅			
蛋			
乳			
藻（海帶芽·海藻類）	烤海苔、調味海苔	3（10小片）	1.7
	青海苔	1（1小匙）	0.3
蔬			
肉（海鮮·肉類）	牛肝	40（1片）	21.1
	鮟鱇魚肝	50（1片）	19.6
	秋刀魚	150（1尾）	18.6
	雞肝	40（1片）	17.8
	花蛤	80（10個）	16.8
	赤貝	100（1個）	14.8
	帆立貝	200（1個）	11.4
	鱈魚卵（生）	60（1條）	10.9
	生筋子	17（1大匙）	9.2
	真鯖	80（1片）	8.5
	蜆	30（10個）	5.0
菇			
薯			

【主食】

	1餐份的足夠攝取量（g）	成分含量（μg）
白米	150（1碗·3單位）	0
糙米	150（1碗·3單位）	0

維生素B_{12}的攝取技巧

維生素B_{12}多含於動物性食品中，因此素食者的缺乏症風險較高。在植物性食品中，青海苔及岩海苔與其他植物性食品相較之下含量較多。此外，大豆發酵食品中也含有少量維生素B_{12}，建議盡可能地多加攝取。維生素B_{12}和含葉酸的食品搭配攝取可以有效地預防惡性貧血。

維生素

葉酸

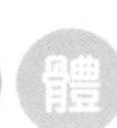

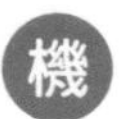

POINT
- 和維生素B_{12}一樣是形成紅血球不可或缺的要素。
- 和胺基酸的代謝相關，可以預防動脈硬化。
- 懷孕初期的孕婦需特別注意葉酸不足的問題。

和維生素B_{12}一起協助造血作用

葉酸是維生素B群的夥伴，在全部的蔬菜及海藻類等植物性食品中含量豐富，動物性食品中則是肝臟含量較多。它在體內會轉化成名為四氫葉酸的輔酶。

葉酸又被稱為「造血維生素」，和維生素B_{12}一樣，與紅血球的形成有關。兩者若有不足的情況，都會提高惡性貧血（巨紅血球貧血）的發病風險。此外，維生素B_{12}及必需胺基酸甲硫胺酸在轉換為含硫胺基酸——同半胱胺酸，再被合成為甲硫胺酸的過程中，葉酸也是必要的物質。葉酸不足的話就無法合成甲硫胺酸，使血管內的同半胱胺酸增加，造成動脈硬化及動脈血栓。

葉酸的缺乏症及過多症

葉酸不足時容易引發口內炎及胃潰瘍等病症。尤其是懷孕初期的女性需要特別注意。葉酸是合成核酸的必要物質，透過核酸製造的DNA遺傳因子訊息可以協助細胞分裂及增殖。特別是懷孕初期細胞會不斷地分裂，對胎兒的成長來說是個重要的時期，所以葉酸的需要量也會增加。葉酸不足的話會增加胎兒罹患神經管閉鎖不全這種先天疾病的風險，因此，日本厚生勞動省對所有可能懷孕的女性發出通知，建議在飲食之外也要多攝取葉酸。

至於過多症，在一般飲食中都不需要擔心。不過，若是大量攝取補給品之類的話，有可能會引發如發熱及蕁麻疹等葉酸過敏症的症狀。

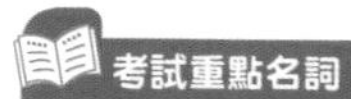

葉酸
別名為蝶酸單麩胺酸，是在惡性貧血的預防因子研究中被發現的。1941年時發現菠菜也含有這種預防因子，因此被命名為「葉酸」。

葉酸的缺乏症
除了孕婦之外，只要維持均衡飲食就不需要擔心。不過大量飲酒的人及使用口服避孕藥的人會比較不容易吸收葉酸，需要特別注意。

神經管閉鎖不全
因為胎兒發育不全而引發的腦部及脊髓異常疾病。懷孕初期葉酸攝取不足會提高發病的風險。為了降低風險，日本厚生勞動省在2000年時對所有可能懷孕的女性發出通知，建議每天藉由補給品等方式攝取400μg葉酸。

葉酸的飲食攝取基準（μg／天）（※1）

年齡等	男性				女性			
	估計平均需要量	建議量	足夠量	上限量（※2）	估計平均需要量	建議量	足夠量	上限量（※2）
0～11（月）	—	—	40～60	—	—	—	40～60	—
1～11（歲）	70～150	90～180	—	200～700	70～150	90～180	—	200～700
12～49（歲）	190～200	230～240	—	900～1000	190～200	230～240	—	900～1000
50以上（歲）	200	240	—	900～1000	200	240	—	900～1000
孕婦（附加量）					+200	+240	—	—
哺乳婦女（附加量）					+80	+100	—	—

※1 有計畫懷孕或是有懷孕可能的女性，為了降低胎兒神經管閉鎖不全的風險，建議攝取附加量400μg/天的蝶酸單麩胺酸。

※2 補給品或強化食品中含有的蝶酸單麩胺酸的量。

取自「日本人飲食攝取基準（2015年版）」（厚生勞動省）

富含葉酸的食品

※屬於副菜的食品會依口訣「豆、堅、蛋、乳、藻、蔬、肉、菇、薯」（參照P.33）分類。

分類	食品名	1餐份的足夠攝取量（g）	成分含量（μg）
豆（豆類·豆製品）	納豆	50（1盒）	60
	鷹嘴豆（水煮）	14（1大匙）	15
堅（芝麻·堅果類）	葵瓜子（炸）	9（1大匙）	25
蛋	蛋黃	18（1個份）	25
乳			
藻（海帶芽·海藻類）	岩海苔	10（1片）	150
	烤海苔	3（10小片）	57
蔬（蔬菜·水果）	羽衣甘藍	200（1片）	233
	青花菜	100（5小朵）	210
	蘆筍（水煮）	100（5根）	170
	球芽甘藍（水煮）	50（5個）	110
肉（海鮮·肉類）	雞肝	40（1片）	520
	牛肝	40（1片）	1000
	豬肝	30（1片）	800
菇			
薯			

【主食】	1餐份的足夠攝取量（g）	成分含有量（μg）
白米	150（1碗·3單位）	4
糙米	150（1碗·3單位）	13

甲硫胺酸的代謝及葉酸

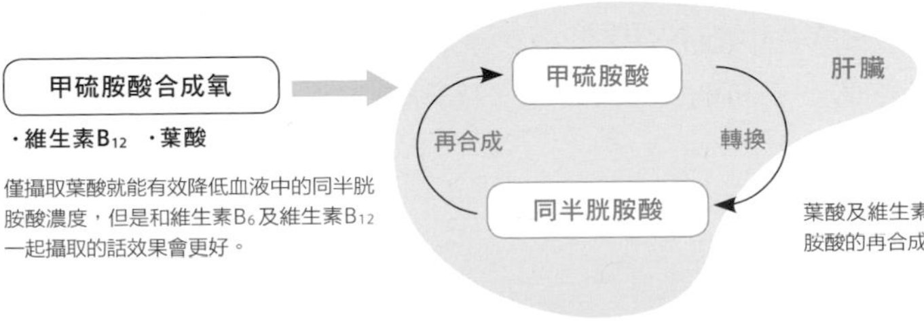

甲硫胺酸合成氧

·維生素B12　·葉酸

僅攝取葉酸就能有效降低血液中的同半胱胺酸濃度，但是和維生素B6及維生素B12一起攝取的話效果會更好。

甲硫胺酸的代謝是在肝臟中進行的。

葉酸及維生素B12都會協助甲硫胺酸的再合成作用。

生物素

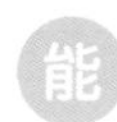

POINT

- 發揮輔酶功能，讓醣類的再生更順暢。
- 協助胺基酸代謝，保持皮膚、毛髮等身體組織的健康。
- 嬰幼兒容易有缺乏生物素的問題，需特別注意。

生物素和疲勞及肌肉痠痛的預防相關

生物素除了從飲食中攝取之外，也能由腸道菌合成。它在體內會成為羧化酶這種酵素的輔酶，參與醣類的再生（糖質新生）及胺基酸的代謝等作用。醣類的再生（糖質新生）是將葡萄糖製造能量時產生的乳酸在肝臟重新合成為葡萄糖的機制。生物素是這個再合成過程中必要的物質，少了它就無法進行乳酸代謝，容易發生疲勞及肌肉痠痛的情況。

生物素的缺乏症及過多症

胺基酸代謝對維持皮膚、黏膜及毛髮等組織的健康是不可或缺的要素，若缺乏生物素會造成代謝停滯，出現皮膚粗糙、口內炎及毛髮脫落等症狀。生物素不足也是造成嬰幼兒異位性皮膚炎的原因之一，由於生物素在嬰幼兒的腸道內合成量較少，吸收率也低，所以治療時會使用生物素。

飲食生活均衡的話就不太需要擔心生物素缺乏症。不過，蛋白中含有一種名為親和素的蛋白質，會和腸道內的生物素結合，妨礙腸道吸收生物素，導致生物素攝取不足，引發皮膚炎。這種缺乏症又稱為蛋白障礙，吃太多生蛋就有可能會引發症狀，需特別注意。除此之外，幾乎沒有報告顯示過多症的相關問題。

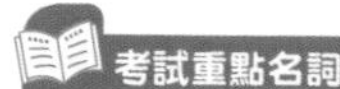

生物素
1931年被發現是皮膚炎的預防因子，並且被命名為維生素H。確定和之後被發現的生物素是同一種物質後，就將化學名定為生物素。具有維持皮膚及黏膜健康的作用。

關鍵字

羧化酶
以生物素為輔酶的酵素，包含和醣類代謝相關的丙酮酸羧化酶等4個種類。這些物質統稱為生物素酶。

筆記

蛋白障礙
蛋白中的親和素和生物素的結合性強，會阻礙吸收，但是加熱過後會因為性質改變而無法結合，故要預防生物素不足。

生物素的飲食攝取基準（μg／天）

年齡等	男性 足夠量	女性 足夠量
0～11（月）	4～10	4～10
1～11（歲）	20～35	20～35
12～49（歲）	50	50
50～70以上（歲）	50	50
孕婦		50
哺乳婦女		50

取自「日本人飲食攝取基準（2015年版）」（厚生勞動省）

富含生物素的食品

※屬於副菜的食品會依口訣「豆、堅、蛋、乳、藻、蔬、肉、菇、薯」（參照P.33）分類。

分類	食品名	1餐份的足夠攝取量（g）	成分含量（μg）
豆（豆類・豆製品）	納豆	50（1盒）	9.1
堅（芝麻・堅果類）	杏仁（炸）	14（10粒）	9
	葵瓜子（炸）	9（1大匙）	8
	奶油花生	8（10粒）	7.6
蛋	蛋	60（1個）	15
乳			
藻（海帶芽・海藻類）	烤海苔	3（10小片）	1.4
蔬			
肉（海鮮・肉類）	雞肝	40（1片）	93
	牛肝	40（1片）	30
	豬肝	30（1片）	24
	鰈魚	100（1片）	24
	花蛤	80（10個）	18
	鱈魚卵（生）	60（1條）	11
菇			
薯			

【主食】

	1餐份的足夠攝取量（g）	成分含量（μg）
白米	150（1碗・3單位）	0.6
糙米	150（1碗・3單位）	3.3

醣類的再生（糖質新生）及生物素

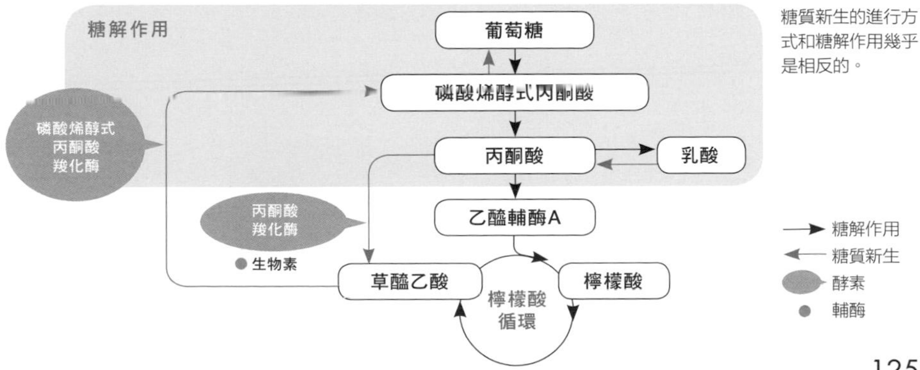

糖質新生的進行方式和糖解作用幾乎是相反的。

維生素

泛酸

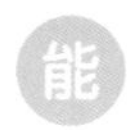
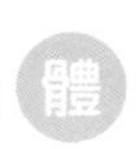

POINT

- 以輔酶A（CoA）構成成分的形式在體內作用。
- 協助維生素C作用，維護皮膚的健康。
- 和腎上腺皮質激素的合成相關，可以提升抗壓性。

140種以上酵素的輔酶

泛酸存在於各式各樣的食品中，是種容易被吸收的維生素。屬於輔酶A（CoA）的構成成分，廣泛地存在於體內，是140種以上酵素的輔酶。

泛酸對三大營養素的能量代謝來說很重要，例如，在醣類代謝過程中，丙酮酸轉換為乙醯輔酶A時做為丙酮酸脫氫酶的輔酶。還有，在脂質代謝中做為脂肪酸轉換為醯基輔酶A時的酵素構成物質，協助代謝。

此外，泛酸會協助膠原蛋白生成時不能缺少的維生素C進行作用，提升新陳代謝，維護肌膚的健康。被稱為泛醇的藥物，在治療皮膚發炎及燙傷時也會使用。泛醇是泛酸的前驅物，會在體內變成泛酸的成分。

泛酸的缺乏症及過多症

泛酸和腎上腺皮質激素的合成作用相關，可以提升對壓力的抵抗力。因此，若是體內泛酸不足，會出現焦慮及倦怠感等症狀。泛酸不僅存在於各種食品中，在腸道內也能合成，所以只要謹記維持均衡飲食就不需要擔心缺乏症的問題。因為泛酸屬於水溶性維生素，超過需要量就會透過尿液等排出，目前也沒有因為攝取過量而危害健康的病例。

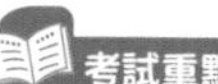

考試重點名詞

泛酸

泛酸（pantothenic acid）的字首panto在希臘文中是「各處」的意思。如同這個名稱，泛酸存在於各種食品中，腸道菌也能合成出泛酸。從前又稱為維生素B_5。

關鍵字

輔酶A（CoA）

英文為Coenzyme A，是泛酸構成成分的輔酶。和醣類及脂質的代謝相關，多以乙醯輔酶A及醯基輔酶A的形式存在於體內。

腎上腺皮質激素

腎上腺皮質分泌的激素總稱。和免疫反應、血糖值上升、水分和礦物質的代謝等各種生理作用相關。

泛酸的飲食攝取基準（mg／天）

年齡等	男性 足夠量	女性 足夠量
0～11（月）	3～4	3～4
1～11（歲）	3～6	3～6
12～49（歲）	5～7	4～6
50以上（歲）	5	5
孕婦		5
哺乳婦女		5

取自「日本人飲食攝取基準（2015年版）」（厚生勞動省）

富含泛酸的食品

※屬於副菜的食品會依口訣「豆、堅、蛋、乳、藻、蔬、肉、菇、薯」（參照P.33）分類。

分類	食品名	1餐份的足夠攝取量（g）	成分含量（mg）
豆（豆類·豆製品）	碎粒納豆	50（1盒）	2.14
	納豆	25（10個）	0.39
堅（芝麻·堅果類）	花生（焙炒）	9（10粒）	8
蛋	蛋黃	18（1個份）	0.78
乳（牛奶·乳製品）	牛奶	210（1杯）	1.13
藻			
蔬			
肉（海鮮·肉類）	雞肝	40（1片）	4.4
	抱卵鰈魚	130（1片）	3.1
	牛肝	40（1片）	2.56
	豬肝	30（1片）	2.16
	鱈魚卵（生）	60（1條）	2.21
	蒲燒鰻	100（1串）	1.29
菇（香菇·蕈類）	乾香菇	8（2朵）	0.48
薯			

【主食】

主食	1餐份的足夠攝取量（g）	成分含量（mg）
白米	150（1碗·3單位）	0.33
糙米	150（1碗·3單位）	0.85

能量代謝及泛酸

在醣類代謝中做為丙酮酸脫氫酶的輔酶A成分，及脂質代謝的酵素成分和輔酶A一起存在於體內。

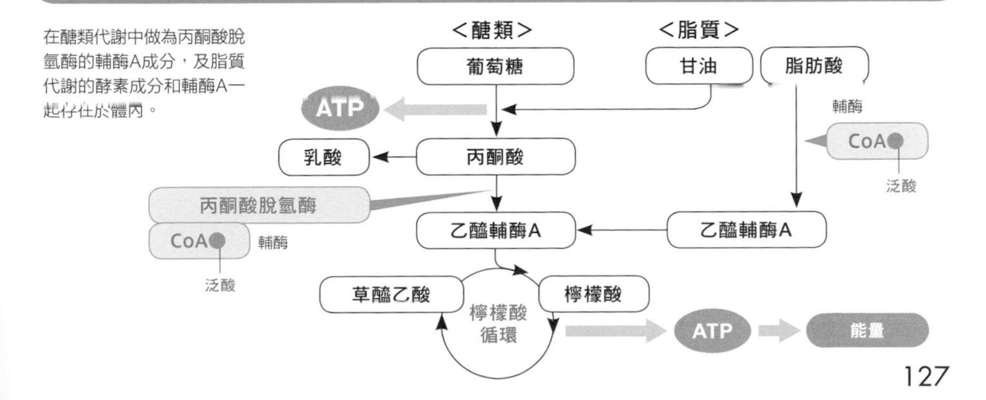

維生素C

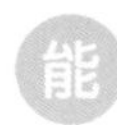

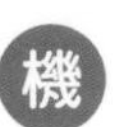

POINT

- 在血液中循環，具有防止全身組織受到活性氧侵害的功能。
- 是合成膠原蛋白必要的營養素，可以保護皮膚、黏膜及骨骼的健康。
- 協助合成腎上腺皮質激素，抑制壓力反應。

藉由抗氧化作用預防老化及疾病

維生素C被小腸吸收後，會以抗壞血酸的形式存在於血液中，流動於全身的組織中。

可以進行強力的抗氧化作用，去除氧化物中的氧（氧化還原）。氧對人體來說雖然是必要的元素，但是受到紫外線及壓力的影響會轉化為活性氧（自由基），使體內細胞氧化，引起老化及各種疾病。黑斑、皺紋、動脈硬化、癌症等也都是氧化作用的負面影響。維生素C可以藉由抗氧化作用防止這些負面影響發生。

維生素C是合成膠原蛋白時不可或缺的要素。膠原蛋白佔了全身蛋白質的30%左右，可以維持皮膚、黏膜、骨骼的強度。除了合成膠原蛋白，還參與了抗氧化作用，因此維生素C被稱為是美容必備的維生素。

此外，維生素C還能協助生成受到壓力就會開始分泌的腎上腺皮質激素。壓力大的時後，維生素C的消耗量就會增加，因此充分攝取維生素C是非常重要的。

維生素C不足時會造成膠原蛋白停止生成，肌膚會失去彈性及光澤。長時間持續不足的情況下，微血管也會弱化，引發牙齦及皮膚出血的壞血病。還有，維生素C可以提升腸道內的鐵質吸收率，維生素C不足時鐵質的吸收也會降低，容易造成缺鐵性貧血。維生素C會隨著尿液被排出，所以不需要擔心過多症的問題。

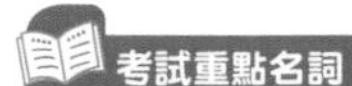

維生素C
1920年從柳橙汁中萃取出的壞血病預防因子，後來被命名為維生素C。其化學名為抗壞血酸（ascorbic acid）。

關鍵字

壞血病
微血管變脆弱，導致皮膚及牙齦甚至全身器官開始出血的疾病。在航海時代對船員來說是會致死的恐怖疾病。

維生素C的飲食攝取基準（mg／天）

年齡等	男性			女性		
	估計平均需要量（※1）	建議量	足夠量	估計平均需要量（※1）	建議量	足夠量
0～11（月）	—	—	40	—	—	40
1～11（歲）	30～60	35～75	—	30～60	35～75	—
12～49（歲）	80～85	100	—	80～85	95～100	—
50以上（歲）	85	100	—	85	100	—
孕婦（附加量）				+10	+10	—
哺乳婦女（附加量）				+40	+45	—

※1 估計平均需要量的參考基準不是預防壞血病，
而是以預防心血管疾病及抗氧化作用的效果推算的。

取自「日本人飲食攝取基準（2015年版）」（厚生勞動省）

富含維生素C的食品

※屬於副菜的食品會依口訣「豆、堅、蛋、乳、藻、蔬、肉、菇、薯」（參照P.33）分類。

分類	食品名	1餐份的足夠攝取量（g）	成分含量（mg）
豆			
堅			
蛋			
乳			
藻（海帶芽·海藻類）	烤海苔、調味海苔	3（10小片）	6
蔬（蔬菜·水果）	紅椒	130（1個）	256
	西印度櫻桃汁（果汁含量10%）	200（1杯）	200
	羽衣甘藍	200（1片）	157
	苦瓜	125（1/2條）	81
	柿子	125（1/2個）	80
	奇異果	100（1個）	59
	球芽甘藍（水煮）	50（5個）	55
	青花菜（水煮）	100（5小朵）	54
	草莓	75（中型5個）	45
	萊姆汁	35（1個份）	10
肉（海鮮·肉類）	辣味明太子	60（1條）	46
菇			
薯			

【主食】

主食	1餐份的足夠攝取量（g）	成分含量（mg）
白米	150（1碗·3單位）	0
糙米	150（1碗·3單位）	0

維生素C的攝取技巧

維生素C在黃綠色蔬菜及水果中含量豐富。因為具有易溶於水，還有怕光、怕熱的性質，所以建議趁新鮮快速地用水沖洗，直接生食才能減少維生素C的流失。如果是燉煮的話可以連湯汁一起喝，才不會浪費溶入水中的維生素C。此外，和含有同樣具高抗氧化力的維生素E食品一起調理，會有相乘效果，藉此提升抗氧化的功效。

營養學COLUMN ……… 6

比起講座，食育應該親身體驗

1900年代末期，服部營養學校的校長服部幸應以孩子的孤食問題為首提出6個飲食相關問題，食育的重要性也是由此開始受到注目。這6個飲食問題包括，一個人寂寞用餐的「孤食」；家族中只有一個人吃不同食物的「個食」；只吃相同食物的「固食」；食物很細碎的「小食」；高蛋白、高脂肪，以麵包為中心的歐美飲食──「粉食」；還有喜歡高鹽分等重口味的「濃食」。

之後，日本全國便開始進行食育相關的檢討，並在2005年訂定食育基本法。2007年時透過食育推進基本計畫在全國的都道府縣任用了近2000位營養教員，在2008年依學校給食法確立活用當地物產的作法。

在那之後，各地區及學校也籌畫了各種相關的措施，其中效果最好的是料理及種菜的體驗活動。藉由讓孩子們自己思考營養均衡的菜單，並且動手做料理，成為和家人一起思考飲食相關問題的契機，提升對飲食的關心。報告顯示透過這個方式，具體且有效地減少了營養午餐的缺食率及剩食率。此外，透過種植稻米和蔬菜的體驗活動，可以體會到種稻、種菜的辛苦，見證食物的成長，並且享受收穫的樂趣，進而對食材產生興趣、克服不敢吃的食物、增加蔬菜料理的食用機會等，和健康也有正向的連結。

比起聽講座，食育更應該用體驗的方式進行，而且不僅是在學校，有家長和地區社會的參與也是很重要的。

第6章

礦物質及其他營養素的功能

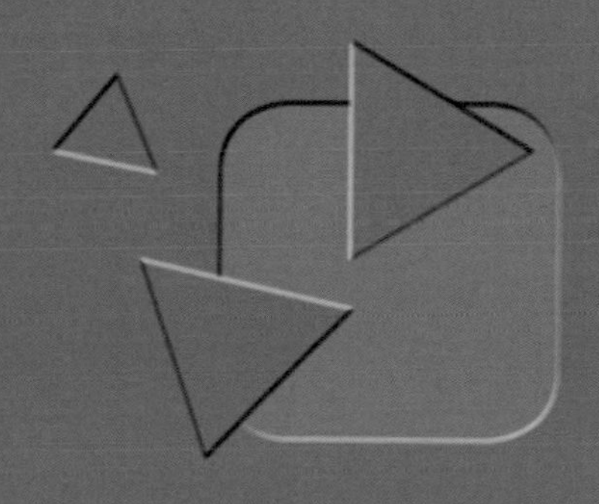

鈣
磷
鎂
鈉及氯
鉀
鐵
銅
鋅
錳
碘
鉬
硒
鉻

※本書第5章、第6章收錄的成分含量是以「日本食品標準成分表2015年版（七版）」為基礎，分別計算出各種食品在一餐中的足夠攝取量和100g對照的比率。舉例來說，維生素E的「鮟鱇魚肝」（P.107）一餐的足夠攝取量為50g，和100g的相對比率為50÷100＝0.5。維生素E的可食用部分每100g的數值為13.8mg，以這個數值乘以0.5可得出成分含量為6.9。

鈣

POINT
- ► 人體的鈣有99%存在於骨骼及牙齒中，只有1%在血液及體液中。
- ► 骨骼每天都在製造換新，為了維持生命必須提供必要的鈣質。
- ► 鈣是日本人缺乏的營養素之一，必須有技巧地進行攝取。

製造堅固的牙齒和骨骼，對維持生命也很重要

鈣是體內礦物質中含量最多的，成人體內約有1kg重的鈣，其中99%是骨骼及牙齒等堅硬的組織，其餘1%則是存在於血液及體液中。骨骼中含有製造骨骼的造骨細胞及破壞骨骼的蝕骨細胞，骨骼每天都會漸漸地汰舊換新。因為老舊的骨骼會失去彈性，變得脆弱，必須製造新的骨骼來替換，才能維持彈性及強度。還有，鈣對於血液的凝固作用及心臟等肌肉收縮、酵素活化等維持生命的作用而言是不能缺少的物質。因此，血液中的鈣濃度會一直維持在定量，需要鈣時從骨骼中溶出，剩餘時再儲存於骨骼中。也因為如此，骨骼必須不斷地汰舊換新。

鈣質不足時，好不容易儲藏在骨骼中的鈣就會不斷地被使用，這種情況若持續下去，會使骨量減少，引發軟骨症及骨質疏鬆症。還有，鈣也是天然的精神安定劑，具有減緩不安及焦慮的效果，不足的話精神容易處於不安定的狀態。

鈣是日本人攝取不足的營養素之一。磷含量的加工食品及零食會妨礙鈣質的吸收，建議盡量避免，並且攝取鈣質吸收率高的乳製品等食品。此外，鎂對於骨骼換新來說也是重要的物質。想製造堅固的骨骼建議以2：1～3：1的比例攝取鈣及鎂，效果會比較好。

考試重點名詞

造骨細胞
負責製造骨骼的細胞，存在於骨骼表面。分泌膠原蛋白等蛋白質做為骨骼的基礎，待血液運送來的鈣附著在上面之後就能製造新的骨骼了。

蝕骨細胞
以酵素溶解老舊骨骼的鈣質及膠原蛋白，使其回到血液中。若激素失去平衡，會溶出需要量以上的鈣質。

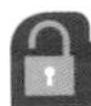

關鍵字

骨質疏鬆症
骨量減少，骨骼變得脆弱，容易骨折的疾病。女性停經後，提升鈣質吸收率的雌激素會減少，因此容易罹患此病。

鈣的飲食攝取基準（mg／天）

年齡等	男性				女性			
	估計平均需要量	建議量	足夠量	上限量	估計平均需要量	建議量	足夠量	上限量
0～11（月）	—	—	200～250	—	—	—	200～250	—
1～11（歲）	350～600	450	—	—	350～600	400～750	—	—
12～49（歲）	550～850	650～1000	—	2500	550～700	800	—	2500
50以上（歲）	600	700	—	2500	550	650～800	—	2500
孕婦					—	—		—
哺乳婦女					—	—	—	—

取自「日本人飲食攝取基準（2015年版）」（厚生勞動省）

富含鈣質的食品

※屬於副菜的食品會依口訣「豆、堅、蛋、乳、藻、蔬、肉、菇、薯」（參照P.33）分類。

分類	食品名	1餐份的足夠攝取量（g）	成分含量（mg）
豆（豆類·豆製品）	豌豆仁（鹽炒）	12（1大匙）	156
	油豆腐	15（1/2片）	45
堅（芝麻·堅果類）	芝麻（焙炒）	6（1大匙）	72
蛋			
乳（牛奶·乳製品）	牛奶	210（1杯）	227
	艾登起司	30（1cm厚，5cm見方）	198
	卡門貝爾乳酪	30（1cm厚，5cm見方）	138
藻（海帶芽·海藻類）	乾燥鹿尾菜	4（1大匙）	40
蔬（蔬菜·水果）	羽衣甘藍	200（1片）	427
	白蘿蔔葉	90（1/2條份）	196
肉（海鮮·肉類）	蝦米	6（1大匙）	568
	泥鰍	40（5尾）	440
	西太公魚	75（3尾）	339
	小魚乾	10（5尾）	220
	柳葉魚	54（3尾）	177
菇			
薯			

【主食】

	1餐份的足夠攝取量（g）	成分含量（mg）
白米	150（1碗·3單位）	4
糙米	150（1碗·3單位）	9

鈣質的攝取技巧

因為鈣質的吸收率低，所以需要在攝取效率方面下點功夫。乳製品的吸收率為50%，小魚為30%，黃綠色蔬菜及海藻類約為20%。魚類中富含的維生素D可以提升鈣質的吸收，幫助鈣質在骨骼沉著，建議可以設計魚類＋乳製品等的菜單。1天進行15分鐘左右的日光浴，就可以透過皮膚製造出維生素D。適度的運動可以活化造骨細胞，所以在太陽底下運動可以提高鈣質的利用效率。

磷

POINT
- ► 磷是骨骼不可或缺的成分，但是攝取過多也會造成骨骼弱化。
- ► 做為細胞膜及核酸的成分，存在於全身的細胞中。
- ► 磷與鈣的理想比例為1：1～1：2。

與生命維持大幅相關

磷是體內含量僅次於鈣的礦物質，佔成人體重的約1成。其中約80％和鈣及鎂一起組成骨骼及牙齒。其餘約15％為與蛋白質、脂質、醣類等結合而成的有機磷酸化合物，及做為細胞膜和核酸的構成成分存在於全身細胞中。對促進能量代謝的輔酶、糖解作用及檸檬酸循環生成的ATP構成成分來說都是不可或缺的物質。

比起不足，更應該注意攝取過量的問題

磷不足的話會造成血液中的磷濃度減少、食欲不振、體重減少、集中力下降等症狀。不過，磷在肉類、魚類、豆類等蛋白質中都能攝取到，吸收率也高，所以幾乎不需要擔心不足的問題。以現代的飲食生活來說，反而會有攝取過剩的問題。加工食品及即食食品中都會使用磷酸鹽做為食品添加物，因此，有許多攝取到磷的機會。

磷攝取過量的話會使骨骼中的鈣溶入血液中，妨礙骨骼形成。磷雖然是骨骼必要的物質，但也會使骨骼變得脆弱。磷與鈣的最佳平衡比例約為1：1～1：2。此外，磷也會妨礙鐵的吸收，進而引發貧血。長期攝取過量的磷會導致腎臟分泌過多負責調節血磷濃度的副甲狀腺素（PTH），提升腎衰竭的風險。

關鍵字

副甲狀腺素（PTH）
大量攝取磷後，血中的磷濃度會升高，促使副甲狀腺分泌激素，抑制腎臟對磷進行再吸收。可以調節血液中的磷濃度，使其回復至正常範圍。

磷酸鹽
加工食品為了提高保水力和黏著力，讓口感更佳而使用的食品添加物。火腿、香腸、魚板、拉麵的鹼水等都會使用。

磷的飲食攝取基準（mg／天）

年齡等	男性		女性	
	足夠量	上限量	足夠量	上限量
0～11（月）	120～260	—	120～260	—
1～11（歲）	500～1100	—	500～1000	—
12～49（歲）	1000～1200	3000	800～1100	3000
50以上（歲）	1000	3000	800	3000
孕婦（附加量）			800	—
哺乳婦女（附加量）			800	—

取自「日本人飲食攝取基準（2015年版）」（厚生勞動省）

富含磷的食品

※屬於副菜的食品會依口訣「豆、堅、蛋、乳、藻、蔬、肉、菇、薯」（參照P.33）分類。

分類	食品名	1餐份的足夠攝取量（g）	成分含量（mg）
豆（豆類・豆製品）	高野豆腐（凍豆腐）	30（2塊）	282
堅（芝麻・堅果類）	腰果（調味）	15（10粒）	74
	杏仁（調味）	14（10粒）	67
蛋	蛋	60（1個）	92
乳（牛奶・乳製品）	牛奶	210（1杯）	192
	優格	100（1杯）	100
	起司片	10（5mm厚，1片）	73
藻（海帶芽・海藻類）	烤海苔・調味海苔	3（10小片）	21
蔬			
肉（海鮮・肉類）	金目鯛	80（1片）	392
	鱈魚卵（烤）	50（1條）	244
	小魚乾	10（5尾）	150
	香魚（烤）	55（1尾）	110
	魷魚乾	10（5片）	100
菇			
薯			

【主食】

	1餐份的足夠攝取量（g）	成分含量（mg）
白米	150（1碗・3單位）	44
糙米	150（1碗・3單位）	169

磷的攝取技巧

磷攝取過量會妨礙鈣及鐵的吸收，導致骨量減少及貧血。成長期的孩子、容易骨量不足的高齡者，還有經常貧血的人要盡力避免加工食品及即食食品等磷含量較高的食品，並且多加攝取鈣及鐵。

鎂

POINT
- ► 鎂對酵素活化及輔酶而言是重要的礦物質。
- ► 鎂及鈣和骨骼形成、肌肉收縮及神經傳導相關。
- ► 鎂與鈣的均衡理想比例為1：2～1：3。

儲藏在骨骼中，應身體需求被使用

鎂在體內約有20～25g，其中約60％和鈣及磷組成骨骼和牙齒，30～40％存在於肌肉、腦部及神經等組織中。

鎂做為一種輔酶，可以促進約300種以上的酵素活性化，對能量代謝而言也是重要的礦物質。在骨骼方面，則是可以協助鈣質在骨骼沉著。而血液中的鎂含量不足時，負責維持鎂在血液中濃度的激素會開始作用，從骨骼中將鎂溶出，減少骨量。為了維持骨骼健康，同時攝取鎂及鈣是非常重要的，理想的比例是1：2～1：3。

這2種礦物質的關係密切，和心臟及血管的肌肉收縮、神經傳導也息息相關。當鈣進入肌肉細胞時會造成肌肉收縮，而當鎂將細胞內的鈣釋出細胞外時就能使肌肉放鬆。血管的平滑肌就是透過這個作用進行收縮及舒張，藉此控制血壓。心肌等其他肌肉的收縮及神經傳導也會透過這個作用進行。

鎂的缺乏症及過多症

當體內的鎂含量不足時，除了骨質疏鬆症，還會引起食欲不振、焦慮、疲勞感、抽筋、心臟病等。關於過多症，需要注意大量攝取補給品時可能會引起腹瀉。

關鍵字

血管的平滑肌
位於血管最外側的外膜內側，呈筒狀排列的肌肉細胞。在動脈系統中排列特別緊密，形成中膜。鈣會進入這裡造成血管收縮。

心臟病
在肌肉收縮作用中若是鎂不足的話，鈣會無法釋出細胞外，愈積愈多便會引起收縮，進而誘發狹心症及心肌梗塞。

鎂的飲食攝取基準(mg/天)

年齡等	男性 估計平均需要量	男性 建議量	男性 足夠量	男性 上限量(※1)	女性 估計平均需要量	女性 建議量	女性 足夠量	女性 上限量(※1)
0～11(月)	—	—	20～60	—	—	—	20～60	—
1～11(歲)	60～180	70～210	—	—	60～180	70～220	—	—
12～49(歲)	250～310	290～370	—	—	230～260	270～310	—	—
50以上(歲)	270～290	320～350	—	—	220～240	270～290	—	—
孕婦(附加量)					+30	+40	—	—
哺乳婦女(附加量)					—	—	—	—

※1 從一般食品以外攝取的上限量,成人為350mg/天,兒童為5mg/kg體重/天。
若是從日常飲食中攝取的話就沒有設定上限量。

取自「日本人飲食攝取基準(2015年版)」(厚生勞動省)

富含鎂的食品

※屬於副菜的食品會依口訣「豆、堅、蛋、乳、藻、蔬、肉、菇、薯」(參照P.33)分類。

分類	食品名	1餐份的足夠攝取量(g)	成分含量(mg)
豆(豆類·豆製品)	納豆	50(1盒)	50
	豆味噌	18(1大匙)	23
	油豆腐	15(1/2塊)	20
堅(芝麻·堅果類)	杏仁(調味)	14(10粒)	38
	葵瓜子(調味)	9(1大匙)	35
蛋			
乳			
藻(海帶芽·海藻類)	石蓴	5	56
	青海苔	2(1大匙)	26
	乾燥鹿尾菜	4(1大匙)	26
蔬			
肉(海鮮·肉類)	海參	50(1/4條)	64
	蝦米	6(1大匙)	42
	小魚乾	10(5尾)	23
	魷魚乾	10(5片)	17
菇			
薯			

【主食】

主食	1餐份的足夠攝取量(g)	成分含量(mg)
白米	150(1碗·3單位)	9
糙米	150(1碗·3單位)	64

鎂的攝取技巧

大量攝取酒精或是累積許多壓力時,會有消耗過多鎂的不足感。喝酒或感到焦慮時可以多吃鎂含量高的蕎麥麵、黃豆及豆腐等豆製品,還有杏仁、開心果等。特別是豆腐及油豆腐等黃豆製品,因為鈣質含量也很高,所以十分推薦。

鈉及氯

POINT
- 食鹽在體內被分解後會轉變為鈉離子及氯離子。
- 鈉及氯具有維持體液滲透壓的功能。
- 鈉會和鉀共同維持pH值的平衡。

做為體液的主成分維持著生命活動

鈉（Na）及氯（Cl）存在於食鹽（氯化鈉＝NaCl）及各式各樣使用食鹽的調味料和食品中。食鹽進入體內後會被分解成鈉離子（Na^+）及氯離子（Cl^-），幾乎全部都是由小腸吸收。

鈉及氯以離子的狀態存在於細胞及細胞之間的細胞間液、血液中的血漿等體液中。體液的鹽分濃度（滲透壓）維持在0.9%左右，而負責調節的就是鈉及鉀。鈉多存在於細胞外液，而鉀則是在細胞內液中較多。它們可以令稱為鈉鉀幫浦的酵素活性化，維持一定的滲透壓。

此外，鈉及鉀還有個功能是共同維持體液在pH值7.4左右的弱鹼性狀態。鈉含量較多時，會透過血液被運送至腎臟，由腎絲球進行過濾，將不需要的部分藉由尿液排泄出體外。鈉、鉀還能協助肌肉收縮、神經傳導等功能正常進行。

氯是胃液中鹽酸的主成分，可以活化胃蛋白酶這種消化酶，促進蛋白質分解。

鈉的缺乏症及過多症

日本人的傳統飲食有食鹽攝取過多的傾向，維持正常飲食，基本上不會有攝取不足的問題。攝取過量的話，容易造成浮腫、高血壓、腎臟病等，還會提高胃癌的風險，建議要時時注意減鹽。

考試重點名詞

食鹽
食用鹽。鹽是鈉（Na）及氯（Cl）的化合物，又稱為氯化鈉（NaCl）。因為鈉及氯有一定的結合比例，所以食鹽相當量可以用食品中含有的鈉計算，如以下公式：
鈉（mg）×2.54÷1000＝食鹽相當量（g）
天然鹽（海水製成的鹽或是岩鹽）含有鎂（Mg）及各種礦物質，這些是精製鹽中沒有的。

關鍵字

鈉鉀幫浦
存在於細胞膜中的酵素蛋白質，可以維持細胞的滲透壓，具有令鈉向細胞外，鉀向細胞內移動的功能。

pH值
表示水溶液酸、鹼性的數值。7為中性，大於7為鹼性，小於7為酸性。血液等體液一般維持在pH7.4（±0.05）。

鈉的飲食攝取基準（mg／天）

年齡等	男性			女性		
	估計平均需要量	足夠量	目標量	估計平均需要量	足夠量	目標量
0～11（月）	—	100（0.3）～600（1.5）	—	—	100（0.3）～600（1.5）	—
1～11（歲）	—	—	（未滿3.0～6.5）	—	—	（未滿3.5～7.0）
12～49（歲）	—	—	（未滿8.0）	600（1.5）	—	（未滿7.0）
50以上（歲）	600（1.5）	—	（未滿8.0）	600（1.5）	—	（未滿7.0）
孕婦（附加量）				—	—	—
哺乳婦女（附加量）				—	—	—

※（）內為食鹽相當量（g／天）。

取自「日本人飲食攝取基準（2015年版）」（厚生勞動省）

富含鈉的食品

※屬於副菜的食品會依口訣「豆、堅、蛋、乳、藻、蔬、肉、菇、薯」（參照P.33）分類。

	食品名	1餐份的足夠攝取量（g）	成分含量（mg）	食鹽相當量（g）
豆（豆類・豆製品）	紅色辛味噌	18（1大匙）	918	2.3
	豆味噌	18（1大匙）	774	2.0
堅				
蛋				
乳（牛奶・乳製品）	藍紋乳酪	40（1cm厚，5cm見方）	600	1.5
藻（海帶芽・海藻類）	碎海帶芽	5（1袋）	475	1.2
蔬（蔬菜・水果）	小黃瓜（米糠漬）	43（1/2根）	850	2.2
	高菜漬（醃芥菜）	30（2大匙）	828	2.1
肉（海鮮・肉類）	鱈魚卵（生）	60（1條）	1080	2.8
	魚肉香腸	95（1條）	770	2.0
	鹽漬海膽（顆粒）	15（1大匙）	495	1.3
	烏賊鹽辛	20（1大匙）	540	1.4
	生火腿（長期熟成）	24（3片）	528	1.2
	鹽味鮭魚	60（1片）	432	1.1
	魷魚絲	15（1撮）	405	1.0
菇				
薯				

【主食】

	1餐份的足夠攝取量（g）	成分含量（mg）
白米	150（1碗・3單位）	9
糙米	150（1碗・3單位）	64

下修的食鹽目標攝取量

「日本人飲食攝取基準（2015年版）」考慮到預防高血壓，將2010年版的目標攝取量（食鹽相當量）再往下修。18歲以上的男性從未滿9g改為未滿8g／天，18歲以上的女性則是從未滿7.5g改為未滿7g／天。

鉀

POINT
- ► 鉀離子約有98%存在於細胞內液，其餘約2%在細胞外液中。
- ► 和鈉一起維持細胞的滲透壓及pH值。
- ► 促進鈉由尿液排泄，並且抑制血壓上升。

和鈉一起調節體液平衡

鉀在蔬菜及水果中含量豐富，幾乎都是由小腸吸收。以鉀離子的形式存在體內，約有98％在細胞內液，其餘約2％在細胞外液中。

細胞內外的滲透壓基本上都會維持平衡狀態，而負責調節的就是鉀離子及鈉離子。細胞外液中有許多鈉離子，當細胞內的鈉離子增加時就會透過鈉鉀幫浦這種酵素將鈉離子往細胞外送，並使鉀往細胞內移動，藉此維持平衡。

此外，鉀和鈉還會共同維持體液的pH值，以及讓肌肉收縮、神經傳導等順暢進行。

預防鉀不足時，要注意脫水症狀

鉀會抑制腎臟中鈉的再吸收，促進鈉由尿液排出，還有抑制血壓上升的功能。因此，適當地攝取鉀可以預防高血壓。

鉀在一般的飲食生活中不會有不足的問題，但若是在慢性腹瀉、嘔吐、運動或中暑引起脫水症狀的情況下，就會造成缺鉀的問題，進而引起食欲不振、暈眩、倦怠感等症狀。至於過多症，只要腎臟功能沒有問題的話就不需要擔心。

考試重點名詞

鈉的再吸收
血液中的鈉離子由腎臟的腎絲球過濾後，會先從原尿排泄一次，然後被集尿管再吸收。此時，若有許多鉀離子就會阻礙鈉離子的再吸收，進而減少血液中的鈉含量，藉此防止血壓上升。

筆記

鈉及鉀的比例
體內的鉀含量較多，理想的鉀：鈉攝取率為1～2：1。鉀的比例過低會造成高血壓，過高會增加心跳異常的風險。

鉀的飲食攝取基準（mg／天）

年齡等	男性 足夠量	男性 上限量	女性 足夠量	女性 上限量
0～11（月）	400～700	—	400～700	—
1～11（歲）	900～1900	6～11歲 1800～2200以上	800～1800	6～11歲 1800～2000以上
12～49（歲）	2400～2800	2600～3000以上	2000～2200	2400～2600以上
50以上（歲）	2500	3000以上	2000	2600以上
孕婦			2000	—
哺乳婦女			2000	—

取自「日本人飲食攝取基準（2015年版）」（厚生勞動省）

富含鉀的食品

※屬於副菜的食品會依口訣「豆、堅、蛋、乳、藻、蔬、肉、菇、薯」（參照P.33）分類。

分類	食品名	1餐份的足夠攝取量（g）	成分含量（mg）
豆（豆類·豆製品）	納豆	50（1盒）	330
	紅豆（水煮）	36（3大匙）	165
堅（芝麻·堅果類）	栗子（水煮）	95（5個）	345
蛋			
乳（牛奶·乳製品）	脫脂奶粉	6（1大匙）	108
藻（海帶芽·海藻類）	乾燥鹿尾菜	4（1大匙）	256
蔬（蔬菜·水果）	羽衣甘藍	200（1片）	815
	小黃瓜（米糠漬）	43（1/2根）	247
	菠菜（水煮）	50（1/4把）	245
肉（海鮮·肉類）	真鯛	250（1小尾）	550
	鰹魚	100	430
	劍旗魚	100（1片）	400
	鱒魚	100（1片）	400
	鰆魚	65（1片）	384
	竹筴魚	110（1尾）	343
菇			
薯			

【主食】

	1餐份的足夠攝取量（g）	成分含量（mg）
白米	150（1碗·3單位）	38
糙米	150（1碗·3單位）	124

鉀的攝取技巧

鉀在蔬菜及水果等食物中含量豐富，但是加熱稍微水煮過會流失約30%。建議生食，或是以燉煮的方式連同湯汁一起食用。煮味噌湯的時候，多放點蔬菜類的食材，就能均衡地攝取鈉及鉀。

鐵

POINT

- 鐵是血紅素的主成分，可以將氧氣運送至全身。
- 不足時會使用儲藏在肝臟及骨髓中的鐵，不易察覺初期症狀。
- 鐵的吸收率低，血基質鐵為10～20%，非血基質鐵為2～5%。

有月經的女性容易缺鐵

鐵在成人體內約含2～4g，其中約65%為紅血球中的主成分——血紅素，它會從肺部接收氧氣，再運送至全身的組織。還有約30%被儲藏在肝臟、骨髓、脾臟等處，出血或是鐵質攝取不足等原因造成體內鐵含量不足時，就會用到這部分的鐵。剩餘的5%左右則是以酵素成分的形態協助代謝進行，搬運及儲藏肌肉細胞中的氧氣。

紅血球的壽命約為120天，雖然壽命結束時會在脾臟內被破壞，但是紅血球中的鐵會在體內被再次利用。女性在月經期間會將鐵排出體外，所以容易造成缺鐵的情況。

非血基質鐵要和血基質鐵及維生素C一起攝取

食品中的鐵，除了有魚類、肉類的瘦肉部分及肝臟內的血基質鐵，還有大豆、蛋、黃綠色蔬菜中的非血基質鐵。血基質鐵的吸收率為10～20%，非血基質鐵的吸收率更低，只有2～5%。因為非血基質鐵吸收率特別低，在攝取方式上就需要費點心思，可以和血基質鐵及維生素C一起攝取，來提高吸收率。

體內的鐵質不足時，會先使用儲藏在肝臟內的鐵，所以幾乎不會有什麼症狀。但是若缺鐵的情況一直持續，會因為缺鐵性貧血引發暈眩、喘不過氣、頭痛、食欲不振等症狀。特別是女性成人中每5人就有1人貧血，需要多加注意。一般的飲食中不需要擔心攝取過量的問題。

考試重點名詞

紅血球
紅血球是骨髓的造血幹細胞在分裂、成熟的過程中製造出來的。因為成熟的過程需要鐵，所以缺鐵的話會造成紅血球不足，進而引發貧血。

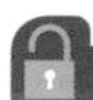

關鍵字

血紅素
含鐵的紅色色素——血基質及蛋白質的複合體。和進入肺部的氧氣結合後會變紅，在末梢神經釋出氧氣時會變成暗紅色。

筆記

鐵質攝取過量
服用過多治療缺鐵性貧血時使用的鐵劑會造成便祕、腸胃不適、肝功能障礙（血鐵沉積症）等症狀。此外，還會促進自由基生成，所以治療肝硬化時會採取放血治療（將血液排出），藉此減少鐵含量。

鐵飲食攝取基準（mg／天）（※1）

年齡等	男性				女性					
					沒有月經		有月經			
	估計平均需要量	建議量	足夠量	上限量	估計平均需要量	建議量	估計平均需要量	建議量	足夠量	上限量
0～5（月）	—	—	0.5	—	—	—	—	—	0.5	—
6～11（月）	3.5	5.0	—	—	3.5	4.5	—	—	—	—
1～9（歲）	3.0～6.0	4.5～8.0	—	25～35	3.0～6.0	4.5～8.5	—	—	—	20～35
10～14（歲）	7.0～8.5	10～11.5	—	35～50	7.0	10.0	10.0	14.0	—	35～50
15～69（歲）	6.0～8.0	7.5～9.5	—	50～55	5.0～5.5	6.5～7.0	8.5～9.0	10.5	—	40
70 以上（歲）	6.0	7.0	—	50	5.0	6.0	—	—	—	40
孕婦（附加量）中、後期					初期+2.0 +12.5	初期+2.5 +15.0	—	—	—	—
哺乳婦女（附加量）					+2.0	+2.5	—	—	—	—

※1 制定時已排除月經量過多（經血量80ml／次以上）的人。

取自「日本人飲食攝取基準（2015年版）」（厚生勞動省）

富含鐵的食品

※屬於副菜的食品會依口訣「豆、堅、蛋、乳、藻、蔬、肉、菇、薯」（參照P.33）分類。

分類	食品名	1餐份的足夠攝取量（g）	成分含量（mg）
豆（豆類·豆製品）	飛龍頭（炸豆腐蔬菜餡餅）	100（1片）	3.6
	多福豆（較大顆的蠶豆）	35（5粒）	1.8
堅（芝麻·堅果類）	腰果（調味）	15（10粒）	0.7
蛋	蛋黃	18（1顆份）	1.1
乳			
藻（海帶芽·海藻類）	岩海苔（曬乾）	10（1片）	4.8
	乾燥鹿尾菜（鐵鍋煮）	4（1大匙）	2.3
蔬（蔬菜·水果）	芹菜	5（1根）	0.4
肉（海鮮·肉類）	豬肝	30（1片）	3.9
	雞肝	40（1片）	3.6
	鴨肉	80（薄片2片）	3.4
	鹿肉	100（1cm厚，1片）	3.1
	馬肉	75（生的5片）	3.0
菇			
薯			

【主食】	1餐份的足夠攝取量（g）	成分含量（mg）
白米	150（1碗·3單位）	0.1
糙米	150（1碗·3單位）	0.8

鐵的攝取技巧

菠菜中含有草酸，會阻礙鐵的吸收。除了品種改良過、草酸較少的沙拉用菠菜外都不適合生食，要用熱水汆燙過再食用。此外，茶、咖啡、紅酒等飲料中的單寧酸也會妨礙非血基質鐵的吸收，建議貧血的人不要攝取太多。

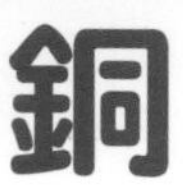

銅

POINT
- ► 銅會將鐵搬運至必要的場所，協助紅血球及血紅素的生成。
- ► 是去除活性氧的酵素構成成分，可以保護身體不受氧化作用侵害。
- ► 攝取量較少時會提升吸收率。

銅存在於肌肉、骨骼及肝臟等組織中

人體內的銅主要存在於肌肉、骨骼及肝臟等組織中，含量約70～100 mg。牛及豬的肝臟、海鮮類等食材中都有豐富的銅，吃進體內後會被小腸吸收。接著，有一部分會被紅血球吸收，另外的大部分則是被運送至肝臟，和名為血漿銅藍蛋白（ceruloplasmin）的蛋白質結合，被運送至肌肉及骨骼等各個組織中。

銅不足也會造成缺鐵性貧血

銅有一個重要的工作，是將血液中的紅血球及血紅素必要的鐵運送至需要的地方。和血漿銅藍蛋白結合的銅，會將儲藏在肝臟及脾臟中的鐵轉移給血液中名為運鐵蛋白（transferrin）的含鐵蛋白質，藉以協助紅血球及血紅素的生成。因此，體內銅不足時會阻礙紅血球及血紅素的生成，造成缺鐵性貧血。

銅對於保護身體不受活性氧（自由基）的侵害而言也很重要。活性氧會加速體內細胞老化，是種會引發各種疾病的物質。銅是去除活性氧的酵素——超氧化物歧化酶（SOD）的成分，可以防止過氧化脂質增加。

此外，銅也是黑色素生成時必要的酵素——酪胺酸酶的輔酶，可以使頭髮及皮膚的色素保持在正常狀態。

銅的體內吸收率約為20～60%，攝取量少的時候會反而會提升吸收率，所以在一般的飲食生活中不需要擔心不足的問題，也不需要擔心過多症。

考試重點名詞

運鐵蛋白
一種存在血液中的蛋白質，會接收銅和血漿銅藍蛋白結合後產生的鐵，並和鐵結合，再將其運送至各個組織。

關鍵字

血漿銅藍蛋白
又稱為鐵氧化酶。在肝臟中製造的蛋白質，負責搬運血液中存在的銅。和鐵的代謝也有關係。

超氧化物歧化酶（SOD）
負責分解活性氧的酵素，雖然可以在細胞內製造，但是30歲後半開始產量就會減少，所以皮膚也會開始增加斑點及皺紋等。

銅的飲食攝取基準(mg／天)

年齡等	男性				女性			
	估計平均需要量	建議量	足夠量	上限量	估計平均需要量	建議量	足夠量	上限量
0～11（月）	—	—	0.3	—	—	—	0.3	—
1～17（歲）	0.2～0.8	0.3～1.0	—	—	0.2～0.6	0.3～0.8	—	—
18～49（歲）	0.7	0.9～1.0	—	10	0.6	0.8	—	10
50以上（歲）	0.7	0.9	—	10	0.6	0.8	—	10
孕婦（附加量）					+0.1	+0.1		
哺乳婦女（附加量）					+0.5	+0.5	—	—

取自「日本人飲食攝取基準（2015年版）」（厚生勞動省）

富含銅的食品

※屬於副菜的食品會依口訣「豆、堅、蛋、乳、藻、蔬、肉、菇、薯」（參照P.33）分類。

分類	食品名	1餐份的足夠攝取量（g）	成分含量（mg）
豆（豆類·豆製品）	生腐皮	30（1片）	0.21
	豆味噌	18（1大匙）	0.12
堅（芝麻·堅果類）	腰果（調味）	15（10粒）	0.28
	松子（焙炒）	10（1大匙）	0.12
蛋			
乳			
藻			
蔬			
肉（海鮮·肉類）	牛肝	40（1片）	2.12
	蝦蛄	60（2尾）	2.08
	螢烏賊（水煮）	50（10隻）	1.50
	鵝肝	45（1cm厚，6cm見方）	0.83
	櫻花蝦（水煮）	30（3大匙）	0.63
	鮟鱇魚肝	50（1片）	0.50
	蝦米	8（1大匙）	0.41
	豬肝	30（1片）	0.3
菇			
薯			

【主食】

	1餐份的足夠攝取量（g）	成分含量（mg）
白米	150（1碗·3單位）	0.13
糙米	150（1碗·3單位）	0.16

適合多攝取銅的族群

沒有被體內吸收的銅，會隨著尿液及糞便一起排出體外，壓力大的話排出的銅量會比較高。還有，對貧血的人而言，銅和鐵都是必要的礦物質。壓力大的人和貧血的人都建議多攝取含銅的食品。

礦物質‧其他

鋅

POINT
- 鋅和200種以上的酵素作用相關。
- 幫助合成DNA及RNA，促進細胞分裂，協助胎兒成長。
- 不足時會造成味覺障礙及免疫機能下降等問題。

和200種以上的酵素作用相關

鋅在成人體內約有2g，其中約50%在血液中，約30%在前列腺及腦部等組織中，而其餘約20%存在於皮膚中。

鋅和200種以上的酵素作用相關，可以協助蛋白質、醣類、酒精的代謝，使免疫系統、激素分泌等機能能夠正常運作。

鋅對DNA及RNA的合成也很重要，鋅不足時就無法複製DNA的遺傳情報，細胞分裂也會出現困難。鋅對於細胞分裂頻繁的胎兒來說是不可或缺的礦物質，建議孕婦及哺乳中的婦女可以攝取比平常還要多的鋅。

鋅不足會造成味覺障礙

鋅和維生素C都和膠原蛋白的生成相關，是維護皮膚及骨骼健康的重要礦物質。缺乏鋅的話會造成皮膚粗糙，出現斑點及皺紋等。

此外，缺乏鋅還會造成味覺障礙。味覺是透過舌頭表面上稱為味蕾的味覺細胞來感覺的。味覺細胞一般約30天會進行再生及更換，鋅若不足就無法維持正常的汰舊換新，因此導致味覺改變或感覺不到味道。還有，持續地缺乏鋅會使免疫機能降低，男性還會有生殖機能異常的問題，所以需要即早採取相關的處置。至於過多症，在大量攝取鋅的補給品時，會阻礙鐵及銅的吸收，引發這2種礦物質的缺乏症。

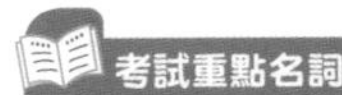

生殖機能異常
前列腺中含有許多鋅，其含量和精子的生成及運動率還有受精卵的分裂相關。鋅不足時會造成生殖機能下降，可能因此不孕。

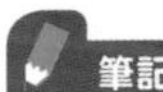

和鋅相關的酵素作用
鋅也是負責去除活性氧的酵素——超氧化物歧化酶（SOD）的成分之一，和銅及錳等礦物質一樣，具有協助抗氧化的功能。

鋅的飲食攝取基準（mg／天）

年齡等	男性				女性			
	估計平均需要量	建議量	足夠量	上限量	估計平均需要量	建議量	足夠量	上限量
0～11（月）	—	—	2～3	—	—	—	2～3	—
1～17（歲）	3～9	3～10	—	—	3～7	3～8	—	—
18～49（歲）	8	10	—	40～45	6～7	8	—	35
50以上（歲）	8	10	—	40～45	6	7～8	—	35
孕婦（附加量）					+1	+2	—	—
哺乳婦女（附加量）					+3	+3	—	—

取自「日本人飲食攝取基準（2015年版）」（厚生勞動省）

富含鋅的食品

※屬於副菜的食品會依口訣「豆、堅、蛋、乳、藻、蔬、肉、菇、薯」（參照P.33）分類。

分類	食品名	1餐份的足夠攝取量（g）	成分含量（mg）
豆			
堅（芝麻．堅果類）	杏仁（調味）	14（10粒）	0.8
	腰果（調味）	15（10粒）	0.7
蛋	蛋黃	18（1個份）	0.8
乳（牛奶．乳製品）	卡門貝爾乳酪	30（1cm厚，5cm見方）	0.8
	帕馬森起司	6（1大匙）	0.4
藻			
蔬			
肉（海鮮．肉類）	牛里肌肉	100（1cm厚，1片）	4.2
	帝王蟹	250（1支蟹腳）	4.0
	烏魚子	25（1/4條）	3.25
	毛蟹	250（1/2隻）	2.5
	豬肝	30（1片）	2.1
	牡蠣（生）	60（1個）	2.0
	鱈魚卵（烤）	50（1條）	2.0
菇			
薯			

【主食】	1餐份的足夠攝取量（g）	成分含量（mg）
白米	150（1碗．3單位）	0.1
糙米	150（1碗．3單位）	0.8

鋅的攝取技巧

肉類及海鮮類中都含有許多鋅。和檸檬酸及維生素C一起攝取可以提高吸收率，建議可以製作醋漬魚肉，或於享用肉類及貝類時淋上檸檬汁等。在零食和即食食品的添加物中使用的多聚磷酸會妨礙鋅的吸收，建議不要攝取太多，才能提高吸收率。

錳

POINT
- ► 錳多含於骨骼中，有助於骨骼的成長及健康。
- ► 具有維持生殖機能及去除活性氧的功能。
- ► 廣泛地存在於植物性食品中，不太需要擔心不足的問題。

是各種酵素及輔酶的成分

錳在成人體內約有12～20mg。其中約25%存在於骨骼中，其餘則是遍布在肝臟、胰臟、腎臟等臟器及組織中。

錳是各種酵素的成分，同時也是活化酵素的輔酶，各方面都和代謝相關。三大營養素的代謝也少不了錳。

此外，錳也有參與使鈣及磷等沉著於骨骼的作用，有助於合成關節、皮膚等處的結締組織。因為和骨骼及皮膚的健康高度相關，所以錳對成長期的孩子而言是不能少的礦物質。

錳對性激素的合成而言也是必要的物質。體內錳不足會造成生殖機能下降，導致不孕。它還是去除活性氧的酵素——超氧化物歧化酶（SOD）的成分之一，可以預防身體的老化及生活習慣病。

成長期的孩子要充分攝取

錳原本是河川等天然水及土壤中的礦物質，所以才會廣泛地存在於植物性食品中。也因此，即使錳的體內吸收率只有數%，在日常飲食生活中還是不會有不足的問題。不過，因為錳對孩子的成長來說非常重要，還是需注意要攝取到飲食攝取基準的足夠量。

一般的飲食生活中雖然不用擔心攝取過量的問題，但要注意因為大量攝取補給品所引起的中樞神經系統異常及免疫力下降。

關鍵字

酵素的成分
錳是糖質新生時必要的丙酮酸羧化酶，及與醣類合成相關的葡萄糖基轉移酶等酵素的成分。

筆記

錳的過多症
一次攝取大量的錳時，可能會引發急性反應，如肺炎。

錳的飲食攝取基準（mg／天）

年齡等	男性		女性	
	足夠量	上限量	足夠量	上限量
0～11（月）	0.01～0.5	—	0.01～0.5	—
1～17（歲）	1.5～4.5	—	1.5～4.0	—
18～49（歲）	4.0	11	3.5	11
50以上（歲）	4.0	11	3.5	11
孕婦			3.5	—
哺乳婦女			3.5	—

取自「日本人飲食攝取基準（2015年版）」（厚生勞動省）

富含錳的食品

※屬於副菜的食品會依口訣「豆、堅、蛋、乳、藻、蔬、肉、菇、薯」（參照P.33）分類。

分類	食品名	1餐份的足夠攝取量（g）	成分含量（mg）
豆（豆類·豆製品）	高野豆腐	30（2塊）	1.44
	飛龍頭（炸豆腐蔬菜餡餅）	100（1片）	1.30
	鷹嘴豆（水煮）	42（3大匙）	0.45
堅（芝麻·堅果類）	栗子（水煮）	42（3個）	0.48
	核桃（焙炒）	12（3個）	0.42
蛋			
乳			
藻（海帶芽·海藻類）	蓴菜	5	0.85
	青海苔	2（1大匙）	0.26
蔬（蔬菜·水果）	長蒴黃麻（水煮）	55（1/2袋）	0.84
	薑	15（1小塊）	0.6
	柿子乾	40（1個）	0.55
	帶葉嫩薑	15（2根）	0.43
肉（海鮮·肉類）	蝦米	6（1大匙）	0.31
菇（香菇·蕈類）	木耳（水煮）	30（10片）	0.16
薯			

【主食】

主食	1餐份的足夠攝取量（g）	成分含量（mg）
白米	150（1碗·3單位）	0.46
糙米	150（1碗·3單位）	1.35
莧菜籽（※）	12（1大匙）	0.74

※原產於中南美洲的莧科植物，日本東本地方也有栽種。可以當作雜糧混入米飯及麵粉，用來製作麵類和蛋糕。

錳的攝取技巧

雖然在一般的飲食生活中不致缺乏，但是為了讓骨骼更堅固，建議成長期的孩子和停經的女性要多加攝取。原產於南美洲的莧菜籽除了錳之外，還含有豐富的鈣、鐵等對骨骼健康來說必要的礦物質。建議可以混入米飯中炊煮，或是加入燉煮料理中。

碘

POINT

- 70～80%存在於甲狀腺中，是甲狀腺激素的成分。
- 甲狀腺激素可以促進孩子的成長，與皮膚及毛髮的健康相關。
- 飲食偏歐美化以及經常食用即食食品的人要多注意碘不足的問題。

對成長期的孩子而言不可少的礦物質

碘在成人體內約有15～20mg，其中70～80%存在於甲狀腺中。甲狀腺是喉結下方周圍的內分泌腺。碘為甲狀腺分泌的甲狀腺素及三碘甲狀腺原胺酸等甲狀腺激素的成分。

甲狀腺激素可以提升能量代謝、促進生長激素的分泌，和蛋白質的合成也有關係。因此，碘對於成長期的孩子是不可或缺的礦物質。還有，因為和蛋白質的合成相關，具有維持皮膚及毛髮健康的功能，所以在美容方面也是重要的礦物質。

建議孕婦在上限範圍內多加攝取

碘在昆布、海帶芽等海藻類及海鮮類中含量豐富，對日本人來說是十分熟悉的食材，幾乎不會有不足的情況。不過近來部分族群的飲食習慣逐漸歐美化，以及經常食用即食食品的人，都必須要多加注意碘不足的問題。缺乏碘時會出現甲狀腺腫大、甲狀腺機能低下、容易疲勞、倦怠感、體溫及體力下降等症狀。特別是孕婦，若有碘不足的情況，可能會導致死胎或流產，或是對胎兒造成健康危害，所以，建議可以比平常攝取更多的碘。

不過，攝取過量的話會造成甲狀腺激素失調，出現體重減輕、月經異常、精神不安定等症狀。攝取時也請參考飲食攝取基準訂定的上限攝取量（參照右頁）。

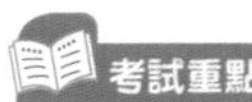

碘
英文為Iodine，具有殺菌作用，可以當作漱口藥水或是消毒用的外用藥。是海藻中含量豐富的天然成分，和放射性物質——碘131是不同的物質。

關鍵字

甲狀腺
喉嚨前面的內分泌腺，外觀是由稱為濾泡的袋狀細胞聚集而成的組織，其中充滿了含有許多碘的液體。濾泡會分泌甲狀腺激素，提高細胞的代謝能力。

筆記

甲狀腺腫大
碘不足或是攝取過量都會造成部分或是整體甲狀腺腫大的疾病。甲狀腺機能低下會造成能量代謝功能低下、脈搏變慢、運動機能衰退等情況。

碘的飲食攝取基準（μg／天）

年齡等	男性				女性			
	估計平均需要量	建議量	足夠量	上限量	估計平均需要量	建議量	足夠量	上限量
0～11（月）	—	—	100～130	250	—	—	100～130	250
1～11（歲）	35～80	50～110	—	250～500	35～80	50～110	—	250
12～49（歲）	95～100	130～140	—	1200～3000	95～100	130～140	—	1200～3000
50～70以上（歲）	95	130	—	3000	95	130	—	3000
孕婦（附加量）					+75	+110	—	—（※1）
哺乳婦女（附加量）					+100	+140	—	—

※1 孕婦的上限攝取量為2000μg/天。

取自「日本人飲食攝取基準（2015年版）」（厚生勞動省）

富含碘的食品

※屬於副菜的食品會依口訣「豆、堅、蛋、乳、藻、蔬、肉、菇、薯」（參照P.33）分類。

	食品名	1餐份的足夠攝取量（g）	成分含有量（μg）
豆			
堅			
蛋	蛋黃	18（1個份）	9
乳（牛乳・乳製品）	脫脂奶粉	6（1大匙）	7.2
藻（海帶芽・海藻類）	真昆布（曬乾）	1.5（5cm見方，1片）	3600
	昆布（佃煮）	10（1大匙）	1100
	寒天凍	100（1/2條）	240
	乾燥鹿尾菜	4（1大匙）	1800
	生海帶芽	15（1/2杯）	120
	烤海苔	3（10小片）	63
	青海苔	2（1大匙）	56
蔬			
肉（海鮮・肉類）	大頭鱈	80（1片）	280
	鱈魚卵（生）	60（1條）	78
	蒲燒鰻	100（1串）	77
	鮟鱇魚肝	50（1片）	48
菇			
薯			

【主食】

	1餐份的足夠攝取量（g）	成分含有量（μg）
白米	150（1碗・3單位）	0.46
糙米	150（1碗・3單位）	1.35

什麼是放射性物質——碘131

又稱為放射碘，是鈾元素進行核分裂時產生的碘。自然界中並沒有碘131，而海藻類中含量豐富的碘以「碘127」的名稱來加以區別。

碘131的半衰期約為8天。攝取進體內的碘會蓄積在甲狀腺中，甲狀腺無法區分碘127和碘131的不同。因此，吃下被碘131汙染的食品也會蓄積在甲狀腺中，進而提高孩童罹患甲狀腺癌的風險。

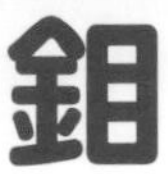

鉬

POINT
- 約有75%的鉬會被身體吸收，多餘的部分會隨尿液排出。
- 做為氧化酵素的成分，進行將普林分解為尿酸等物質的作用。
- 協助醣類及脂質的代謝，預防缺鐵性貧血。

主要存在於肝臟、腎臟、腎上腺中

鉬在體內約有9mg，主要存在於肝臟、腎臟、腎上腺裡。

在豆腐、納豆等大豆製品及果實類中含量豐富，進入消化道後會由胃及小腸吸收。接著，和血液中的血漿蛋白結合，被送往全身各個組織中。鉬的體內吸收率高達75%左右，攝取過多的部分會隨著尿液排出體外，使體內的鉬維持在一定的濃度。

是將普林分解成尿酸的酵素成分

鉬是一種名為黃嘌呤氧化酶的氧化酵素的必要成分，這種酵素可以分解由核酸分解出來的普林。這個代謝最後會生成尿酸，再由尿液排出體外。

此外，鉬也是乙醛氧化酶及亞硫酸鹽氧化酶這些氧化酵素的成分，可以將具有毒性的乙醛及亞硫酸無毒化。

鉬還有其他功能如協助醣類及脂質的代謝，還有，體內鐵不足的時候，也會協助搬運儲藏在肝臟中的鐵，預防缺鐵性貧血。

鉬的必須量不多，一般的飲食中就能充分攝取，不需要擔心不足的問題。攝取過量的話，會促進銅的排泄，進而引發鐵的缺乏症。不過，只要維持正常飲食就不需要擔心。

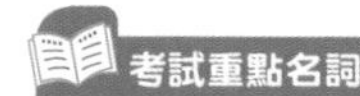

考試重點名詞

鉬
鉬是從名叫輝鉬礦的礦石中發現的，所以被命名為鉬。輝鉬礦是由鉬及硫磺組成的，外觀呈現帶光澤的鉛灰色。

關鍵字

尿酸
細胞中核酸的構成成分——普林在肝臟中被分解後產生的老廢物。接著會在腎臟被過濾，經由尿液排泄出體外。肉類及魚類的內臟中含有許多普林。

鉬的飲食攝取基準（μg／天）

年齡等	男性 估計平均需要量	男性 建議量	男性 足夠量	男性 上限量	女性 估計平均需要量	女性 建議量	女性 足夠量	女性 上限量
0～11（月）	—	—	2～10	—	—	—	2～10	—
1～17（歲）	—	—	—	—	—	—	—	—
18～29（歲）	20	25	—	550	20	20	—	450
30～49（歲）	25	30	—	550	20	25	—	450
50以上（歲）	20	25	—	550	20	20～25	—	450
孕婦（附加量）					—	—	—	—
哺乳婦女（附加量）					+3	+3	—	—

取自「日本人飲食攝取基準（2015年版）」（厚生勞動省）

富含鉬的食品

※屬於副菜的食品會依口訣「豆、堅、蛋、乳、藻、蔬、肉、菇、薯」（參照P.33）分類。

分類	食品名	1餐份的足夠攝取量（g）	成分含有量（μg）
豆（豆類·豆製品）	納豆	50（1盒）	145
	豆漿	210（1杯）	113
	飛龍頭（炸豆腐蔬菜餡餅）	100（1片）	60
	板豆腐	100（1/3塊）	41
	紅豆（水煮）	36（3大匙）	35
	生腐皮	30（1片）	30
堅（芝麻·堅果類）	奶油花生	8（10粒）	5
	腰果（調味）	15（10粒）	5
蛋			
乳			
藻（海帶芽·海藻類）	烤海苔	3（10小片）	7
蔬			
肉（海鮮·肉類）	牛肝	40（1片）	38
	豬肝	30（1片）	36
	雞肝	40（1片）	33
菇			
薯			

【主食】

	1餐份的足夠攝取量（g）	成分含有量（μg）
白米	150（1碗·3單位）	39
糙米	150（1碗·3單位）	44

硒

POINT
- ► 硒是提升抗氧化力酵素的重要成分。
- ► 同時也是活化甲狀腺激素的酵素成分，可以提升新陳代謝。
- ► 日本的土壤中含有許多硒，不需要擔心不足的問題。

預防造成老化及疾病的氧化作用

硒在成人體內約有13mg，以和蛋白質結合的形態遍布全身。

硒可以防止活性氧對身體細胞進行氧化作用，是種重要的礦物質。其中一種活性氧——過氧化氫具有會傷害細胞的強力氧化力，是造成老化和疾病的元凶。硒是穀胱甘肽過氧化物酶這種酵素的成分之一，可以協助將過氧化氫分解成水和氧。此外，硒也是協助維生素C再生的酵素成分，可以提升身體的抗氧化力。

注意補給品攝取過量的問題

硒是活化甲狀腺激素的碘甲腺原氨酸脫碘酶的必要成分，可以提升身體的新陳代謝。還具有降低體內硫磺、砷、鎘、汞等毒物毒性的功能。

日本土壤的硒含量高，由稻米等作物中攝取就不會有硒不足的問題。硒不足的話會引發關節炎、肌肉萎縮、免疫力低下等缺乏症。過多症則是會出現食欲不振、貧血等症狀。硒的毒性強，飲食攝取基準的建議量及上限量差距並不大，要特別注意不要攝取過量。硒中毒的話會出現指甲變形、毛髮脫落及胃腸障礙等症狀。一些標榜綜合礦物質的補給品中也含有硒，使用時務必要確認內容。

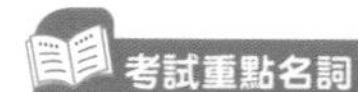

硒
元素符號為Se，是存在於土壤中的金屬。日本的土壤中含有許多硒，而中國東北由於土壤中硒含量少，當地居民經常罹患缺硒造成的心臟疾病——克山症，甚至造成死亡。

關鍵字

碘甲腺原氨酸脫碘酶
將甲狀腺激素的甲狀腺素轉換為三碘甲腺原氨酸的酵素。藉由轉換來提升甲狀腺激素的活性。

筆記

硫磺、砷、鎘、汞
廣泛地分布於土壤及海水等自然界中，經由食物鏈以食品的形式被我們攝取進體內。硒可以降低這些物質的毒性。

硒的飲食攝取基準（μg／天）

年齡等	男性				女性			
	估計平均需要量	建議量	足夠量	上限量	估計平均需要量	建議量	足夠量	上限量
0～11（月）	—	—	15	—	—	—	15	—
1～11（歲）	10～20	10～25	—	80～240	10～20	10～25	—	70～240
12～49（歲）	25	30	—	330～460	20～25	25～30	—	320～350
50～69（歲）	25	30～35	—	440	20	25	—	350
70以上（歲）	25	30	—	400	20	25	—	330
孕婦（附加量）					+5	+5	—	—
哺乳婦女（附加量）					+15	+20	—	—

取自「日本人飲食攝取基準（2015年版）」（厚生勞動省）

富含硒的食品

※屬於副菜的食品會依口訣「豆、堅、蛋、乳、藻、蔬、肉、菇、薯」（參照P.33）分類。

分類	食品名	1餐份的足夠攝取量（g）	成分含量（mg）
豆			
堅（芝麻·堅果類）	葵瓜子（調味）	9（1大匙）	9
蛋	蛋黃	18（1個份）	10
乳			
藻			
蔬			
肉（海鮮·肉類）	真鰈	100（1片）	110
	鮟鱇魚肝	50（1片）	100
	鰹魚	100	100
	竹筴魚（烤）	110（1尾）	85
	黑鮪魚（紅身肉）	75（生魚片5片）	83
	鱈魚卵（生）	60（1條）	78
	青魽	100（1片）	57
	劍旗魚	100（1片）	55
	真鯖	80（1片）	51
	蒲燒鰻	100（1串）	50
菇			
薯			

【主食】

	1餐份的足夠攝取量（g）	成分含量（mg）
白米	150（1碗·3單位）	1.3
糙米	150（1碗·3單位）	1.3

硒的攝取技巧

硒具有提升抗氧化作用、防止身體老化及生活習慣病的功能。和含有同樣具有抗氧化性的維生素C及E的食品一起攝取，效果會更好。鱈魚卵和鮟鱇魚肝等魚卵及內臟含有豐富的硒及維生素E。建議添加含有維生素C的食材，並且在調理方式下點功夫。

鉻

POINT
- ► 肝臟、腎臟及脾臟等組織中都有微量的鉻存在。
- ► 協助胰島素作用，抑制血糖值上升。
- ► 讓脂質代謝更加活躍，預防肥胖及動脈硬化。

微量卻重要的礦物質

鉻在體內有2～6mg，是必需礦物質中含量最少的一種。體內吸收率也不到3％，僅有微量的鉻存在於肝臟、腎臟、脾臟、淋巴結等組織中。

胰臟分泌的胰島素可以將血液中的葡萄糖轉化成能量，鉻會協助胰島素作用，抑制血糖值（血液中的葡萄糖濃度）上升。體內的鉻不足的話會使胰島素敏感度低下，導致血糖值不容易下降。

協助以脂質為首的各種代謝

鉻可以活化脂質細胞中的蛋白酪氨酸磷酸酶，讓脂質代謝更活躍。而且，鉻還能抑制血液中的中性脂肪及膽固醇上升，可以預防肥胖、高脂血症、動脈硬化等。

此外，鉻和醣類及蛋白質的代謝也有相關，可以協助代謝作用更順暢的進行。

鉻除了體內吸收率低之外，隨著年紀增長，體內的含量還會減少。鉻不足時會造成體重減少、末梢神經障礙、脂質及蛋白質的代謝異常等症狀。不過，攝取量少時吸收率反而會提高，所以一般的飲食中不太需要擔心攝取不足的問題。至於過多症，除了大量攝取補給品的情況要多注意，基本上是無須擔心的。

考試重點名詞

鉻
銀白色的金屬，自然界中存在的幾乎都是三價鉻，可以當作營養素使用。六價鉻是人工製造的，毒性相當高。汽車、機械製品及流理台等都會使用鉻做為鍍層。

關鍵字

胰島素敏感度低下
意指胰島素沒什麼效力（胰島素阻抗）的狀態。在這個情況下，即使胰臟分泌胰島素，血液中的葡萄糖還是沒辦法順利地被身體吸收，血糖值也就不易下降。這個狀態若一直持續的話會轉變為糖尿病。

筆記

補給品
除了標榜有含鉻的補給品，還有其他含有各式各樣綜合礦物質的補給品。為了避免在不知情的情況下攝取過量，攝取補給品時要確認過配方及含量再使用。

鉻的飲食攝取基準（μg／天）

年齡等	男性	女性
	足夠量	足夠量
0～5（月）	0.8	0.8
6～11（月）	1.0	1.0
1～17（歲）	—	—
18～29（歲）	10	10
30～49（歲）	10	10
50以上（歲）	10	10
孕婦		10
哺乳婦女		10

取自「日本人飲食攝取基準（2015年版）」（厚生勞動省）

富含鉻的食品

※屬於副菜的食品會依口訣「豆、堅、蛋、乳、藻、蔬、肉、菇、薯」（參照P.33）分類。

分類	食品名	1餐份的足夠攝取量（g）	成分含有量（μg）
豆（豆類‧豆製品）	飛龍頭（炸豆腐蔬菜餡餅）	100（1片）	8
	油豆腐	15（1/2塊）	3
堅（芝麻‧堅果類）	杏仁（調味）	14（10粒）	4
蛋	蛋	60（1個）	7
乳（牛奶‧乳製品）	起司片	30（5mm厚，3片）	16
藻（海帶芽‧海藻類）	乾燥鹿尾菜	4（1大匙）	1
蔬（蔬菜‧水果）	竹筍	72（中型1/5根）	2.4
肉（海鮮‧肉類）	星鰻	50（1/2尾）	24
	真鯖	80（1片）	5
	蠑螺	25（1個）	2
菇			
薯（薯類）	里芋	120（2個）	12
	山藥	50	5

【主食】

	1餐份的足夠攝取量（g）	成分含有量（μg）
白米	150（1碗‧3單位）	0
糙米	150（1碗‧3單位）	0
蕎麥麵	130（1球）	44

鉻的攝取技巧

雖然一般的飲食不會有攝取不足的問題，但是因為吸收率極低，還是要注意避免和會阻礙吸收的食品一起食用。例如，菠菜及里芋就含有草酸，會妨礙鉻的吸收，要確實去除草酸再使用。和維生素C一起攝取可以提升吸收率。

營養學COLUMN ……… 7

注意食物及藥品的相互作用

治療疾病時服用的藥物效果，會受到同時攝取的食物影響而增強或減弱。而且，還有可能會產生副作用，所以事先了解食物及藥品的相互作用是很重要的。

其中較為人所知的是華法林和納豆的組合。華法林是一種讓血液不容易凝固的藥品，納豆中的維生素K會降低藥品的效果，讓血液容易凝固。除了納豆之外，綠球藻及青花菜等黃綠色蔬菜中也含有維生素K，須注意和華法林合併服用的情況。

最近為了防止藥品重複使用或是吃剩，日本政府開始獎勵社區藥局制度。為了確保自己不受食物和藥品的相互作用，或是藥物及藥物的相互作用的影響，建議各位找一間固定配合的社區藥局，對自己所使用的藥品進行概括管理及使用指導。（※譯註：日本的社區藥局制度就如同台灣的家庭醫師制度，就近找熟悉的藥局，由固定的藥師統一管理使用的藥物。）

【 需要注意的藥品及食物 】

藥品	食物	症狀
抗生素（四環黴素類）	牛奶、優格等乳製品	藥物不易被吸收，降低藥效
高血壓、狹心症的治療藥物（鈣拮抗劑）	葡萄柚汁	血壓過度下降 心臟功能低下
感冒藥、止咳藥（含有茶鹼的藥物）	含咖啡因的飲料	增強頭痛、失眠等副作用
鼻炎藥（含有苯丙醇胺的藥物）	起司、紅酒等含有酪胺的食品	頭痛、血壓上升等

第7章

植物生化素（機能性成分）的功能

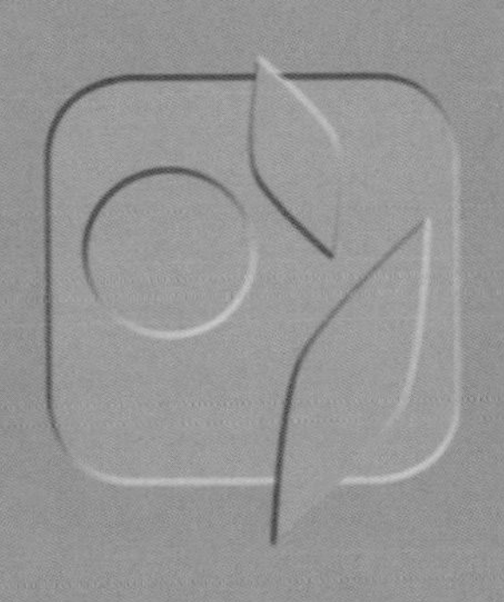

何謂機能性成分
多酚
類胡蘿蔔素
硫化物
蛋白質類
類維生素
膳食纖維

何謂機能性成分

POINT

- ► 具有高抗氧化性的植物生化素代表為多酚、類胡蘿蔔素類及硫化物。
- ► 蛋白質類、類維生素、膳食纖維中也都含有機能性成分。

具有對身體有益機能的成分總稱

食品中有些化學物質雖然不是身體必須的營養素，但還是具有某些功能。這些物質就統稱為機能性成分。

其中研究進展最多的是在植物中合成出來的植物生化素，其原本是植物為了對抗紫外線及害蟲等外敵而製造出來的物質。當中較具代表性的有植物的雜質及香氣的成分——多酚、黃綠色蔬菜色素中的類胡蘿蔔素類、大蒜香氣及白蘿蔔等辛辣成分中的硫化物。這些成分具有很強的抗氧化作用，能夠預防老化及生活習慣病。

植物生化素的各種物質均衡地存在於蔬菜及水果中，與其攝取從中抽出其中一種成分製成的補給品，不如從食物中攝取，效果會更好。

蛋白質類指的是構成蛋白質的胺基酸及肽類。其中有些種類具有預防生活習慣病等各種機能。

類維生素指的是功能與維生素類似，協助維生素進行作用的成分，對於維持生命而言也是重要的角色。

膳食纖維是食物中無法被酵素等分解的成分總稱。它們會以未消化的狀態被送至大腸，具有整頓腸內環境，抑制血糖值急遽上升的功能。

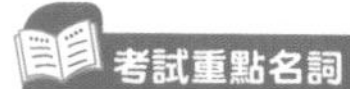

植物生化素
英文為phytochemical，其中phyto是拉丁文的植物的意思。植物來源的化學物質約有1萬種。除了抗氧化作用，還有具殺菌作用、改善更年期障礙等各式各樣的功能。

機能性成分
大多還在研究階段，分類方式也很多種。包括葉綠素、寡糖、木糖醇等。

雜質
造成蔬菜苦味及澀味的成分總稱。其中不只有對人體有益的成分，也有像菠菜的草酸及馬鈴薯芽的龍鹼等有害成分。

主要的機能性成分

●植物生化素

分類	種類	名稱	特徵
多酚	類黃酮	花青素、異黃酮、可可多酚、兒茶素、槲皮素、山柰酚　等	透過光合作用產生的植物色素及苦味成分。可以用來防禦紫外線，當季的蔬果中含量豐富。具有強力抗氧化作用，可以預防生活習慣病及癌症。
	酚酸	鞣花酸、薑黃素、綠原酸、芝麻素、單寧酸　等	色素以外的成分。具有抗氧化作用、抗菌作用、消除疲勞等各種功效。
類胡蘿蔔素	胡蘿蔔素類	α-胡蘿蔔素、β-胡蘿蔔素、γ-胡蘿蔔素、茄紅素	僅由碳及氫組成，在黃綠色蔬菜及水果中含量豐富。強力的抗氧化作用可以預防老化及癌症。
	葉黃素類	蝦青素、β-隱黃質、辣椒紅素、褐藻素、玉米黃素、葉黃素	由碳、氫以外的元素組成的黃色色素群，存在於海鮮、蔬菜及海藻等食材中。除了抗氧化作用，還有保護眼睛機能及強化免疫力的功效。
硫化物		蒜氨酸、大蒜素、異硫氰酸酯、二烯丙基二硫、硫代亞硫酸鹽、蘿蔔硫素	蔥和蒜等百合科、高麗菜及白蘿蔔等十字花科中含有的臭味及辛辣成分。除了強力抗氧化作用，還有抗菌、殺菌作用及預防癌症的效果。

※除上述種類以外，香草植物及柑橘類含有的香氣成分（萜類）也具有抗氧化、殺菌及鎮靜等作用。

●蛋白質類

種類	名稱	特徵
蛋白質	膠原蛋白、大豆球蛋白、乳鐵蛋白、凝集素、酪蛋白　等	存在各種蛋白質食品中。可以預防骨質疏鬆、強化免疫力等，名稱會因其作用而不同。
肽	酪蛋白磷酸肽、芝麻胜肽、沙丁魚胜肽、海帶芽胜肽　等	蛋白質分解成胺基酸的過程中產生的化合物總稱。有些是由消化酶分解而成，還有一些是發酵食品製造過程中由微生物作用產生的。具有降血壓及減少中性脂肪等功能。
胺基酸	麩胺、牛磺酸、GABA、鳥胺酸　等	構成蛋白質的最小單位。可以消除疲勞、強化免疫力等，各有不同的特殊作用。

●類維生素

名稱	特徵
輔酶Q10、膽鹼、維生素P、維生素U、肌醇、硫辛酸、乳清酸、肉鹼　等	功能和維生素類似，但是不被承認是維生素的成分。依種類分布在各種食品中。具有抗氧化作用，還有預防生活習慣病、強化免疫力等功能。

●膳食纖維

種類	名稱	特徵
不溶性膳食纖維	纖維素、半纖維素、甲殼素、殼聚糖　等	在穀物、蔬菜、蝦蟹的甲殼中含量豐富，在腸道內會吸水分而膨脹，可以整頓腸內環境，改善排便情況。可以預防肥胖及癌症。
水溶性膳食纖維	葡甘露聚醣、植物膠、海藻多醣體　等	多含於昆布、海帶芽、蒟蒻等食物中，藉由黏性物質的功能整頓腸內環境，可以抑制肥胖，也能抑制血糖值上升。

多酚

POINT

- 愈靠近蔬菜的莖、葉，或是水果的皮及種子，含量就愈高。
- 攝取後30分鐘會開始發揮抗氧化的效果，並持續2～3小時。
- 種類有數千種以上，除了抗氧化成分還含有許多具其他功能的成分。

羥基可以讓活性氧變成無害成分

多酚是植物行光合作用製造出糖分，再進行複雜的合成形成的成分。存在於植物的色素及雜質中，愈靠近蔬菜的莖、葉，或是水果的皮及種子，含量就愈高。

從化學的角度來看，多酚是由2個以上的羥基（－OH）結合而成的化合物。羥基可以和對人體有害的活性氧（自由基）結合，使其轉變為無害的物質。多酚的種類有5000種以上，每種都可以透過羥基的強力抗氧化作用保護身體不受氧化的侵害。

多酚的體內吸收率雖然不高，但是吸收速度很快，攝取後30分鐘左右就會開始發揮抗氧化效果，但是持續時間很短，只有大約2～3小時，所以比起一次性大量攝取，還是由各種食物組合中勤勞地攝取才會有效果。

類黃酮和酚酸的區別

多酚可以分為色素成分的類黃酮及色素之外的酚酸這2大類。除了抗氧化作用，還有許多具抗癌作用、殺菌作用、改善更年期障礙等各種機能的其他成分。

日本國立癌症研究中心的研究結果顯示，綠茶中的兒茶素可以預防胃癌及前列腺癌，而大豆的異黃酮可以預防乳癌及前列腺癌。

因為多酚是水溶性的，所以即使攝取過多也不會蓄積在體內。每餐的飲食中都可以有技巧地攝取一些。

考試重點名詞

多酚
法國人雖然攝取許多脂肪，但是其中罹患心臟疾病的人卻不多，因此讓紅酒的多酚受到了矚目而出名。近來花青素及異黃酮等各種成分的功效也都備受關注，並且推出補給品及特定保健用食品等產品。

關鍵字

類黃酮
多酚的一種。透過光合作用製成的植物色素及苦味成分。可以幫助植物抵禦紫外線，在當季的蔬果中含量高。多酚之中約有90％都是類黃酮。

酚酸
多酚的一種。由色素以外的成分組成，有木酚素、鞣花酸、薑黃素等。

筆記

食品成分表2015
日本食品成分表中新收錄了綠原酸及槲皮素等有機酸。

主要的多酚種類及機能性

分類	名稱	含量豐富的食品	主要機能性
類黃酮類	花青素	藍莓、葡萄、李子、覆盆莓、西印度櫻桃、草莓、茄子、紫薯、黑豆、黑米、黑芝麻	抗氧化作用、預防及改善眼睛疲勞
	異黃酮	大豆、大豆加工食品（味噌、豆腐、油豆腐、納豆等）、豆芽菜	預防骨質疏鬆症、舒緩更年期症狀、預防乳癌及前列腺癌
	可可多酚	巧克力、可可亞	抗氧化作用、預防蛀牙、抑制幽門桿菌及病原性大腸桿菌增殖
	兒茶素	綠茶、焙茶、番茶、紅茶、蘋果、紅酒、藍莓	抗氧化作用、脂肪燃燒效果、抗癌作用、抗過敏效果
	槲皮素	洋蔥、青花菜、蘆筍、長蒴黃麻、荷蘭豆、蕎麥、柑橘類	抗氧化作用、脂肪燃燒效果、抗過敏效果、抗癌作用
	山柰酚	蕪菁、青江菜、韭菜、蘋果、橘子	抑制血壓上升、抗過敏效果、強化血管
	芸香苷	蕎麥、柑橘類	強化微血管、降血壓作用、預防動脈硬化、預防糖尿病
酚酸類	鞣花酸	草莓、石榴、蘋果、栗子	抗氧化作用、抗菌作用、美白效果、抗癌作用
	薑黃素	薑黃、薑、咖哩粉	強化肝臟機能、預防老化、預防癌症、改善胃炎
	綠原酸	咖啡、牛蒡、茄子、山茼蒿	改善消化系統疾病、預防肝癌及肝硬化、抗氧化作用
	芝麻素	芝麻	降血壓作用、消除疲勞、預防老化
	單寧酸	紅酒、綠茶、咖啡、柿子、牛蒡	抗氧化作用、殺菌作用、預防動脈硬化

Athletics Column

運動前攝取多酚的效果

活性氧會使身體細胞氧化，形成黑斑及皺紋，這也是造成動脈硬化及癌症的原因，對人體而言是希望能盡量避免的物質。不過，運動會增加呼吸量，因此吸收比平常更多的活性氧。照射到紫外線也會增加體內的活性氧。若要去除活性氧，就必須適量地攝取具有高抗氧化作用的β-胡蘿蔔素、維生素C及E，還有多酚。多酚在攝取後30分鐘左右會開始發揮功效，並且持續2～3小時。建議在運動30分鐘～1小時前攝取具有抗氧化成分的食品，若是運動2小時以上，可以在途中進行補充，效果會更好。

機能性成分

類胡蘿蔔素

POINT

► 類胡蘿蔔素是紅色及黃色的色素成分，約有600種。
► 抗氧化力高，可以預防老化、動脈硬化及癌症。
► 和油一起攝取可以提高吸收率。

胡蘿蔔素類及葉黃素類

類胡蘿蔔素是存在於黃綠色蔬菜及動物性食品中的紅色及黃色色素成分。至今被發現的已有約600種，可以分為僅以碳、氫組成的胡蘿蔔素類，還有含碳、氫以外元素的葉黃素類這2大類。

兩者都具有強力的抗氧化作用，可以去除活性氧，預防老化及動脈硬化。還有強化免疫力及降低部分癌症發病風險的功能。

類胡蘿蔔素中的α-胡蘿蔔素、β-胡蘿蔔素、γ-胡蘿蔔素、β-隱黃質又稱為維生素原A（維生素A的前驅物），被體內吸收後會轉變為維生素A。

類胡蘿蔔素以前是因為維生素A這種胡蘿蔔素而受到注意。不過，不能轉變為維生素A的茄紅素及葉黃素等物質也具有高抗氧化作用，所以，類胡蘿蔔素全部都有希望能預防老化及癌症。特別是番茄的紅色色素中的茄紅素，可以降低消化器官及子宮頸等部位的癌症風險。

抗氧化作用食品的組合可以讓效果更強大

類胡蘿蔔素是脂溶性的，用油炒過或是搭配醬料等和油脂一起攝取的方式可以提高吸收率。此外，搭配各式各樣的類胡蘿蔔素和維生素C、E等抗氧化性高的物質攝取，效果也會更好。

考試重點名詞

胡蘿蔔素
類胡蘿蔔素中，僅以碳、氫結合而成的成分。又稱為維生素原A，會在體內轉變為維生素A，其中β-胡蘿蔔素在食品中含量最多，轉換率也高。

關鍵字

葉黃素類
類胡蘿蔔素中，含有碳、氫以外元素的黃色色素群。玉米、橘子、菠菜、蛋黃等食物外，黃色的花及金絲雀的羽毛等也含有葉黃素類。

主要的類胡蘿蔔素種類及機能性

分類	名稱	含量豐富的食品	主要機能性
胡蘿蔔素類	α-胡蘿蔔素	大蒜、南瓜、青豆仁、紫薯、辣椒	藉由強力抗氧化作用預防老化及癌症（維生素原A）
	β-胡蘿蔔素	大蒜、南瓜、小松菜、紫蘇、韭菜、芹菜、菠菜	維生素原A的功效最高。具有維持免疫機能、改善眼部機能、強化皮膚及黏膜等功能（維生素原A）
	γ-胡蘿蔔素	大蒜、南瓜、番茄、杏桃	維生素原A的功效較弱。具有維持眼睛機能、強化皮膚及黏膜等功能（維生素原A）
	茄紅素	番茄、西瓜、柿子、杏桃、粉紅葡萄柚	藉由強力抗氧化作用預防老化及癌症
葉黃素類	蝦青素	蝦子、螃蟹、鮭魚、鯛魚、鱒魚、鯉魚	強力抗氧化作用、預防眼睛老化、強化免疫力
	β-隱黃質	橘子等柑橘類、桃子、柿子、玉米	強化免疫力效果、預防骨質疏鬆症、預防癌症（維生素原A）
	辣椒紅素	紅椒、紅辣椒	藉由強力抗氧化作用預防老化及動脈硬化
	褐藻素	海帶芽、昆布、鹿尾菜、水雲	抗氧化作用、脂肪燃燒效果
	玉米黃素	玉米、蛋黃、肝臟	預防及改善視力衰退和白內障、保護視網膜
	葉黃素	菠菜、青花菜、高麗菜、豆類、蛋黃	預防及改善白內障、保護視網膜

【以顏色區分主要的蔬菜色素】

	紅	黃	綠	褐、黃褐	紫紅
農產品	番茄、紅椒　等	紅蘿蔔、南瓜　等	菠菜、青椒　等	洋蔥、大蒜、大豆　等	紫甘藍、紅紫蘇、紅豆　等
色　素	茄紅素、辣椒紅素　等	α-胡蘿蔔素、β-胡蘿蔔素　等	葉綠素　等	槲皮素、異黃酮　等	花青素　等

注意β-胡蘿蔔素補給品攝取過量的問題

從飲食中攝取β-胡蘿蔔素有預防癌症的效果，但是有研究結果顯示，從補給品中大量攝取的話，反而會增加肺癌的發病率。比起透過補給品攝取β-胡蘿蔔素，還是建議從飲食中搭配其他類胡蘿蔔素攝取。

機能性成分

硫化物

POINT

- 百合科及十字花科內含的臭味及辛辣味成分，具有強抗氧化作用。
- 大蒜中含有多種硫化物，在抗癌食物金字塔中也被認定有預防癌症的效果。

具有抗菌・殺菌作用及提升血液循環的效果

硫化物是存在於大蒜、蔥等百合科、高麗菜及白蘿蔔等十字花科中的臭味及辛辣味的成分。

含硫的化合物有蒜氨酸、大蒜素、異硫氰酸酯等種類，共同特徵是強力的抗氧化作用。此外，依種類不同還有抗菌、殺菌、溶解血栓、促進血液循環的作用。

癌症預防效果顯著的大蒜及青花菜

大蒜因為含有蒜氨酸、異硫氰酸酯、甲基烯丙基三硫醚等多種硫化物，是種抗癌效果高的食物。它的特徵是會依不同調理方式而有不同的作用，例如，搗碎大蒜的話，蒜氨酸就會變成大蒜素；用油加熱後，會產生名為大蒜烯（ajoene）的物質。大蒜烯也具有強力的抗氧化作用，可以抑制癌細胞增殖。

因此，美國的抗癌食物金字塔（國立癌症研究所發表）也將大蒜放在頂端的位置，建議可以每天少量地攝取。其他含有硫化物的食品如高麗菜、洋蔥、青花菜也在金字塔的上端。

硫化物中只存在於青花菜中的蘿蔔硫素也具有強力的抗氧化作用，抑制癌症發病的效果值得期待。特別是胃癌，因為蘿蔔硫素具有抑制造成胃癌的幽門桿菌的作用。

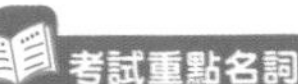

考試重點名詞

硫化物
又稱為含硫化合物。土地中含有許多火山灰的日本，硫磺含量是歐美的數倍，因此，日本人的硫化物攝取量也相對較多。

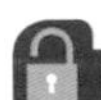

關鍵字

蒜氨酸
二烯丙基硫化物的一種。蒜氨酸本身幾乎沒有臭味，但是一旦蒜氨酸的細胞遭受破壞，蒜氨酸酶這種酵素就會將其轉變為大蒜素，發出大蒜及蔥特有的臭味。

抗癌食物金字塔
1990年，由美國國立癌症研究所（NCI）發表。根據研究，將40種抗癌效果高的植物性食品依序以金字塔的形式表示。

主要的硫化物種類及機能性

名稱	含量豐富的食品	主要機能性
蒜氨酸	大蒜、蔥、洋蔥、高麗菜、白蘿蔔、山葵	強力抗氧化作用、消除疲勞效果
大蒜素（細胞被破壞後由酵素作用生成）	大蒜、蔥、洋蔥、韭菜	強力抗氧化作用、抗菌及殺菌作用
異硫氰酸酯（細胞被破壞後由酵素作用生成）	大蒜、白蘿蔔、山葵、櫻桃蘿蔔、青花菜、高麗菜、小松菜、水田芥	抗氧化作用、殺菌作用、促進食欲、抑致癌症發病
二烯丙基二硫（diallyl disulfide）（分解大蒜素而生成）	大蒜、洋蔥、蕗蕎	抗氧化作用、解毒作用、預防癌症
硫代亞硫酸鹽（催淚成分）	洋蔥	抗菌及殺菌作用、抗過敏作用、預防糖尿病
蘿蔔硫素	青花菜、青花菜苗	強力抗氧化作用、解毒作用、抗過敏作用、預防癌症

具有強抗氧化作用的硫化物

硫化物除了具有強力的抗氧化作用，還有殺菌作用。美國製作了具預防癌症效果的食品清單——「抗癌食物金字塔」，其中大蒜被置於頂端，高麗菜及洋蔥等硫化物含量高的食物也都在上端。

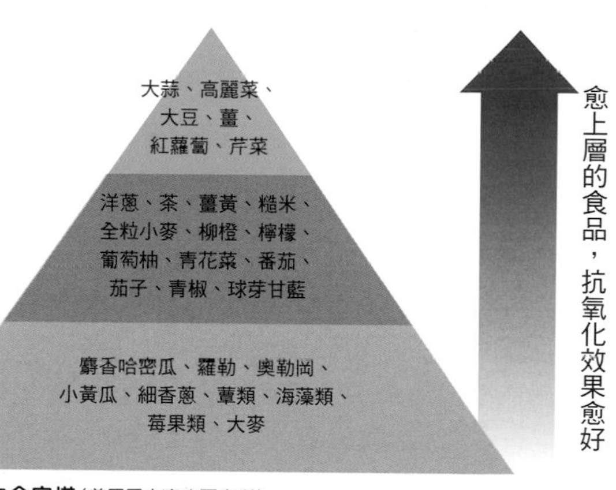

● **抗癌食物金字塔**（美國國立癌症研究所）

硫化物的攝取技巧

含有蒜氨酸的大蒜及蔥等在被搗碎或切碎時會產生大蒜素，不僅會提升抗氧化作用，香氣也會增強。但是，大蒜素對熱的穩定性差，加熱時動作要快。生大蒜因為刺激較強烈，攝取過多會造成腸胃黏膜疼痛，需多加注意。

機能性成分

蛋白質類

POINT

- 做為蛋白質來源的肽及胺基酸的機能性成分，也被利用在補給品及保健食品中。
- 肽具有其特殊的機能性。

蛋白質、肽、胺基酸的機能性

蛋白質及蛋白質的構成成分——肽及胺基酸具有機能性成分的功能。

例如，屬於蛋白質的膠原蛋白就佔了構成身體蛋白質的約30%，組成皮膚、骨骼、軟骨等組織。不僅如此，膠原蛋白還能提供氧氣及營養給皮膚，製造具有彈性的肌膚，在骨骼方面，也有預防骨質疏鬆症的功能。

屬於肽類的酪蛋白磷酸肽則是可以提升腸道內鈣及鐵的吸收。

其中，也有完全以補給品及特定保健用食品形式使用的種類。

胺基酸中的麩胺酸及天門冬胺酸在中樞神經系統中扮演的是神經傳導物質的角色。此外，由麩胺酸生成的GABA（γ-氨基丁酸）可以讓腦部的血液循環更暢通，藉此活化腦部作用。

由胺基酸結合而成的肽

肽類的生成方式有2種，一種是攝取蛋白質後經由消化酶分解而成，另一種是在如起司及優格這些發酵食品的製造過程中，經由微生物作用而成。雖然肽是由胺基酸結合而成的，但無論是胺基酸或蛋白質都具有不同的機能性。目前已經有具降血壓作用、減少中性脂肪、促進鈣質吸收等功能的肽被認定為特定保健用食品。

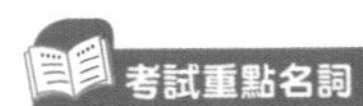

考試重點名詞

肽類
蛋白質被分解成胺基酸的過程中生成的化合物。由2～20個左右的胺基酸結合而成。

關鍵字

特定保健用食品
含有具降血壓作用及整腸健胃等特定保健機能成分的食品，須經過厚生勞動省認可。

筆記

胺基酸的種類
天然胺基酸約有500種，可以組成身體組織的胺基酸約有20種。兩者都有具機能性的胺基酸。

主要蛋白質類的種類及機能性

分類	名稱	含量豐富的食品	主要機能性
蛋白質	膠原蛋白	牛筋、蒲燒鰻、雞軟骨、魩仔魚、秋刀魚	預防肌膚皺紋及下垂、預防骨質疏鬆症、改善眼睛疲勞
	大豆球蛋白	大豆、大豆製品（豆腐、油豆腐、納豆等）	預防高脂血症、調節激素
	乳鐵蛋白	起司、優格、牛奶、布丁、脫脂奶粉	強化免疫力、抗菌及抗病毒作用、改善貧血、整頓腸道菌
	凝集素	馬鈴薯、毛豆、大豆、四季豆、扁豆	預防感染症、提升免疫力、預防癌症
	酪蛋白	牛奶、起司、鮮奶油	促進鈣質吸收、強化免疫力、預防及改善高血壓
肽	酪蛋白磷酸肽（CPP）（※）	牛奶	促進鈣質吸收、預防骨質疏鬆症
	芝麻胜肽（※）	芝麻	抑制血壓上升
	沙丁魚胜肽（※）	沙丁魚	降血壓作用
	海帶芽胜肽（※）	海帶芽、海藻類	降血壓作用
胺基酸	麩胺酸	昆布等海藻類、大豆	提升肌力、消除疲勞、強化免疫力
	牛磺酸	章魚、烏賊，海鮮類	改善高血壓、改善肝功能、改善脂肪肝
	GABA（γ-氨基丁酸）	胚芽米、番茄、馬鈴薯、橘子	降血壓作用、精神安定作用、活化腦部
	鳥胺酸	蜆、鮪魚、比目魚、起司	提升肝臟機能、消除疲勞、強化免疫力

※被認定為特定保健用食品的成分。

肽的生成

肽有從胺基酸結合而成的情況，也有攝取蛋白質之後由消化酶分解而成的情況，具有特殊的機能性。此外，發酵食品的製造過程中，也會經由微生物作用產生肽。

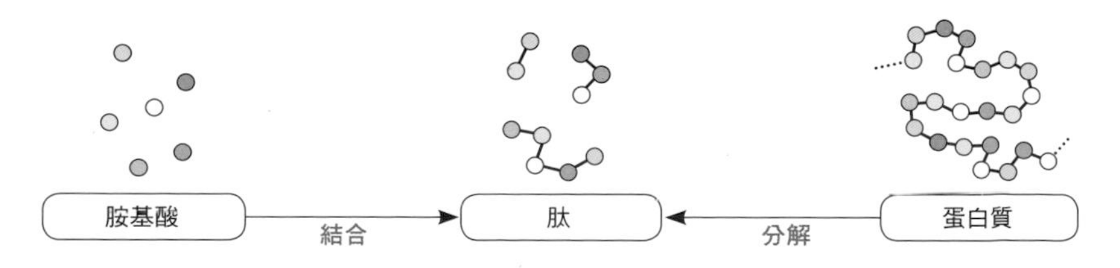

機能性成分

類維生素

POINT
- ► 功能和維生素類似，有助於維持生命成分的總稱。
- ► 因抗氧化作用、預防生活習慣病、提升免疫力等功效而受到矚目，被運用於醫藥品及補給品。

尚在研究階段的機能性成分

類維生素是種功能類似維生素，並且能協助維生素進行作用的成分的總稱。目前被認定是維生素的物質有13種，類維生素和維生素的不同點在於許多都能在體內合成，所以缺乏症並不明確。

雖然機能性成分還在研究階段，但是其中有很多成分具有抗氧化作用、預防生活習慣病、提升免疫力等維持生命的重要功能，也已經被運用於醫藥品及補給品。

須注意攝取過量的問題

輔酶Q10是存在於肉類及海鮮類中的脂溶性物質，廣泛地分布在心臟及肝臟中。由於抗氧化作用強，所以被運用在預防生活習慣病的補給品及心臟衰竭的治療藥物中。

維生素U是在高麗菜中發現的脂溶性成分，可以用來製造腸胃黏膜，具有修復受損組織的功能。化學名為氯化甲硫胺基酸，多被使用在腸胃藥中。

膽鹼為水溶性物質，是卵磷脂這種磷脂質及神經傳導物質——乙醯膽鹼的組成成分。卵磷脂具有抑制脂肪在肝臟堆積的功能，在預防脂肪肝及動脈硬化的補給品中很常見。

無論是哪種類維生素，都需要注意一次性大量攝取等攝取過量的問題。

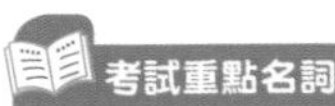

類維生素
功能類似維生素，但不被認為是維生素的成分。維生素P和維生素U等都是從前錯誤的命名。

關鍵字

輔酶Q10
別名為泛醌，存在於肝臟、心臟、脾臟、腎臟等處，是製造能量時的輔酶。雖然可以在體內合成，但是會隨著年紀減少。

膽鹼
以膽鹼為基礎製成的乙醯膽鹼，是具有阿茲海默症預防效果的成分。市面上也販售許多可促使腦部活化的補給品。

主要類維生素的種類及機能性

名稱	含量豐富的食品	主要機能性
輔酶Q10	肝臟、牛肉、豬肉、鮪魚、鰹魚、鯖魚、花生	高血壓、糖尿病、改善及預防心肌梗塞、強力抗氧化作用、消除疲勞
膽鹼	肝臟、蛋、牛肉、豬肉、大豆、豇豆	降血壓作用、預防動脈硬化、預防脂肪肝
維生素P（氯化甲硫胺基酸）	橘子、檸檬、柳橙、櫻桃、杏桃、蕎麥	強化微血管、預防高血壓及高脂血症、抗過敏作用
維生素U（橙皮苷）	高麗菜、萵苣、芹菜、青海苔	修復及保護腸胃黏膜
肌醇	柳橙、西瓜、桃子、哈密瓜、葡萄柚	預防脂肪肝、預防動脈硬化、預防掉髮、維持神經正常運作
硫辛酸（類脂酸）	肝臟、菠菜、青花菜、番茄	強力抗氧化作用、預防生活習慣病、消除疲勞
乳清酸（維生素B_{13}）	根莖類、小麥胚芽、啤酒酵母	提升肝臟機能、預防老化
肉鹼（維生素Bt）	羊肉、牛肉、鰹魚、赤貝	脂肪燃燒效果、減肥效果
平葡酸（維生素B_{15}）	非精製穀類、芝麻、啤酒酵母、南瓜子	抗過敏作用、防止肝硬化、防止汙染物質造成的損害、延長細胞壽命
苦杏仁苷（維生素B_{17}）	杏桃、櫻桃、李子、桃子等種籽中	抑制及預防癌症。在美國是種癌症治療藥物——「Laetrile（苦杏仁苷類似物）」，但在日本並不用於治療癌症
對胺基安息香酸（PABA）	肝臟、蛋、啤酒酵母、牛奶	促進腸內益菌增殖、預防白髮及皺紋、合成葉酸

類維生素的補給品

類維生素可以在體內合成，基本上不會有缺乏的問題。至於過多症也幾乎不成問題，不過，和維生素及礦物質相比，目前可以參考的數據還是不夠充足。為了安全起見，建議懷孕和哺乳中的婦女不要大量攝取。

機能性成分

膳食纖維

POINT

► 碳水化合物的一種，是人類的消化酶無法消化的植物成分。

► 有穀類及蔬菜類中含量豐富的不溶性膳食纖維，及存在於海藻類及蒟蒻中的水溶性膳食纖維。

被視為「第六營養素」的機能性

膳食纖維大多存在於植物性食品中，被定義為「人類的消化酶無法消化的食物成分」。

膳食纖維的結構是由許多糖組成，雖然在食品成分表中和醣類一樣是標示為碳水化合物，但是並沒有做為能量的營養效果，以前並不太受到重視。但是，近來因為可以吸附有害物質並將其排出體外，還能增加腸內的益菌等機能性而受到矚目，現在更被認為是「第六營養素」。

抑制肥胖，整頓腸道環境

雖然膳食纖維有各式各樣的種類，但是可以大致區分為不溶於水的不溶性膳食纖維，及可以溶於水的水溶性膳食纖維。

不溶性膳食纖維大多存在穀類、蔬菜及蝦蟹的外殼中，在腸內吸收水分會膨脹，讓腸道蠕動運動更活躍、排便更順暢。

水溶性膳食纖維則是存在於昆布、海帶芽、蒟蒻等食品中，在腸道內會變成果凍狀的黏性物質，可以減緩醣類的吸收，抑制血糖值上升。

因為兩者都不好消化，所以能抑制肥胖，並且藉由整頓腸道環境達到預防癌症等效果。

在一般的飲食生活中幾乎不需要擔心攝取過量的問題，但是在使用補給品的時候要特別注意。大量攝取的話有可能會妨礙礦物質的吸收。

考試重點名詞

碳水化合物

以單醣為基本的構成成分，是醣類及膳食纖維的總稱。因為膳食纖維幾乎不含熱量，只要不是大量攝取，碳水化合物的熱量基本上就和醣類的熱量相等。

關鍵字

第六營養素

人類身體必要的營養素中，特別重要的是醣類、蛋白質、脂質這三大營養素。加上其他雖然具有高度必要性，但是需要量並不高的維生素及礦物質就稱為五大營養素。排在這些營養素之後，不可或缺的成分就是膳食纖維，因此將其列為第六營養素。膳食纖維會成為腸道菌的食物，被分解時產生的短鏈脂肪酸會被吸收成為能量。此外，還能預防大腸癌。

膳食纖維的種類及特徵

分類	名稱	含量豐富的食品　主要機能性
不溶性膳食纖維	纖維素	植物細胞壁的主要成分。存在於穀類、牛蒡、大豆及其他植物性食品中，也是被攝取最多的膳食纖維。可預防進食過量及肥胖。
	半纖維素	組成植物細胞壁的多醣體中，纖維素及果膠以外的部分。在蔬菜、豆類、穀類中含量豐富，具有抗氧化作用及提高免疫力的效果。
	甲殼素、殼聚糖	存在於蝦蟹的甲殼及蕈類中。經濃鹼處理的甲殼素就是殼聚糖。可以預防肥胖及高脂血症，還有強化肝功能的作用。
	果膠	存在於蘋果及橘子等果實類及薯類等食物中。當果實成熟時就會變成水溶性。可以整頓腸內環境，消除便祕。
水溶性膳食纖維	葡甘露聚醣	在蒟蒻中含量豐富。醣類及膽固醇的吸收效果很好，會在胃中膨脹，所以容易產生飽足感，可以利用於減肥。
	植物膠	較為人知的是生長在印度等地的豆科植物——瓜爾種籽中的瓜爾膠。可以改善腸內環境，調整排便情況。還有抑制血糖值上升的作用。
	海藻多醣體	存在於珊瑚草等的寒天（瓊脂糖）及昆布、海帶芽的褐藻酸等物質中。具有高度黏性及吸附力，還有降血壓作用，可以藉此達到預防生活習慣病的效果。

富含膳食纖維的食品

分類	食品名	膳食纖維（可食用部分每100g的含量）（※1） 水溶性（g）	不溶性（g）	總量（g）	足夠量（g）	
穀類	黑麥粉	4.7	8.2	12.9		
	燕麥	3.2	6.2	9.4		
蔬菜	蘿蔔乾	3.6	17.1	20.7	1人份	5
	青豆仁	0.6	7.1	7.7	1大匙	10
蕈類	木耳（乾）	0.0	57.4	57.4		
	香菇乾	3.0	38.0	41.0		
水果	柿子乾	1.3	12.7	14.0	1個	30
	無花果乾	3.3	7.6	10.9	1個	30
豆類	四季豆（乾）	3.3	16.0	19.3	1人份	25
	豇豆（乾）	1.3	17.1	18.4	1人份	25
	紅豆（乾）	1.2	16.2	17.8	1杯	25
	豌豆（乾）	1.2	16.2	17.4	1人份	25
	大豆（日本產，乾）	1.8	15.3	17.1	1人份	25
	黃豆粉	1.9	15.0	16.9	1大匙	6
種籽類	栗子（水煮）	0.3	6.3	6.6	4個	50
	芝麻（焙炒）	2.5	10.1	12.6	1大匙	10
海藻	鹿尾菜（乾）	—	—	51.8		
	烤海苔	—	—	36.0		
	海帶芽	—	—	32.7		
	昆布（乾）	—	—	27.1		

※1 取自「日本人飲食攝取基準（2015年版）」（厚生勞動省）

營養學COLUMN ……… 8

注意兒童攝取過量食品添加物的問題

食品添加物指的是在食品的製造過程中，以加工及保存為目的使用的材料。食品添加物中，有利用化學反應製造的化學合成品，也有從天然的動植物中萃取、精製而成的天然添加物。食品添加物的種類繁多，其中有若是少了它就無法製造食品的添加物，如豆腐及蒟蒻的凝固劑；還有為了補充不足的營養而添加的維生素、礦物質；及為了將點心和麵包上色而使用的焦糖等。

無論哪種添加物在日本都需要經過厚生勞動大臣的許可才能使用，安全性需要經過動物實驗等實測來評估風險，並藉此決定每日容許攝取量（ADI）。

不過，也有在使用過程中發現有致癌性而被禁止使用的例子，或是因為日本和國外的基準不同，所以在海外可能被禁止，但是在日本卻還能繼續使用的添加物。實際上，也有許多人對於食品添加物感到不安。

此外，厚生勞動省的各種安全試驗也只有對單項食品添加物進行，並沒有考慮到攝取複數食品添加物的情況，也沒有以高敏感性的人為對象進行試驗。事實上，有實驗結果顯示，海外一部分的化學合成添加物會增加孩童罹患異位性皮膚炎及注意力不足過動症（ADHD）的機率。因此，較敏感的人和孩童若要攝取食品添加物，應該要熟知食品添加物的風險，並且避免攝取過量。視情況將停止使用納入選項也是很重要的。

第8章

食物及營養

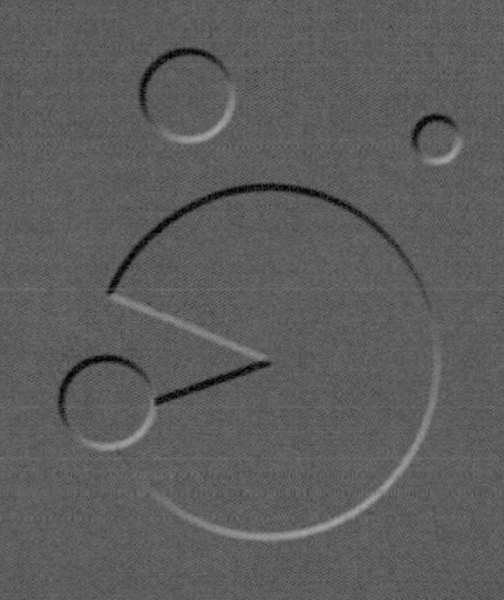

蔬菜、蕈類、水果的營養
穀類、豆類的營養
海鮮類、海藻類的營養
肉類的營養
蛋、乳類的營養
調理及營養
食物中毒的原因及對策

蔬菜、蕈類、水果的營養

POINT

- ► 蔬菜含有維生素、礦物質及膳食纖維等豐富的機能性成分，要盡量每天攝取。
- ► 水果的部分就以每天1個蘋果的程度為基準，享受當季的農產品吧。

蔬菜類……番茄

番茄的茄紅素具有強力的抗氧化作用

蔬菜類除了果實類、葉菜類及根莖類，也包含豆類及蕈類。

蔬菜類含有豐富的維生素及礦物質，還能攝取到必要的膳食纖維及植物生化素等機能性成分。蔬菜的營養素可以幫助醣類、蛋白質及脂質的能量代謝，還有提升免疫力、調整激素平衡等功能。

果實類蔬菜的代表——番茄中含有紅色成分「茄紅素」，具有強力的抗氧化作用，可以預防癌症及動脈硬化。番茄的維生素C含量也很豐富，有預防老化及美肌的效果。

辛香料蔬菜的活用法

辛香料蔬菜雖然多用於提味及添加色彩，但其實它們的營養素也很豐富。紫蘇含有蔬菜類中頂級的β-胡蘿蔔素，能預防癌症及動脈硬化。芹菜除了β-胡蘿蔔素還含有豐富的維生素B群及C等。而薑具有溫暖身體的效果，也有優異的抗氧化作用。利用辛香料蔬菜的香氣及辛辣味也有希望能達到減鹽的效果。建議更加積極並熟練地使用辛香料蔬菜。

搭配食用的重點

番茄和小黃瓜搭配食用時需要多加注意。小黃瓜中所含有的酵素——抗壞血酸酶（ascorbinase）會破壞番茄的維生素C。不過，加醋或加熱就能抑制抗壞血酸酶的作用，所以兩種食材一起食用的時候可以搭配醬料或美乃滋。

美味＆健康memo

番茄中含有大量和昆布一樣的鮮味成分——麩胺酸。和含有肌苷酸的肉類及魚類一起加熱烹調會有相乘效果，可以提升鮮味。麩胺酸在靠近外皮的部分比較多，記住要連皮一起調理。

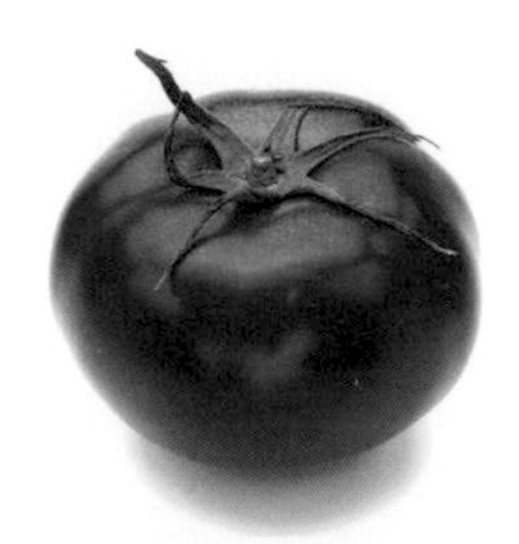

蕈類……香菇

低卡、富含膳食纖維的減肥食材

蕈類全部都含有豐富的維生素B群、維生素D、膳食纖維及礦物質。維生素B群可以協助三大營養素的代謝，而維生素D能維護骨骼及牙齒的健康。因為蕈類的卡路里不高，是減肥時可以多吃的食材。

此外，豐富的膳食纖維也有消除便祕及抑制血糖值上升的效果，可以預防生活習慣病。

香菇中富含的麥角固醇，在照射到陽光後就會轉變為維生素D。

美味&健康memo

香菇在好天氣的日子曝曬30分鐘～1小時，可以提升鮮味及維生素D含量。乾香菇也有和日曬一樣的效果。用水將乾香菇泡開時，在冰箱中放置一晚會釋放出更多鮮味。

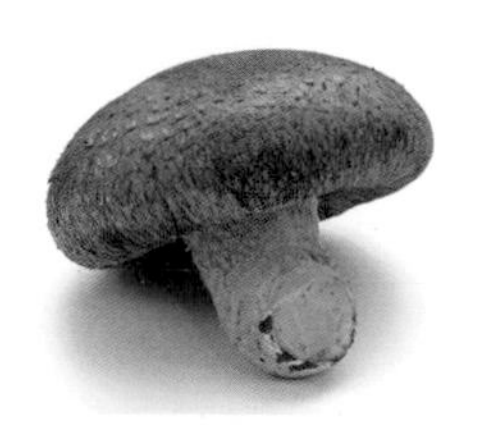

水果類……蘋果

蘋果酸對腸胃溫和，也有消除疲勞的效果

水果除了維生素，還有豐富的礦物質、植物纖維及多酚等成分。多酚為色素及苦味的成分，可以藉由去除活性氧預防老化。為了健康，每天可以吃1個蘋果。

蘋果在水果中算是營養價值較高的，甚至有「一日一蘋果，醫生遠離我」的說法。屬於酸味成分的蘋果酸可以促進腸胃機能，還有消除疲勞的效果。而蘋果中的鉀也可以排出多餘的鹽分。

美味&健康memo

蘋果削皮後放置一段時間會因為多酚氧化而變成褐色。削皮之後馬上浸泡鹽水（1杯水中加1/5小匙鹽），或是淋一點檸檬汁，就能防止變色或是多酚的流失。還有，連皮一起吃的話還能攝取到果膠。

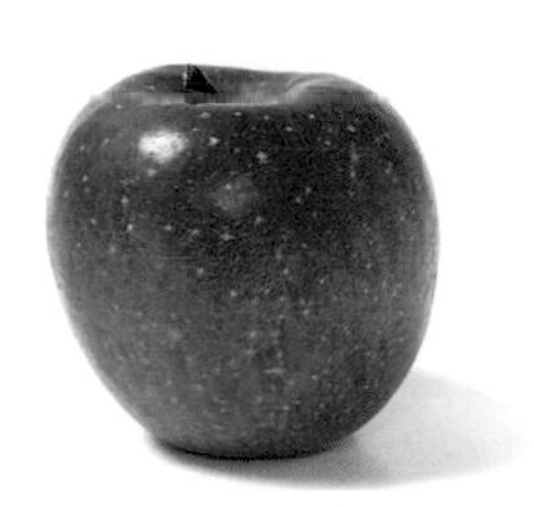

穀類、豆類的營養

POINT

► 穀類含有許多身體製造能量所需的醣類。特別是糙米，因為含有豐富的維生素及礦物質，是種優良食材。
► 使用豆類時可以區分為脂質較多的類別，及醣類較多的類別。

穀類……糙米

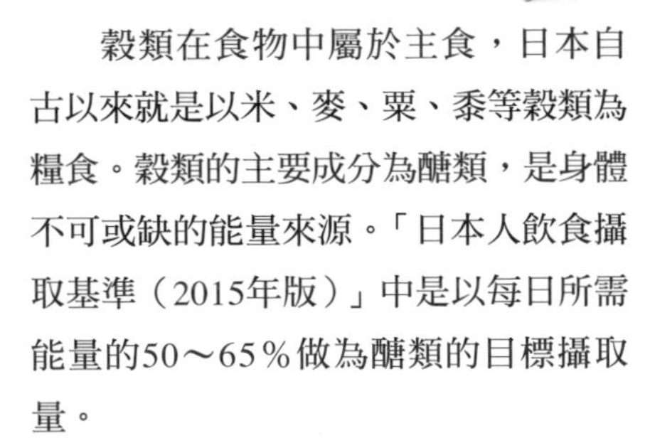

維生素及礦物質含量都比白米營養豐富

穀類在食物中屬於主食，日本自古以來就是以米、麥、粟、黍等穀類為糧食。穀類的主要成分為醣類，是身體不可或缺的能量來源。「日本人飲食攝取基準（2015年版）」中是以每日所需能量的50～65％做為醣類的目標攝取量。

糙米和精製白米相較而言是營養價值較高的穀物。它含有豐富的維生素E、維生素B群、鉀、鎂等礦物質及膳食纖維，可以發揮抗氧化作用。

穀類……蕎麥粉

芸香苷可以強化血管，預防動脈硬化

主要成分除了醣類，也富含蛋白質及維生素B群。蛋白質中含有許多離胺酸及色胺酸這些必需胺基酸，做為蛋白質來源來說是很優秀的食材。維生素B_1可以讓醣類的代謝更順暢，達到消除疲勞的效果。

芸香苷是蕎麥種籽中的一種多酚，具強力抗氧化作用，可以強化微血管、預防動脈硬化，還有降血壓作用。由帶殼蕎麥研磨而成、看起來顏色較深的蕎麥粉，芸香苷含量較高。

美味＆健康memo

糙米的表皮比白米硬，淘洗過後泡水數小時再用電子鍋、土鍋或壓力鍋炊煮就會變軟了。糙米不僅吃起來有飽足感，將白米換成糙米還有預防肥胖及改善便祕的效果。

酒後可以喝點蕎麥湯

蕎麥湯中充滿從蕎麥中溶解出來的成分。其中的菸鹼素及膽鹼可以保護肝臟，並且協助分解酒精，所以酒後喝點蕎麥湯可以預防宿醉。

豆類……大豆

預防腦部及身體老化，還能改善更年期障礙

豆類可以大略分成脂質較多的類別，及醣類較多的類別。

大豆和花生一樣大約含20％的脂質，可以當作油的原料來使用。此外，還含有30％以上的蛋白質，所以又被稱為「田裡的肉」。不僅內含的必需胺基酸均衡，維生素及礦物質也很豐富。除此之外，還有可以有效改善更年期障礙的異黃酮、能預防老化的大豆皂苷、可以活化腦細胞的大豆卵磷脂等機能性成分，是每天都能吃的食材。

提升吸收率的大豆製品

雖然大豆本身不好消化，但是製成豆腐、油豆腐、納豆等大豆製品就能提高吸收率。納豆是在大豆中加入納豆菌製成的，發酵過程中會產生讓血栓不易形成的納豆激酶。此外，納豆菌可以協助腸道內的益菌增殖，調整腸道的狀況。豆漿也能使用在各式各樣的料理中。

豆類……紅豆

低脂肪、高蛋白可以幫助減肥

紅豆和蠶豆、鷹嘴豆、扁豆、花豆等豆類一樣，是屬於醣類較多的類別。乾燥紅豆含有50％以上的醣類及約20％的蛋白質。因為幾乎不含脂質，是低脂、高蛋白，很適合減肥時吃的食材。

維生素B_1、鉀、鐵的含量也很豐富，具有消除疲勞、消水腫、預防貧血等功能。外皮含有皂素這種苦味成分，具有抗氧化作用和促進血液循環的效果，還能預防老化，讓身體不會感到寒冷。它的膳食纖維也能預防便祕。

搭配食用的重點

和紅豆和蔬菜等食材一起燉煮的料理都叫做表親煮。南瓜表親煮中，來自南瓜的β-胡蘿蔔素和維生素E的抗氧化作用會產生相乘效果，和癌症及動脈硬化的預防相關。

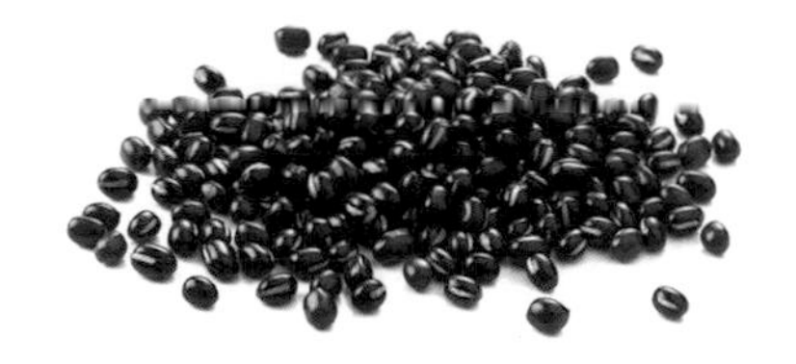

海鮮類、海藻類的營養

POINT
► 魚類是攝取蛋白質及鈣質不可或缺的食材。富含DHA及EPA的青背魚和具有豐富膠原蛋白的白肉魚都可以均衡地攝取。
► 減肥時可以聰明地攝取低卡又含有豐富膳食纖維的海藻類。

海鮮類……沙丁魚

沙丁魚等青背魚含有豐富的DHA及EPA

魚類可以大略分為青背魚（紅肉魚）及白肉魚兩類。青背魚為沙丁魚、秋刀魚、鯖魚等，青皮紅肉中含有豐富的維生素及無機質。不飽和脂肪酸DHA及EPA也是在青背魚中含量較高。

沙丁魚中的EPA特別豐富，預防動脈硬化的效果很好。牠的血合肉中含有豐富的鐵及牛磺酸，可以預防貧血。還有許多鈣質和維生素D，可以維持骨骼健康。但是因為新鮮度不容易維持，買魚的時候要挑選眼睛透明，腹部緊實的沙丁魚，並且盡早吃完。

搭配食用的重點

攝取DHA及EPA的困難點是它們容易氧化，不過，只要和番茄一起烹煮，番茄中的茄紅素及維生素C就能發揮強力的抗氧化作用，防止DHA及EPA氧化。

● 料理例／番茄燉沙丁魚

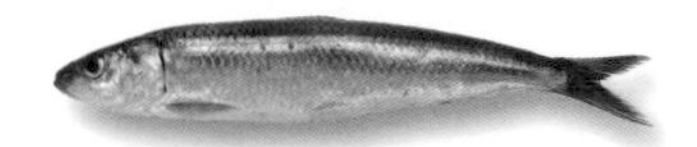

海鮮類……真鰈

藉由牛磺酸的效果預防生活習慣病

真鰈和其他白肉魚一樣，魚肉是白色的，低卡又容易消化，在離乳食品中也會使用。

俗話說「左比目，右鰈魚」，一般來說眼睛在身體右邊的都是鰈魚。

真鰈富含豐富的牛磺酸，具有維持身體細胞正常的作用，還有讓血壓及血糖值等回復正常值的功能。此外，牠還含有許多維生素B_1及B_2，具有消除疲勞及維持肌膚健康的效果。

抱卵的鰈魚雖然肉量會比較少，但是魚卵中充滿鮮味及視黃醇（維生素A）。

搭配食用的重點

和蕈類一起包在鋁箔紙中烘烤，就是一道低卡又健康的料理了。

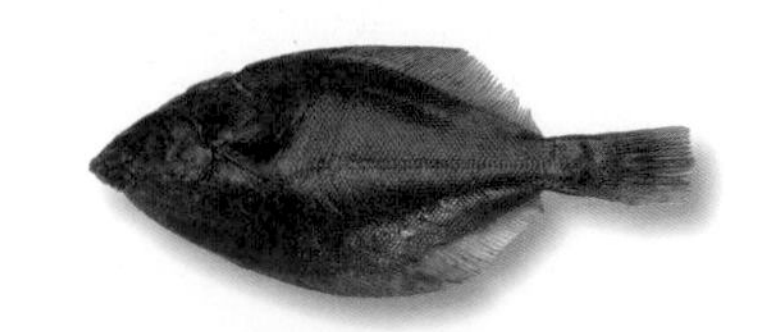

海鮮類……蜆

胺基酸及維生素B_{12}可以活化肝臟機能

蜆可以提升肝臟機能，對預防宿醉來說是效果非常好的食材。蜆中含有許多胺基酸，其中丙胺酸及麩醯胺酸有助於提升酒精代謝酵素的活性。鳥胺酸、甲硫胺酸及牛磺酸則是可以讓肝臟的解毒作用更活躍。此外，也富含可以提升肝臟機能的維生素B_{12}，藉著以上胺基酸的相乘效果就能預防宿醉。

蜆中也含有多量的鐵，含量甚至超過牛肝。維生素B_{12}還有協助造血的功能，和做為紅血球成分的鐵共同預防貧血。

美味&健康memo

蜆味噌湯中含有蜆及味噌的胺基酸，兩者交織而成的複雜鮮味讓湯變得更加美味。而且，味噌中的膽鹼還能防止酒精變成囤積在肝臟的脂肪。

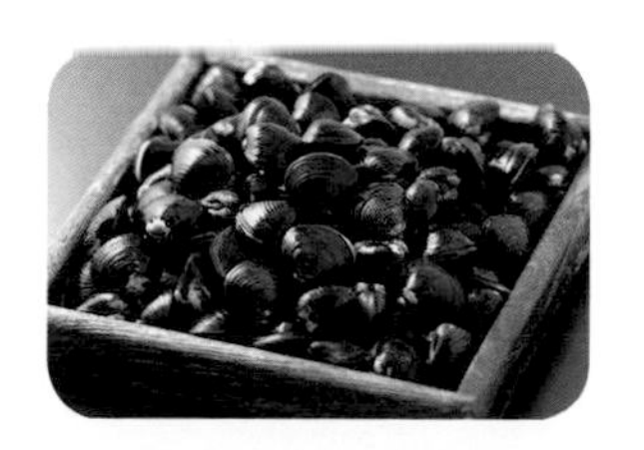

海藻類……海帶芽

減肥及消除便祕的最佳食材

海帶芽的產季在3～5月。剛長出來的海帶芽柔軟又美味，在當季採收之後會製成乾燥品及鹽藏品販售。

海帶芽不僅低卡，膳食纖維也很豐富，對於想減肥及消除便祕的人來說是最適合的食材。而且，海帶芽還含有許多β-胡蘿蔔素，可以強化皮膚及黏膜，提升對感冒及病毒等的抵抗力。而海帶芽中的碘則是成長期的孩子及孕婦不能缺少的礦物質。由於鉀含量也很高，可以排出多餘的鹽分並且消除水腫。

搭配食用的重點

雖然海帶芽和蔥是味噌湯中一定會出現的湯料，但是兩者其實不適合搭配食用。

蔥中含有膽鹼，會妨礙海帶芽的鈣質吸收。不過，維生素D可以維持鈣及磷的平衡，和青背魚跟魩仔魚一起吃的話是沒問題的。

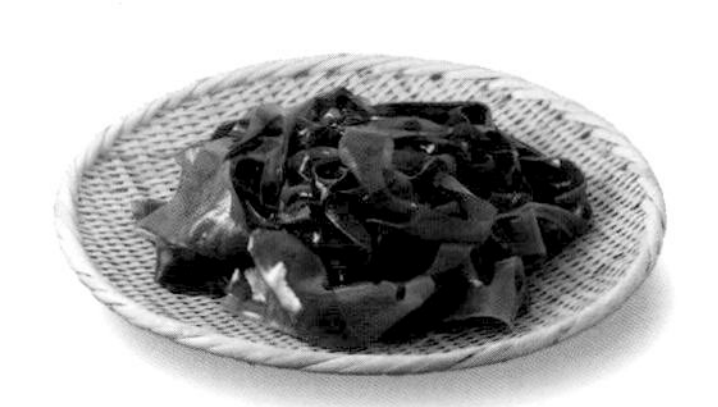

肉類的營養

POINT

- ► 胺基酸種類均衡分布的肉類中，除了常見的牛、豬、雞，還有羊及鹿、野豬等野味。
- ► 肝臟是低脂肪的「營養寶庫」，可以提升免疫力及預防動脈硬化。

肉類……牛肉

吸收率高，血基質鐵能改善貧血

牛肉的主成分為蛋白質及脂質，其中還有許多鐵及鋅。

蛋白質佔的平均比例為11～22%，其中包含了20種胺基酸，種類十分均衡。脂肪的比例為5～45%，不同部位的脂肪量有一定的差距。攝取過量的話會變成中性脂肪囤積在體內，所以要盡量避免脂肪較多的里肌肉及五花肉，選擇腰內肉及腿肉等瘦肉。

肉類的血基質鐵吸收率較植物性食品的非血基質鐵高，可以有效地改善貧血。

肉類……豬肉

藉由維生素B_1達到消除疲勞的效果

豬肉的蛋白質及脂質中含有豐富的維生素B_1。豬肉蛋白質的胺基酸分數和牛肉一樣是100，是優秀的蛋白質來源。但是攝取過多脂質會造成生活習慣病，所以建議適度地切除脂肪部分再使用。

維生素B_1可以去除造成疲勞的乳酸，從過去就被用來消除疲勞。因為含量約為牛肉的8倍，特別是在腰內肉及腿肉中含量較高。鉀含量也很多，可以消除水腫。

美味＆健康memo

為了能去除肉類的脂肪又不減其美味，霜降里肌可以當火鍋肉片，而五花肉則是拿來做燉煮料理，或是汆燙過後再進行調理。烤肉的時候可以用植物油取代牛油，或是利用肉類本身的脂肪煎烤。

搭配食用的重點

維生素B_1和大蒜及蔥含有硫化物的食材一起攝取，可以提升吸收率。

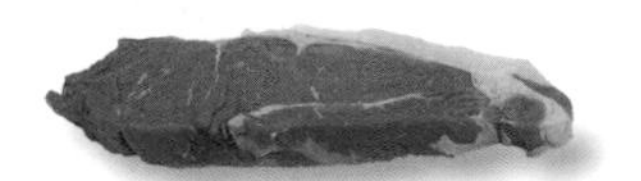

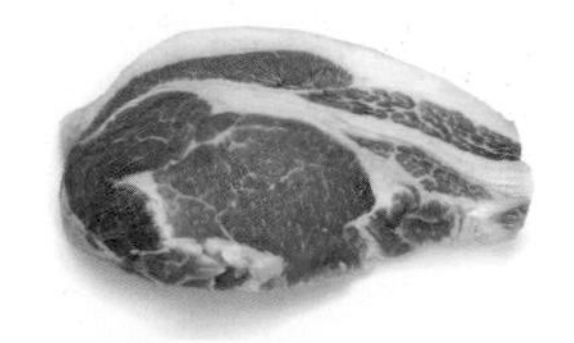

肉類……雞肉

去皮之後就變成適合減肥的低脂食材

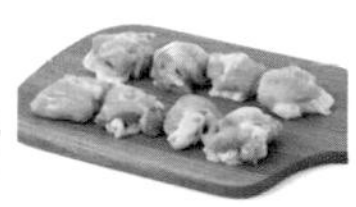

雞肉的主成分為蛋白質及脂質，做為維生素A的視黃醇及硒的含量也很豐富。

雞肉的脂質幾乎都分布在皮的部分，如果將皮去除後，腿肉中約有5%的脂肪，胸肉約2%，而里肌肉原本就不帶皮，所以只有約1%的脂肪。減肥中的人只要將雞肉去皮，就能不用擔心脂肪，安心地享用。

視黃醇可以強化皮膚及黏膜，維持美麗的肌膚。而且，視黃醇和硒都具有抗氧化作用，兩者的相乘效果可以預防老化。

搭配食用的重點

協助白蘿蔔消化的酵素也能提升雞肉的消化吸收。而且白蘿蔔的維生素C也能提升美肌效果。

肉類……肝臟

豬肝含有特別豐富的維生素A及B_2

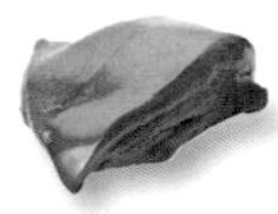

不論是牛、豬、雞的肝臟，都是含有豐富優良蛋白質、視黃醇、維生素B_2及鐵的「營養寶庫」。而且還是低脂食材，每種肝臟的脂肪含量都在4%以下。

豬肝及雞肝中含有特別多視黃醇，牛肝及豬肝則是含有豐富的維生素B_2。只要吃50g就能達到成人每日必要的建議攝取量。做為維生素A的視黃醇會和維生素B_2一起讓皮膚及黏膜更堅固，藉此提升免疫力，並且預防動脈硬化。

美味&健康memo

用流水將肝臟洗淨後，泡在牛奶中30分鐘左右，牛奶蛋白質中的膠體粒子會吸收腥臭味，讓肝臟變得更好入口。

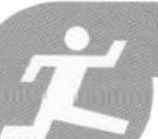

Athletics Column

適度的運動、休息還有攝取蛋白質才能增肌

說到製造肌肉的營養素就是蛋白質。蛋白質在肉類、乳製品、大豆、大豆製品等食品中含量豐富，而蛋白質的代謝還需要使用到維生素B_1、B_2、B_6，所以攝取蛋白質的時候，也要記得攝取這些維生素。同時，和營養一樣不能少的就是運動。想好要鍛鍊的肌肉部位後，一邊將意識集中在那個部位，一邊進行稍微感到吃力的重量訓練，效果會比較好。藉由肌肉纖維稍微斷裂再修復的過程來強化肌肉。

蛋、乳類的營養

POINT

► 蛋幾乎包含了碳水化合物及維生素C以外的營養素，補充營養的同時，對於預防失智症也很有效果。
► 屬於乳製品的優格可以改善腸道菌的平衡，建議每天都吃一點。

蛋類……雞蛋

蛋黃中的膽鹼能預防失智症

雞蛋中均衡地包含了各種營養素，甚至被稱為完全營養食品。

蛋白的主成分為蛋白質，其中含有維生素B_1及溶菌酶這種酵素等。溶菌酶的殺菌效果很好，具有提升免疫力的作用，在感冒藥中也會使用。

蛋黃中除了碳水化合物及維生素C之外，幾乎含有所有的營養素，尤其是維生素A、B_1、B_2、鐵、鈣的含量非常豐富。還有屬於類維生素的膽鹼可以活化腦部，預防失智症。

以生蛋形式並且尖頭朝下保存的原因

生蛋還是「活的」，空氣中的氧氣可以從蛋殼表面的小孔進入蛋中，和內部的二氧化碳交換，所以能保存得比水煮蛋還久。將尖頭朝下放的原因有2個，一是因為強度較強，另外是因為圓的部分有氣室，細菌容易在那裡繁殖，所以要將氣室朝上，遠離蛋黃。保存場所要選擇可以抑制沙門氏菌的冰箱（10°C以下）才能放心。

搭配食用的重點

可以搭配含有豐富維生素C及膳食纖維的食品。例如，早餐可以做炒蛋搭配芹菜和奇異果。如果是單品料理的話，可以做成苦瓜炒蛋、蛋燴長蒴黃麻，青花菜的含羞草沙拉也很推薦。

美味&健康memo

蛋中的維生素B群及溶菌酶並不耐熱，如果想要效果好一點的話可以直接吃生蛋。

還有，若蛋黃顏色較深，是因為雞飼料中加了β-胡蘿蔔素。放養的雞生出來的雞蛋，蛋黃顏色偏白。

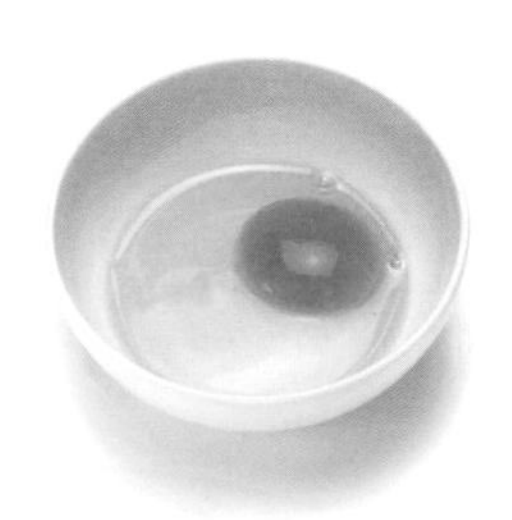

乳類……牛奶

1杯牛奶包含每天鈣質必要量的1/3

牛奶的種類有從乳牛的乳房中擠出，未經處理的牛奶稱為「生乳」；生乳經過殺菌處理後製成的「一般鮮乳」；還有去除生乳中的水分及部分乳脂肪，讓成分變濃的「成分調整鮮乳」；還有以生乳為主原料，調整為低脂配方的「加工乳」等。

無論是哪一種，都含有必需胺基酸種類均衡的蛋白質、脂質、醣類、礦物質等營養素。特別是鈣的含量豐富，吸收率也很好，1杯牛奶（200ml）就能攝取到成人每日必要攝取量的1/3左右。

搭配食用的重點

和南瓜的組合能有效預防落髮。牛奶中有可以形成毛髮的蛋白質，能使毛根細胞活化的維生素B_2含量也很豐富。南瓜中則是含有能幫助維生素B_2進行作用的胡蘿蔔素。

● 料理例／南瓜布丁、南瓜濃湯

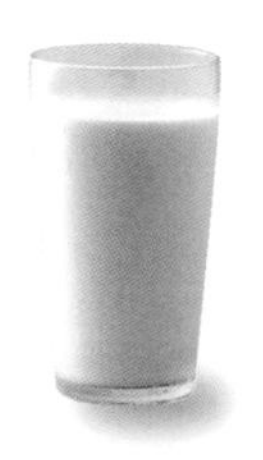

乳類……優格

乳酸菌能消除便祕，強化免疫力

優格是以牛奶為原料，加入乳酸菌加以發酵製成的發酵乳製品。

除了有和牛奶一樣的成分，還多了比菲德氏菌及保加利亞桿菌等乳酸菌。

乳酸菌的種類有200種以上，是種能改善腸道菌平衡的益菌，有助於消除便祕及強化免疫力。而且，乳酸菌依種類的不同也會有不同的功能。例如，LG21乳酸菌的抗酸性強，可以在胃中保護胃部不受幽門螺旋桿菌（幽門桿菌）的侵擾。

美味＆健康memo

在杯子上放上咖啡濾杯和濾紙，放入優格，置於冰箱中數小時，就能製成希臘優格。使用希臘優格代替鮮奶油及起司就能製作低脂低卡的料理及點心。

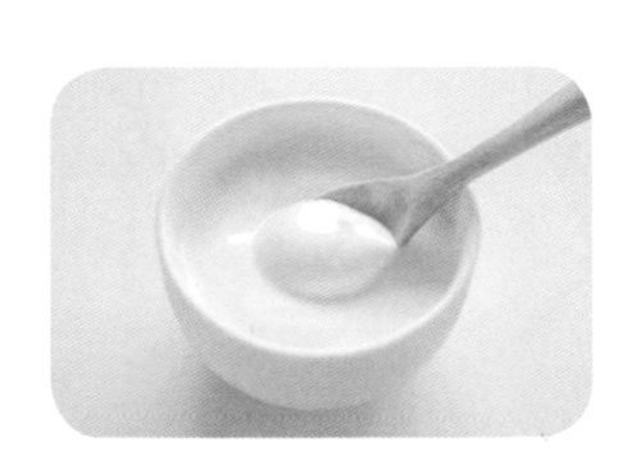

調理及營養

POINT

- 想減少飽和脂肪酸的話，需要費心去除肉類的脂肪。
- 為了減鹽，可以加入高湯，並且活用香草植物及香料。
- 防止蔬菜的水溶性維生素流失，提升脂溶性維生素的吸收率。

調理重點為脂質及鹽分的控制

為了預防及改善生活習慣病，建議減少脂質及鹽分，並且增加蔬菜的攝取量。而實踐這個目標就必須依靠調理技巧。

根據「日本人飲食攝取基準（2015年版）」，成人的脂肪攝取量應佔總能量的20～30%，含有較多飽和脂肪酸的動物性脂肪的目標量應該在7%以下。為了減少飽和脂肪酸的攝取量，就必須選擇牛、豬的腰內肉和腿肉，以及雞里肌等脂肪較少的肉類。如果肉類帶有脂肪，可以在前置準備時將脂肪切除，再切成肉片汆燙；肉塊則是水煮後將水濾掉再使用。

食鹽的每日目標量為男性未滿8g，女性未滿7g。減鹽的調理訣竅為：①加入昆布及柴魚高湯，②活用薑、紫蘇、胡椒等辛香料蔬菜、香草植物和香料，③最後才在食材表面調味，讓舌頭能直接接觸到味道，④餐桌上不要放醬油，⑤使用減鹽調味料，⑥選擇含有豐富礦物質的天然鹽等等。

調理蔬菜時，為了不浪費營養素，並且能有效率地攝取，需要多費點心思。水溶性維生素中的維生素C較無法抵抗氧化及加熱，還有易溶於水的性質。所以新鮮蔬菜買回來之後要盡快使用，清洗及拌炒時速度要快，燉煮料理則是要連同湯汁一起攝取。

脂溶性維生素遇熱也能維持穩定，和油脂一起攝取可以提升吸收率。和肉類一起調理時可以下點工夫，如用油炒或生吃的時候可以淋上醬汁再吃等。

考試重點名詞

飽和脂肪酸
肉類、奶油、起司等動物脂肪中的脂肪酸。脂肪酸是由碳（C）、氫（H）、氧（O）等元素組成，碳若沒有雙鍵結合就是飽和脂肪酸，有的話則為不飽和脂肪酸。

關鍵字

水溶性維生素
易溶於水，且遇熱會被破壞的維生素。有維生素B_1、B_2、B_6、菸鹼素、泛酸、葉酸、B_{12}、生物素、維生素C等9種。

脂溶性維生素
不溶於水、不怕熱的維生素。有維生素A、D、E、K這4種。

不同季節的蔬菜營養素成分值

營養素中的維生素C及胡蘿蔔素含量會因季節而有明顯的差異。菠菜的產季為12～1月，番茄為6～9月。當季的蔬果營養價值也最高。

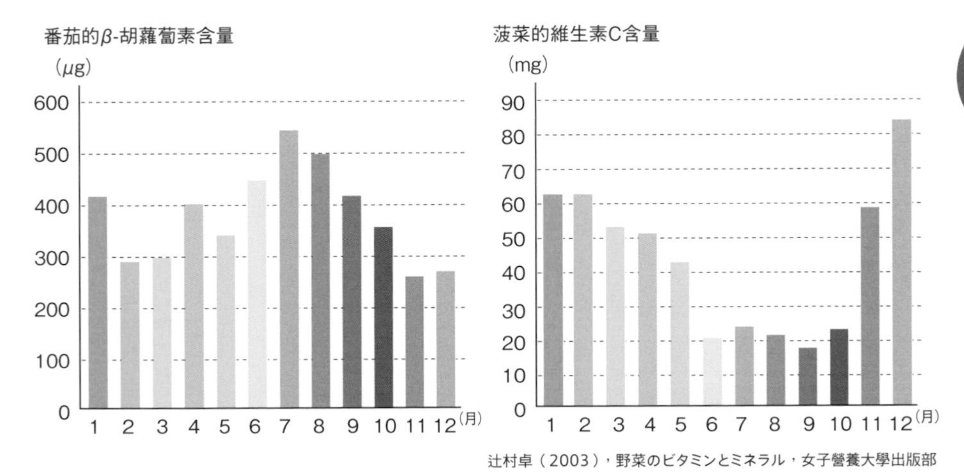

辻村卓（2003），野菜のビタミンとミネラル，女子營養大學出版部

食品成分表四版及食品成分表七版的營養素比較

以1982公布的日本食品標準成分表四版及2015年修訂的日本食品標準成分表七版的數值相比，觀察蔬菜的營養素變化，發現許多營養素減少了。雖然成分表記錄的是一年之間攝取的平均值，但是蔬菜的營養素會在產季達到巔峰，接著就會開始減少，所以終年生產的蔬菜的減少平均值會比只有在產季才能取得的蔬菜還低。

（可食用部分每100g含量）

食品名			無機質								維生素						膳食纖維		
			鈉	鉀	鈣	鎂	磷	鐵	鋅	銅	胡蘿蔔素	E	B_1	B_2	菸鹼素	C	水溶性	不溶性	總量
			mg	mg	mg	mg	mg	mg	mg	mg	μg	mg	mg	mg	mg	mg	g	g	g
青花菜	花菜・生	四版	6	530	49	30	120	1.9	1.1	0.11	720	1.8	0.12	0.27	1.2	160	1	3.8	4.8
	花梗・生	七版	20	360	38	26	89	1	0.7	0.08	800	2.4	0.14	0.2	0.8	120	0.7	3.7	4.4
菠菜	整株・生	四版	21	740	55	70	60	3.7	0.77	0.18	5200	2.5	0.13	0.23	0.6	65	0.8	2.7	3.5
	葉・整年平均・生	七版	16	690	49	69	47	2	0.7	0.11	4200	2.1	0.11	0.2	0.6	35	0.7	2.1	2.8

取自「日本食品標準成分表四版」、「日本食品標準成分表2015年版（七版）」

食物中毒的原因及對策

POINT

► 細菌造成的食物中毒可分為細菌在腸道內增殖的感染型，及毒素在食品中增殖再進入體內的毒素型。

► 為了預防，務必遵守食品衛生法及大量調理設施衛生管理守則。

食物中毒的原因及分類

食物中毒的原因可為細菌及病毒、寄生蟲、化學物質、天然毒素這4個種類。其中發生率最高的是細菌及病毒造成的食物中毒。

細菌造成的食物中毒有感染型及毒素型2種，感染型是和食物一起進入體內的細菌在腸道內增殖引發中毒。致病菌為沙門氏菌及曲狀桿菌等，特徵是潛伏期長。毒素型是因為細菌在食品中增殖產生毒素，攝取了含有毒素的食品而引發中毒。致病菌為金黃葡萄球菌及肉毒桿菌等，潛伏期較短，即使加熱也無法防止。

事件數及原因會統整成食物中毒統計發表

根據食品衛生法的規定，醫師若診斷發現患者有食物中毒的情況，必須向保健所通報。而厚生勞動省會對這些數據進行整理，每年都會發表食物中毒統計的數據。這項統計是從1952年開始的。從統計數據可以發現，1955～1964年的事件數為每年2000件左右，近年來減少至每年1000件左右。從原因類別來看，在6～10月這段氣溫較高的期間，致病菌多為沙門氏菌、曲狀桿菌、葡萄球菌、病原性大腸桿菌等。雖然冬天較常出現的是諾羅病毒，但其實一整年中都有諾羅病毒的病例，需要特別注意。

關於食物中毒的預防對策，食品衛生法及大量調理設施衛生管理守則都有詳細的說明。從事調理的人員必須充分理解內容，並且確實遵守。

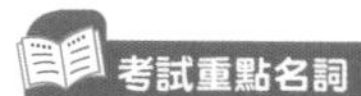

食品衛生法
以公共衛生的觀點制定食品相關必要規則及措施的法律。於1948年制定，並且在2003年進行大幅修改。

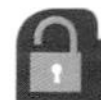

關鍵字

天然毒素
毒菇、河豚、貝毒等。

大量調理設施衛生管理守則
為了預防團膳機構發生食物中毒，以HACCP的概念為基礎，統整調理過程中的重要管理事項。

從致病物質檢視食物中毒的發生狀況

致病物質		事件	患者數	死者
總數		976	19355	2
細菌		440	7210	—
	沙門氏菌	35	440	—
	葡萄球菌	26	1277	—
	肉毒桿菌	—	—	—
	腸炎弧菌	6	47	—
	腸道出血性大腸桿菌（產生VT）	25	766	—
	其他病原性大腸桿菌	3	81	—
	產氣莢膜梭菌	25	2373	—
	蠟樣芽孢桿菌	6	44	—
	耶辛尼氏腸炎桿菌	1	16	—
	空腸彎曲桿菌	306	1893	—
	NAG弧菌	1	1	—
	霍亂弧菌	—	—	—
		—	—	—
		1	18	—
		—	—	—
	其他細菌	5	254	—
病毒		301	10707	—
	諾羅病毒	293	10506	—
	其他病毒	8	201	—
寄生蟲		122	508	—
	庫多蟲	43	429	—
	肉孢子蟲	—	—	—
	海獸胃線蟲	79	79	—
	其他寄生蟲	—	—	—
化學物質		10	70	—
天然毒素		79	288	2
	植物性天然毒素	48	235	1
	動物性天然毒素	31	53	1
其他		1	123	—
不明		23	449	—

取自「食物中毒統計調查（2014年）」（厚生勞動省）

主要的致病菌、致病食品、症狀及預防方式

菌種	致病食品	症狀	預防方式
沙門氏菌	雞蛋、雞肉、豬肉	感染開始半天～2天會有想吐、腹痛、下痢、發燒至38°C左右等症狀，約1～4天會恢復。	將食品充分地加熱，調理器具要仔細地清潔殺菌。
葡萄球菌	調理過的食品	感染3小時內會想吐及下痢，大約24小時內會恢復。	不要用有傷口的手進行調理。調理器具要仔細的清潔殺菌。
腸道出血性大腸桿菌	食用肉類、井水	感染開始2～10天會出現激烈腹痛、持續下痢至血便等症狀。甚至造成尿毒症，引發痙攣及意識障礙。	處理肉類的的調理器具要用熱水殺菌。洗手的動作要確實，食材要充分清洗並加熱。
產氣莢膜梭菌	加熱調理食品、咖哩、湯等	感染開始12小時內會發病，雖然會下痢但是腹痛不嚴重。1～2天會恢復。	此菌在43～47°C會增殖，沒有增加到一定的數量就不會發病。不要將調理過的食品放在室溫下，要放進冰箱保存。
空腸彎曲桿菌	食用肉類、飲料、寶特瓶飲料	感染開始到發病約2～7天。會引起發燒、暈眩、肌肉疼痛，接著還會有想吐、下痢的情況。數小時～2天會恢復。	洗手的動作要確實。肉類要充分加熱，調理器具要仔細地清潔殺菌。
諾羅病毒	牡蠣等雙殼貝類、二次感染	感染開始1～2天會發病。會出現想吐、下痢、腹痛、發燒至38°C左右及脫水症狀。	洗手的動作要確實，調理器具要仔細地清潔殺菌。避免生吃雙殼貝類。

營養學COLUMN ······· 9

高齡者的肉類攝取究竟是○還是×？

高齡者因為低營養造成肌少症及衰弱症的問題開始受到重視，積極攝取肉類以維持健康的人也逐漸增加。

確實，因為肉類的動物性蛋白質含有豐富的胺基酸，是肌肉、內臟、皮膚的基礎，對於提高免疫力的免疫球蛋白來說也是重要的原料來源。但是，考慮到日本人的生活習慣病隨著飲食習慣歐美化而增加的情況，或許積極攝取肉類和健康也不一定有關聯。

肉類之中除了優良蛋白質，還含有許多飽和脂肪酸也是個問題。飽和脂肪酸是造成動脈硬化的因素，飲食攝取基準也將飽和脂肪酸的目標量設定在能量比例的7％以下。

而且，進入高齡期後，因消化器官的功能衰弱，肉類會對胃造成負擔，引起消化不良，若沒有消化完全就移動至腸道的話，會破壞腸道菌的平衡，造成便祕及下痢。

但是，現在60～70歲的日本人因為從前學校營養午餐的關係，很習慣牛奶和麵包這種歐美化飲食，是愛吃肉的人佔多數的世代。不需要極端地減少肉類，降低飲食的樂趣，只要控制吃的分量和次數即可。除此之外，蛋白質盡量以魚類及大豆製品為主，讓飲食不至於缺乏營養。

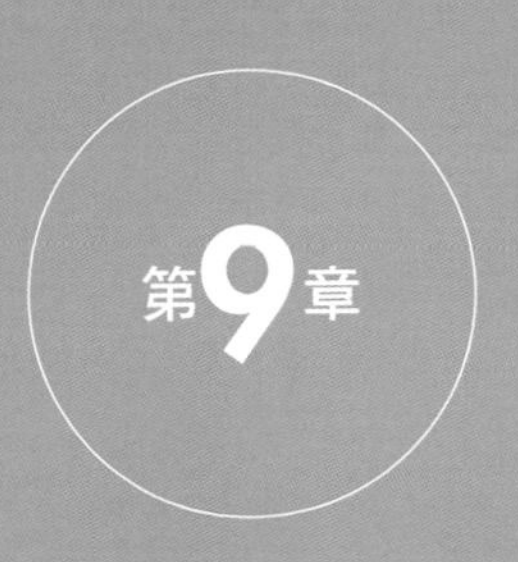

疾病及營養的關係

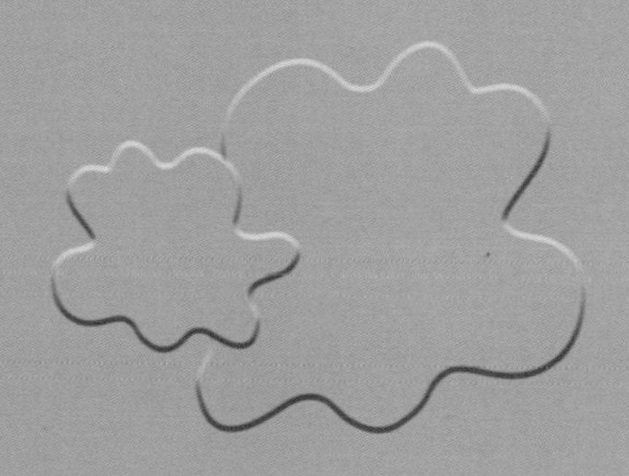

營養療法的目的及角色
生活習慣病的應對方式
糖尿病
高血壓
血脂異常
高尿酸血症（痛風）
肝臟疾病
腎臟疾病
食物過敏
運動障礙症候群
運動療法

營養療法的目的及角色

POINT

- 營養療法指的是依據營養管理改善營養狀態，同時考量到疾病治療的一種治療法。
- 透過NST可以提升營養照護及管理的成果。

營養療法成功的同時也減少了醫療費

營養療法是以營養狀態不佳及生病的人為對象，透過營養管理，針對營養狀態的改善及治癒疾病設計的治療法。其中像是因為消化系統疾病導致攝取不足及消化吸收障礙、糖尿病患者的血糖控制、高齡者的吞嚥障礙及褥瘡等，都少不了營養管理的協助。

在醫院方面，2000年修訂的營養士法，確立了管理營養士的工作範圍是對患者進行營養狀態的評估判定及營養管理、營養指導。接著，從2005年開始，長照安養機構也規定要實施屬於營養管理系統的營養照護及管理。目前，透過NST（營養醫療小組）對需要營養管理的病患實施營養照護及管理的機構數量已有增加，在疾病的早期恢復、減少合併症、提升QOL及減輕醫療費用上都已有所成效。這對於醫院及長照安養機構來說節省了許多經費，帶來了非常大的好處。

為團隊醫療帶來希望的NST

NST（營養醫療小組）是以醫師為首，包括護理師、管理營養士、藥劑師等核心成員，再加上心理治療師、職能治療師、醫事檢驗師等醫療人員構成的專家團隊。

也有機構以NST為專門小組，設置褥瘡對策小組及吞嚥對策小組等並獲得了不錯的成果。

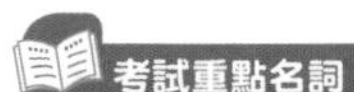

營養照護及管理
進行適當營養管理的系統。評估及判定營養狀態，根據得到的結果制定營養計畫，實踐後再行評估。

關鍵字

NST（營養醫療小組）
Nutrition Support Team的簡稱。聯合醫師及管理營養士、護理師等專門人員，運用各自的知識及技術，用最好的方法對患者進行營養支援的團隊。

QOL
Quality of Life的簡稱，意指「生活品質」。在醫療方面，不只是治療患者的疾病，而是一種思考如何能讓患者的生活品質得到滿足的概念。

筆記

營養療法
營養療法是以營養狀態不佳或生病的人為對象，施行緊急醫療措施的治療法。飲食療法的定義則比營養療法更為廣泛，對象不只有生病的人，還包含若是維持現有狀態會導致疾病的人，針對這些族群從飲食上改善健康狀態的方法。

營養照護及管理的順序

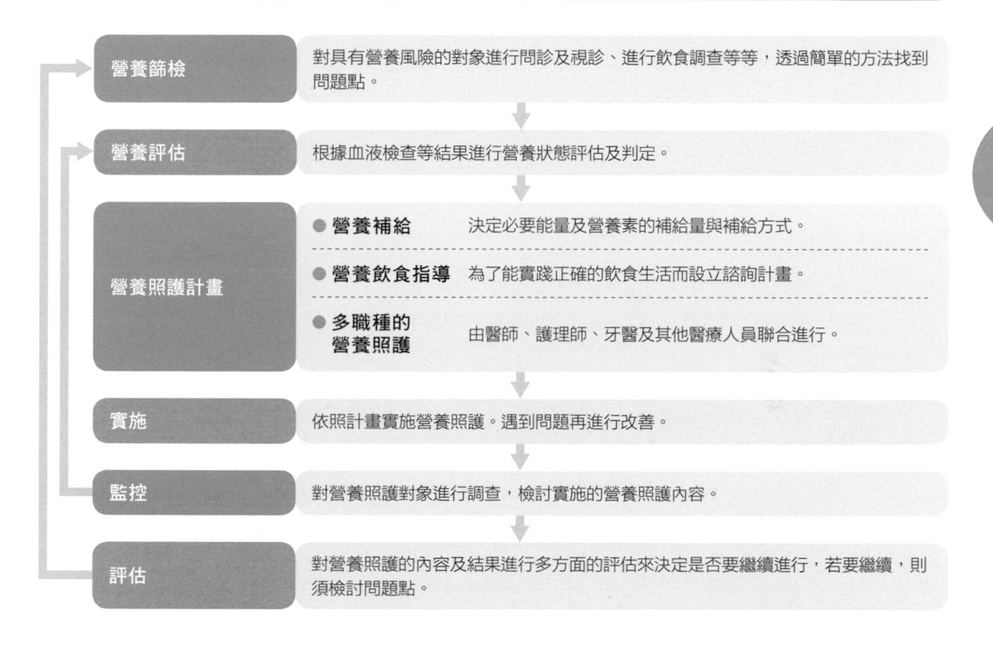

營養篩檢
對具有營養風險的對象進行問診及視診、進行飲食調查等等，透過簡單的方法找到問題點。
營養評估
根據血液檢查等結果進行營養狀態評估及判定。
營養照護計畫
● 營養補給
決定必要能量及營養素的補給量與補給方式。
● 營養飲食指導
為了能實踐正確的飲食生活而設立諮詢計畫。
● 多職種的營養照護
由醫師、護理師、牙醫及其他醫療人員聯合進行。
實施
依照計畫實施營養照護。遇到問題再進行改善。
監控
對營養照護對象進行調查，檢討實施的營養照護內容。
評估
對營養照護的內容及結果進行多方面的評估來決定是否要繼續進行，若要繼續，則須檢討問題點。

臨床營養相關的專業資格認定

進行營養療法需要具備高度的知識。取得資格認定也是提升等級的方法之一。

名稱	條件	認定機構
營養醫療小組（NST）協調員	具日本病態營養學會會員身分的醫師及管理營養士。申請時需要任職機構的主管推薦信函及擔任NST小組時檢討過的營養評估病例。	日本病態營養學會
營養醫療小組（NST）專門治療師	具有管理營養士、護理師、牙醫師、藥劑師、醫檢師等資格，且曾任職於醫療、社福機構5年以上。曾參加日本靜脈經腸營養學會學術集會，取得學分等。	日本靜脈經腸營養學會
病態營養專門師	具管理營養士資格，曾為日本病態營養學會會員2年以上，並且在醫療機關有3年以上實務（營養管理）經驗。須提出學會出席及活動證明、營養學相關論文、營養管理相關報告。	日本病態營養學會
日本糖尿病療養指導士	具有護理師、管理營養士、藥劑師、醫檢師、物理治療師任一資格者。在符合條件的醫療設施連續任職2年以上，並且從事糖尿病患者的療養指導業務。任職期間須有合計1000小時以上的療養指導經歷等。	日本糖尿病療養指導士認定機構
健康咀嚼指導士	參加健康咀嚼指導士認定研修會的訓練，並且通過資格考試。具有齒科衛生士、管理營養士、營養師、保健師、語言治療師、醫師等資格，或是曾在醫院、牙科診所、社福・長照機構等處連續任職2年以上，並且從事咀嚼或健康相關的診療、指導、諮詢等工作。	特定非營利活動法人日本咀嚼學會

生活習慣病的應對方式

POINT

- 生活習慣病是癌症、心臟疾病、腦血管疾患、動脈硬化症等，因為生活習慣造成的疾病總稱。
- 預防對策應該從生活習慣病之前的代謝症候群著手。

以代謝症候群對策為目的的特定健診·特定保健指導

生活習慣病是因為飲食、運動、吸菸、飲酒、壓力等生活習慣造成的疾病。日本人的三大死因——癌症、心臟疾病、腦血管疾病，還有會提升心臟、腦血管疾病風險的動脈硬化症、糖尿病、高血壓、脂質異常症等都被視為生活習慣病。

生活習慣病透過早期階段的預防、發現及改善就能防止發病。其中較有名的預防對策是代謝症候群（內臟脂肪症候群）。

代謝症候群指的是脂肪堆積在內臟周圍造成肥胖，還沒發展成疾病的未病狀態。但是這樣的生活習慣一直持續下去，就有很高的機率會轉變為生活習慣病，在這個階段盡快改善，就能抑制生活習慣病的發病率。因此，2008年4月起日本開始對40～74歲的醫療保險加入者推行特定健診·特定保健指導，並且對有代謝症候群疑慮的人進行義務性的保健指導。

代謝症候群的診斷基準如右頁所示。透過特定健診找出具有內臟脂肪型肥胖及動脈硬化風險因子的人，以預防疾病為目標。

根據診斷等級會分別進行3種保健指導。動機建立支援及積極支援是以醫師、保健師、管理營養士的指導為基礎，敦促患者靠著自己的意志來改變生活習慣，之後再對施行結果進行評估。

考試重點名詞

生活習慣病
以前又被稱為「成人病」。但是，因為不是成人也有發病的可能性，所以1996年厚生省（現在的厚生勞動省）便將其變更為現在的名稱。

關鍵字

特定健診·特定保健指導
正式名稱為特定健康診查·特定保健指導。又被稱為代謝症候群健診。以前的健診目的是早期發現、早期治療，但是這個健診是以「預防疾病」為目標。

動機建立支援、積極支援
動機建立支援是根據患者本人的意志決定目標，並且開始做出改變。動機建立支援原則上為1次性的支援，而積極支援是指3個月以上多次性的支援。

特定健診・特定保健指導的內容及順序

以預防及消除代謝症候群為重點，針對預防生活習慣病的健診・保健指導——「特定健康診查（特定健診）」・「特定保健指導」的施行步驟如下。

STEP 1 以腰圍及BMI進行內臟脂肪囤積的風險判定

- ●腰圍　男性85cm以上，女性90cm以上　→（1）
- ●腰圍　男性未滿85cm，女性未滿90cm且BMI 25以上　→（2）

※BMI＝體重（kg）÷（身高（m））^{2}

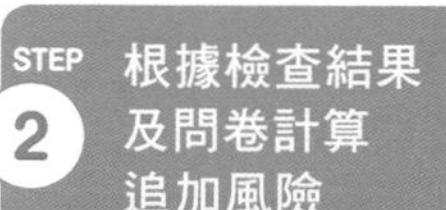

STEP 2 根據檢查結果及問卷計算追加風險

❶～❸為代謝症候群（內臟脂肪症候群）的判定項目，❹是其他相關風險，關於❹的吸菸經歷，只有具備❶～❸中的1種以上時才需要計算。

❶ 血糖	a 空腹血糖	100mg/dl以上 或
	b HbA1c（NGSP值）的情況	5.6%以上
❷ 脂質	a 中性脂肪	150mg/dl以上 或
	b HDL膽固醇	未滿40mg/dl
❸ 血壓	a 收縮壓	130mmHg以上 或
	b 舒張壓	85mmHg以上
❹ 問卷	吸菸經歷	

STEP 3 從STEP 1、2進行保健指導等級分類

（1）的情況
❶～❹的風險中
追加風險數量為

2以上的對象	積極支援等級
1的對象	動機建立等級
0的對象	情報提供等級

（2）的情況
❶～❹的風險中
追加風險數量為

3以上的對象	積極支援等級
1或2的對象	動機建立等級
0的對象	情報提供等級

※上表中，屬於前期高齡者（65歲以上，未滿75歲）的對象，即使評估為積極支援等級也會視為動機建立等級。
還有，服藥中的人會從特定保健指導對象中被排除。

疾病及營養

糖尿病

POINT

- 糖尿病是讓血糖值下降的胰島素作用不足，血糖值長期不易下降的狀態。
- 治療方式是以飲食療法、運動療法、藥物療法搭配進行。

糖尿病要控制血糖值、血壓、體重

血液中含有做為能量來源的葡萄糖，而血液中的葡萄糖濃度就稱為血糖值。血糖值在進食後會上升，此時胰島素（參照P.60）這種激素就會進行作用，讓血糖值回到原本的濃度。但是，若胰島素作用不足，血糖值就不容易下降，如果這個狀況長期持續就會引發糖尿病。

糖尿病可以分為第一型糖尿病及第二型糖尿病。因為飲食過量和運動不足等混亂的生活習慣而發病的人，大多屬於第二型糖尿病。

糖尿病的可怕之處在於合併症，主要有2種類型。一種是大血管病變，心臟及腦部等主要血管的動脈硬化愈嚴重，心肌梗塞和腦梗塞的風險也就愈高。還有另一種是小血管病變，視網膜及過濾尿液的腎臟微血管特別容易受到損害，會造成失明及腎臟病。腎臟病一旦惡化會無法製造尿液（糖尿病腎病變），為了防止有害物質在體內堆積，就必須進行人工透析。常見的情況是已經罹患糖尿病卻沒有出現症狀，所以早期發現對於防止惡化是很重要的。糖尿病是一旦發病就無法完全根治的疾病，所以只要診斷結果「疑似糖尿病」，就必須重新審視並改變自己的生活習慣。

治療方式是以控制血糖值、血壓及體重為目標，以飲食療法、運動療法、藥物療法搭配進行。飲食療法的基本是維持適當的熱量攝取。限醣飲食在短時間內雖然能提升效果，但是目前並沒有長期的相關佐證。

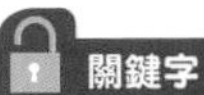

關鍵字

第一型糖尿病
因為遺傳或是其他原因導致β細胞被破壞而缺乏胰島素，所引起的糖尿病。需要注射胰島素。

第二型糖尿病
佔了糖尿病比例的90％，被高度懷疑患有糖尿病的成年男女人數已經攀升到約950萬人（根據「平成24年國民健康營養調查報告」）。

限醣飲食
以限制攝取米飯、麵包等含有醣類的主食，來降低攝取熱量的飲食方式。糖尿病學會表示「目前並不建議低醣飲食」。（參照P.102）

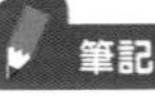

筆記

胰島素的作用
胰島素是由胰臟分泌，具有降低飯後血糖值的功能。胰島素作用不足的原因有可能是胰島素分泌功能低下，或是胰島素效果變差、胰島素阻抗增加。

糖尿病的分類

分類	病理機轉
第一型糖尿病	胰臟的β細胞被破壞，通常會導致胰島素絕對性缺乏。可再細分為自體免疫性及特發性。
第二型糖尿病	有胰島素分泌功能低下及胰島素阻抗伴隨胰島素相對不足的類型。
其他特定機制、疾患造成的糖尿病	・遺傳基因異常的類型。 ・伴隨其他疾患及條件的類型。 胰臟外分泌疾患、內分泌疾患、肝臟疾患、藥劑及化學物質造成的病變、感染症等。
妊娠糖尿病	懷孕中第一次發現或是曾患醣類代謝異常造成的糖尿病。

取自「糖尿病治療指南2012～2013」（日本糖尿病學會）

糖尿病的診斷基準

糖尿病型數值

- 血糖值（空腹時≧126mg/dl、隨機血糖≧200mg/dl、OGTT2小時≧200mg/dl，任一種）
- HbA1c≧6.5%（NGSP）（※）【HbA1c（JDS）≧6.1%】

※NGSP為日本糖尿病學會於2012年4月開始使用的新制國際標準化HbA1c數值。

第二型糖尿病的治療方法

以飲食療法、運動療法、藥物療法搭配進行。

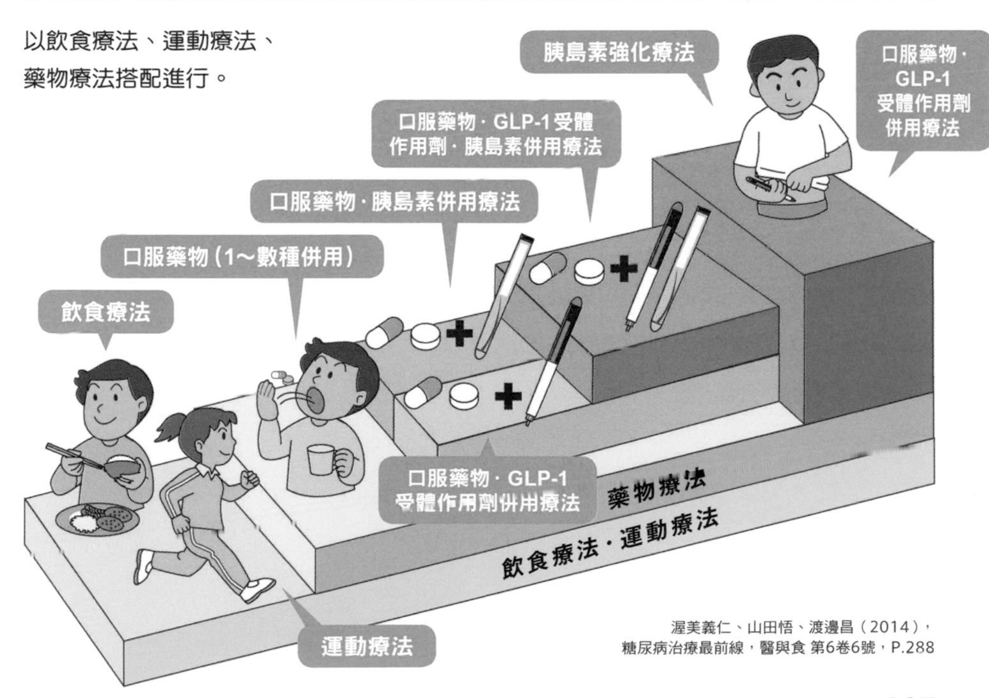

渥美義仁、山田悟、渡邊昌（2014），糖尿病治療最前線，醫與食 第6卷6號，P.288

高血壓

POINT
- ▶ 高血壓是指血壓長期高於基準值的狀態。
- ▶ 對高血壓置之不理的話，容易造成動脈硬化、腦梗塞、心肌梗塞。
- ▶ 若要改善，則以每日食鹽攝取未滿6g，BMI未滿25等為目標。

90～95%為原因不明的原發性高血壓

血壓指的是血液在血管內流動時對血管造成的壓力。靜態情況下的血壓長期高於基準值就稱為高血壓。

高血壓會對血管造成經常性的負擔，使血管失去彈性而變硬。置之不理的話會提升動脈硬化的風險，容易引發腦梗塞及心肌梗塞。

高血壓可分為原發性高血壓及續發性高血壓，90～95%為原因不明的原發性高血壓。雖然沒有特定的原因，但是高血壓大多是鹽分攝取過多、運動不足、吸菸等混亂的生活習慣、壓力、年齡增長等因素累加而引起的。特別是肥胖的人，罹患高血壓的機率為一般人的2～3倍。

血壓要定期測量

因為高血壓無法自行察覺，所以必須定期測量血壓。靜態時測量的血壓數值若持續呈收縮壓140mmHg以上或是舒張壓90mmHg以上，即確診為高血壓。

為了適當地控制高血壓，首先必須改善生活習慣。是否要使用降血壓藥必須考量合併症風險，由醫師進行判斷。高血壓治療守則就像右頁表格設定的改善項目那樣，進行綜合性的實施可以更有效地控制血壓。但是過度運動也是造成血壓上升的原因，因此要記住，適度地運動即可。

考試重點名詞

動脈硬化
動脈硬化可分為動脈粥狀硬化、中膜硬化、小動脈硬化3種類型，高血壓容易造成的是動脈粥狀硬化。粥狀硬化指的是相對較粗的動脈內膜中有脂肪形成的粥狀物質（plaque）團塊，使血管變得狹窄。

關鍵字

續發性高血壓
特定原因造成的高血壓。佔整體的5～10%，例如腎臟病及糖尿病引起腎功能障礙造成的腎實質性高血壓等。

高血壓治療守則
日本高血壓學會為提供患者最合適的醫療而製作的標準方針及其根據。

高血壓的診斷基準

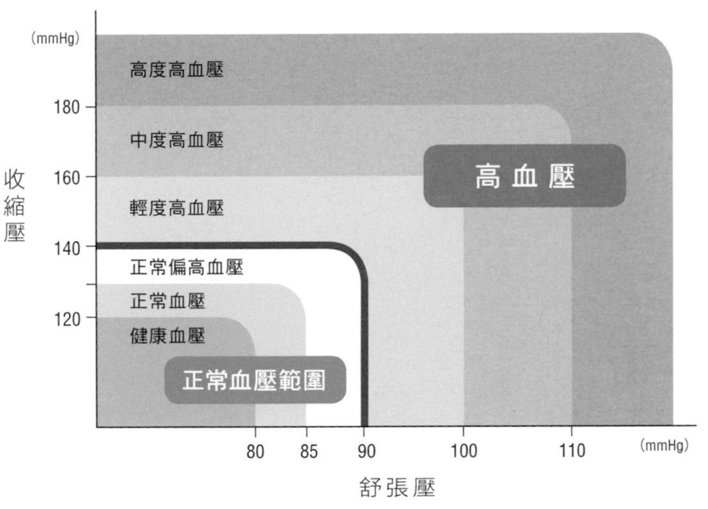

取自「高血壓治療守則2014」（日本高血壓學會）

生活習慣的改善項目

項目	改善內容
1. 減鹽	未滿6g／天
2a. 蔬菜・水果	積極攝取蔬菜、水果（※1）
2b. 脂質	減少攝取膽固醇及飽和脂肪酸 積極攝取魚肉（魚油）
3. 減重	BMI（體重（kg）÷〔身高（m）〕^{2}）未滿25
4. 運動	對象為沒有心血管疾病的高血壓患者，以有氧運動為主定期（以每天30分鐘以上為目標）運動
5. 節酒	乙醇攝取量男性20～30ml／天以下，女性10～20ml／天以下（※2）
6. 禁菸（※3）	也包括防止二手菸

※1 同時患有嚴重腎功能障礙的患者會有高鉀血症的風險，所以不建議積極攝取蔬菜、水果。
也不建議肥胖及糖尿病等需要限制熱量的患者攝取過多糖分較多的水果。

※2 乙醇20～30ml對男性來說相當於日本酒1合、中瓶啤酒1瓶、燒酒近半合、雙份威士忌・白蘭地1杯、紅酒近2杯。
女性的話，大約就是男性的一半。

※3 禁菸之後，容易因為體重增加造成血壓上升，所以要多注意體重增加的情況。

血脂異常

POINT

- ► 血脂異常是指LDL膽固醇、HDL膽固醇及中性脂肪任何一種超過或低於基準值的狀態。
- ► 治療方法基本上就是改善生活習慣。

進行飲食療法並注意脂肪酸的攝取方式

血脂異常指的是血液中的膽固醇及中性脂肪等數值異常，造成動脈硬化風險提高的狀態。血脂異常的判定，取決於LDL膽固醇、HDL膽固醇及三酸甘油酯（中性脂肪）任何一種是否超過基準值。

LDL膽固醇是負責將肝臟製造的膽固醇運送至各個臟器的脂蛋白。當它在血液中的數量過多時，就會在動脈血管內形成脂肪團塊（plaque），所以數值過高代表有問題。另一方面，HDL膽固醇具有讓血管內的膽固醇回到肝臟的功能，所以數值太低的話也有問題。三酸甘油酯是可以當作能量來源的脂質，但是過多會造成肥胖及動脈硬化，所以需要進行控管。

雖然多少會受到遺傳性的影響，但大部分都是因為飲食過量及不規律的生活、運動不足造成的，男女都是在40歲以後容易發生。特別是女性，進入更年期後，抑制LDL膽固醇的雌激素會減少，所以LDL膽固醇的數值容易升高，需要特別注意。

血脂異常的治療方式基本上就是改善生活習慣，不需要馬上進行藥物治療。生活習慣除了禁菸之外，飲食的食鹽量也要控制在未滿6g／天，並且減少酒精的過量攝取等。此外，還有個重點是以傳統的和食為基本飲食，並注意脂肪酸的攝取方式（參照右頁）。運動方面，以每天進行30分鐘以上的有氧運動為目標。

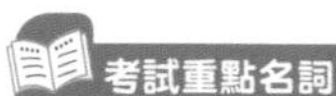

膽固醇
細胞膜、膽汁酸、副腎上腺皮質激素等物質中不可或缺的成分。但是，血液中的LDL膽固醇過多或是HDL膽固醇太少都會造成動脈硬化。

關鍵字

LDL膽固醇
別名為惡性膽固醇。具有將肝臟製造的膽固醇運送至各個臟器的功能。數量過多時，就會在動脈血管內形成脂肪團塊，容易造成動脈硬化。

HDL膽固醇
別名為良性膽固醇。具有能將血液中的膽固醇帶回肝臟的功能，數量太少的話也容易引起動脈硬化。

筆記

反式脂肪
將魚油等帶有雙鍵的油類氫化形成的物質，用來代替奶油的乳瑪琳及酥油中都含有反式脂肪。因為有造成心肌梗塞的風險，國際上逐漸制定相關的規範。

血脂異常的診斷基準

項目	條件（※1）	名稱
LDL膽固醇（LDL-C）	140mg／dl以上	高LDL膽固醇血症
	120～139mg／dl	瀕臨高LDL膽固醇血症（※2）
HDL膽固醇（HDL-C）	未滿40mg／dl	低HDL膽固醇血症
三酸甘油酯（TG）	150mg／dl以上	高三酸甘油酯血症

※1 以空腹抽血為原則（10～12小時以上的斷食稱為「空腹」，但是可以攝取水和茶等沒有熱量的水分）。
※2 篩檢時顯示為瀕臨高LDL膽固醇血症時，表示雖然沒有高風險的病徵，但有考慮治療的必要性。

「動脈硬化性疾患預防守則（2012年版）」（日本動脈硬化學會）

血脂異常的改善重點

- 禁菸並且迴避二手菸
- 避免過量飲食，維持標準體重
- 減少攝取肉類脂肪、乳製品、蛋黃，增加魚類及大豆製品的攝取量
- 多吃蔬菜、水果、未精製穀類、海藻
- 減少攝取食鹽含量過多的食品（未滿6g／天）
- 減少酒精的過量攝取（25g／天以下）
- 每天進行30分鐘以上的有氧運動

「動脈硬化性疾患預防守則（2012年版）」（日本動脈硬化學會）

血脂異常的飲食療法

以傳統和食為基本飲食。

名稱	條件
高LDL-C血症	減少攝取含有許多膽固醇及飽和脂肪酸的肉類脂肪、內臟、皮、乳製品、蛋黃及含有反式脂肪的點心和加工食品。
高TG血症	減少攝取含醣量高的點心、飲料、穀類。 減少酒精的攝取。 多加攝取含有豐富ω-3系列多元不飽和脂肪酸的魚類。
低HDL-C血症	減少反式脂肪酸的攝取量。為減少ω-6系列多元不飽和脂肪酸的攝取量，所以要控制植物油的過量攝取。

※詳細的脂肪酸種類請參照P.99。

「動脈硬化性疾患預防守則（2012年版）」（日本動脈硬化學會）

高尿酸血症(痛風)

POINT
- ► 痛風是高尿酸血症造成的急性關節炎。
- ► 血中尿酸值超過7.0mg/dl即為高尿酸血症。
- ► 高尿酸血症的治療方法是以飲食療法為中心，減少攝取高普林食品。

突然襲來的激烈疼痛，反覆發作的痛風

痛風是血液中的尿酸增加，形成結晶後在關節沉積而引發的急性關節炎。大拇指的關節最容易發病，有些人在發病前會有些微刺痛等前兆症狀，不過大多是突然襲來的激烈疼痛感。

不進行治療的話，疼痛大約持續3天會暫時緩解，但是就在已經忘記的時候，疼痛又會再度發作。

患者90%為男性，好發於40～50幾歲

痛風是一種名為高尿酸血症的疾病，血中尿酸值達7.0mg／dl以上即確診為高尿酸血症。雖然尿酸值超過基準值也未必會得到痛風，但是會提高風險。

高尿酸血症若沒有伴隨著像痛風這種疼痛感，容易在不知不覺中惡化。高尿酸血症病患經常會合併發生高血壓、血脂異常、糖尿病等生活習慣病，需要注意動脈硬化的情況。

患者90%為男性，好發於40～50幾歲這個年齡層。女性在停經後也容易發病。

關於治療，若有痛風發作的情況，可以使用藥物抑制疼痛，但基本上還是以改善生活習慣及飲食療法為主。肥胖的人要調整攝取熱量，以BMI的標準體重為目標進行減重。但是，急遽地減重反而會使血中尿酸值升高，這點要特別注意。還有，因為普林會產生尿酸，所以要盡量減少攝取高普林的食品。

高尿酸血症
有體內生成的尿酸量過剩造成的「尿酸合成過剩型」，尿酸排泄功能不良的「尿酸排泄不足型」，還有兩者的「混合型」。使用藥物時要依類型使用不同的藥物。

筆記

尿酸及痛風
普林分解後形成的尿酸不易溶於水，在血液中增加過多會形成結晶。這些結晶蓄積在關節等處造成疼痛就是痛風。

飲食療法的重點

1. **攝取適當的熱量，一天的飲食在三餐中正確地攝取。**
   BMI判定為肥胖的人，要以標準體重為目標進行減重。

2. **減少攝取高普林的食品。**
   體內的尿酸量能減多少是多少，盡量減少攝取肉類及魚類內臟等高普林的食品。
   要注意用肉類及魚類熬製的高湯，普林含量同樣相當高。

3. **攝取充足的水分。**
   攝取水分使尿量增加，藉此增加尿酸的排泄量。
   不要喝高糖、高卡路里的果汁，要喝水及茶類。

4. **攝取充足的蔬菜。**
   尿酸在酸性環境不易溶解，在鹼性環境中較容易溶解，所以要攝取充足的蔬菜、薯類、海藻類等鹼性食品。

5. **減少酒精的攝取。**
   酒精分解後會形成尿酸，所以要盡量減少攝取。
   特別是啤酒含有許多普林，要盡量避免。

6. **減少攝取食鹽含量高的食品。**
   生活習慣病中最容易和高血壓形成合併症，要時時記得將食鹽攝取量控制在每天6g以下。

高普林及低普林的食品

	含量（100g中）	主要的食品
極多	300mg以上	雞肝、沙丁魚乾、三線磯鱸白子、鮟鱇魚肝
多	200～300mg	豬肝、牛肝、鰹魚、沙丁魚、明蝦、沙丁魚乾、秋刀魚乾
少	50～100mg	鰻魚、西太公魚、豬里肌、豬五花、牛肩里肌、牛舌、羊肉、無骨火腿、培根、魚丸、菠菜、白花椰菜
極少	50mg以下	牛絞肉、魚肉香腸、魚板、烤竹輪、薩摩炸魚餅、鯡魚卵、帶膜鮭魚卵、德式香腸、豆腐、牛奶、起司、奶油、雞蛋、玉米、馬鈴薯、地瓜、米飯、麵包、烏龍麵、蕎麥麵、水果、高麗菜、番茄、紅蘿蔔、白蘿蔔、白菜、海藻類

日本痛風學會・核酸代謝學會守則修訂委員會（2012），
高尿酸血症・痛風的治療守則第2版〔2012追加版〕，Medical Review社

肝臟疾病

POINT
- ► 病毒感染造成的病毒性肝炎要到專門的醫療機關就診。
- ► 病毒性肝炎95%為B型及C型病毒造成的。
- ► 主要由生活習慣病造成的脂肪肝，可以飲食療法及運動療法改善。

透過定期健檢早期發現及治療

肝臟是負責醣類、蛋白質、脂質的代謝、酒精的分解、有害物質的解毒等重要工作的臟器。主要的疾病有病毒性肝炎及脂肪肝，兩者若變成慢性疾病都會造成肝硬化，甚至可能惡化成肝癌。

病毒性肝炎中，A～E型都是因為感染肝炎病毒造成的。現在日本主要的病例大部分都是經由血液及體液感染的B型及C型肝炎，約80%為C型，約15%為B型。肝炎可以透過血液檢查發現。發現感染肝炎的話，必須立即前往專門的醫療機關就診。

脂肪肝是指脂肪蓄積在肝臟的狀態，飲食過量、飲酒過量、肥胖、糖尿病等都是發病原因。飲酒過量的情況稱為酒精性脂肪肝，飲食過量、肥胖及糖尿病等情況稱為非酒精性脂肪肝。

肝臟被稱作是「沉默的臟器」，幾乎沒有自覺症狀，但變成慢性肝炎使肝細胞持續被破壞的話，肝臟組織就會變硬，導致無法進行原本的機能。這個情況持續下去就會變成肝硬化，因為攸關性命，必須盡早治療。

脂肪肝的治療首先要從飲食療法及運動療法開始。減少飲食過量及酒精攝取，養成適度運動的習慣。酒精方面，可以適量攝取，並且設定一週2天為休肝日。還有，香菸的有害物質會對肝臟造成負擔，所以要禁菸。

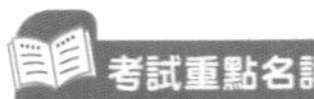

C型肝炎
佔了病毒性肝炎的約80%，60歲以上的患者居多。以前因為輸血而感染的情況很多，現在幾乎沒有這個問題。最近的感染原因大多是毒品的注射針頭及刺青的針頭重複使用等。肝硬化有一定的比例會轉變為肝癌。

肝炎病毒
A～E型中，A及E型的主要媒介為水及食物，B、C、D型主要是透過血液及體液感染。以前A型肝炎比較多，現在因為衛生情況改善所以大幅減少。可以透過疫苗接種達到預防效果。

肝功能異常的基準值及可能罹患的疾病

項目	基準值（※）	檢查結果及可能罹患的疾病
AST（GOT）	30IU／ℓ以下	兩者都是極高的數值（2000～3000IU） →急性肝炎 AST＜ALT →脂肪肝、慢性肝炎（AST／ALT比 0.6左右） AST＞ALT →酒精性肝炎、肝硬化（AST／ALT比 2.0以上） →肝癌（AST／ALT比 3.0以上） 只有AST數值偏高→心肌梗塞等肝臟以外的疾病
ALT（GPT）	30IU／ℓ以下	
γ-GTP	男性 50IU／ℓ以下 女性 30IU／ℓ以下	只有γ-GTP數值偏高→ 酒精性肝炎、胰臟疾病等（禁酒數日後再次檢查） AST、ALT的數值都很高→ 酒精性脂肪肝、急性・慢性肝炎、肝硬化等

※基準值會因檢查機構而異。

酒類的1單位（相當於純酒精約20g）

酒類1單位為酒精攝取量的基準，換算為純酒精約為20g。以這個單位換算各種酒精飲料的結果如下表。還有，分解1單位約需4小時。

酒類	酒精度數	純酒精20g的分量
啤酒	5％	中瓶1瓶或 大罐（500ml）1罐
日本酒	15%	1合（180ml）
紅酒	14%	1／4瓶（約180ml）
罐裝蒸餾酒汽水	5％	1.5罐（約520ml）
威士忌	40%	雙份1杯（60ml）

取自公益社團法人酒精健康醫學協會網站

腎臟疾病

POINT

- ► 腎臟機能只有健康的人的60%以下，若持續排出蛋白尿，就會被視為慢性腎臟病（CKD）。
- ► 飲食療法對於腎臟病的改善很重要，應配合腎臟機能的病程進行。

持續下去會造成浮腫、疲勞感、貧血等自覺症狀

腎臟除了藉由尿液將血液中過濾出的老舊廢物排泄出體外，還會對體液的水分量、滲透壓及血壓進行調整。此外，還有分泌製造紅血球的激素、促進骨骼代謝等各式各樣的重要功能。

腎臟病就是上述的腎臟機能低下造成的疾病。腎臟功能低於健康的人的60%以下，或是排出蛋白尿等異常症狀持續3個月以上，就會被視為慢性腎臟病（CKD）（診斷基準參照右頁）。

初期幾乎不會有症狀，逐漸惡化後水分、鹽分及老舊廢物等就會停留在體內，造成浮腫、疲勞感、貧血等自覺症狀。再繼續惡化下去，就會需要人工透析。還有，因為心肌梗塞及腦中風的風險也會隨之升高，必須藉由定期的尿液檢查及血液檢查及早發現並加以治療。

代謝症候群也是發病原因之一

發病原因有飲食過量、飲酒過量、運動不足、吸菸、壓力、老化等影響。代謝症候群患者若是置之不理也會提高發病率，需要多加注意。若要抑制腎臟機能低下的問題，就必須重新審視生活習慣，並且進行飲食療法。生活習慣方面，要做到禁菸、適量飲酒、適度地運動。若是惡化到重症，就必須限制蛋白質的攝取量，營養管理會依腎絲球過濾率（GFR）的階段而有不同處置，應遵照醫師及管理營養士的指示進行。

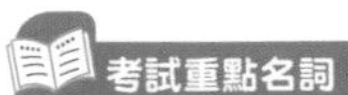

考試重點名詞

腎絲球過濾率（GFR）
Glomerular Filtration Rate的簡稱。代表1分鐘內或是24小時內被腎絲球過濾的原尿總量。是評估腎臟機能的基準。

關鍵字

慢性腎臟病（CKD）
Chronic Kidney Disease的簡稱。2002年，美國國家腎臟基金會發表的腎臟病預防改善對策守則中，提到了定義及階段分類。

人工透析
腎臟機能極度衰弱，水分及老舊廢物都堆積在體內，難以維持生命時就必須進行人工透析。這是一種以人工進行血液淨化的治療方式，有血液透析及腹膜透析2個種類。

慢性腎臟病（CKD）的定義

① 尿液異常、超音波診斷、血液、病理上的腎功能障礙都十分明確。特別是0.15g/gCr以上的蛋白尿（30mg/gCr以上的微量白蛋白尿）為重要指標。

② 腎絲球過濾率（GFR）＜60ml／分／1.73m^2

①②中任一種或兩種情況都持續3個月以上。

慢性腎臟病（CKD）的重症度分類

原疾患		蛋白尿區分		A1	A2	A3
糖尿病		尿中白蛋白定量（mg／天） 尿中白蛋白／Cr比（mg／gCr）		正常	微量白蛋白尿	顯性白蛋白尿
				未滿30	30～299	300以上
高血壓 腎炎 多發性腎囊腫 移植腎 不明　其他		尿蛋白定量（g／天） 尿蛋白／Cr比（g／gCr）		正常	輕度蛋白尿	重度蛋白尿
				未滿0.15	0.15～0.49	0.50以上
GFR區分（ml／分／1.73m^2）	G1	正常或偏高	≧90			
	G2	正常或輕度低下	60～89			
	G3a	輕度～中度低下	45～59			
	G3b	中度～高度低下	30～44			
	G4	高度低下	15～29			
	G5	末期腎衰竭（ESKD）	＜15			

將KDIGO CKD guideline 2012更改為日本人用。
重症度依原疾患、GFR區分、蛋白尿區分的綜合病程進行評估。
CKD的重症度為死亡、末期腎衰竭、心血管死亡發病的風險，以綠色階段為基準，依序為黃、橘、紅，愈往上升風險也愈高。

社團法人日本腎臟學會編（2012），《CDK診療指引2012》東京醫學社，P.3

食物過敏

POINT
- 食物過敏指的是攝取到過敏原後，身體出現症狀的免疫反應。
- 三大過敏原為牛奶、雞蛋、小麥，隨著年齡而緩解的情況也不少。
- 治療方式是以去除過敏原的飲食管理為主。

食品標示有義務標明7項過敏原

食物過敏是指攝取造成過敏的食物（過敏原）後，身體出現發癢、蕁麻疹、咳嗽等免疫反應。最容易出現症狀的部位是皮膚，約有90%的患者都是臉部及身體等處出現發癢、變紅等症狀。食物過敏常發生於消化機能未成熟的嬰幼兒，被稱為三大過敏原的牛奶、雞蛋、小麥佔了整體的約60%。

雖然食物過敏的患病率會隨著年齡增長而減少，但是也有成人才發病的案例。成人中較多的過敏原為甲殼類、小麥、水果類。過敏原當中，牛奶、雞蛋、小麥、蝦、蟹、蕎麥、花生這7個品項在日本被認定為特定原材料，業者有義務在食物標示中標明。

發生食物過敏時，要透過問診及血液檢查等了解過敏原。接著再和醫師及管理營養士諮詢，採取去除過敏原食品的飲食（排除飲食）及食用低過敏原化食品等。至於加工食品，須注意食品標示，確認是安全的再食用。

食物過敏隨著年齡增長會增加耐受性，因而緩解（症狀減輕）的案例也很常見。特別是雞蛋、牛奶、小麥、大豆比較容易得到緩解，蕎麥、甲殼類、堅果類等則傾向於不易緩解。在具有複數過敏原或是曾發生全身型過敏性反應（anaphylaxis）等情況下，過敏是難以得到緩解的，為了避免發病，只能長期進行飲食管理。

考試重點名詞

全身型過敏性反應
急性且重度的過敏反應。攝取或接觸到過敏原後，會出現發癢、咳嗽、嘔吐及腹痛等各種症狀。若引發血壓下降、呼吸困難、失去意識等休克症狀時，需要盡快使用腎上腺素注射筆。

關鍵字

免疫反應
僅次於皮膚反應，較常發生的是咳嗽、打噴嚏等呼吸系統反應，約佔28%，還有眼睛、口中、嘴唇等發癢、發紅、腫脹等黏膜反應，約佔22%。

特定原材料
從特別容易引起過敏的食品中，考量發病數、嚴重度後選出7個品項，規定必須義務性地在食品標示上標明。

食物過敏症狀

部位	症狀
皮膚	發癢、蕁麻疹、發紅
黏膜	眼睛：結膜充血、發癢、眼皮腫脹／鼻子：打噴嚏、鼻水、鼻塞／嘴巴：口中、舌頭、嘴唇發癢、腫脹
呼吸器官	咳嗽、喉嚨發癢、聲音沙啞、呼吸困難
消化器官	想吐、嘔吐、腹痛、下痢、血便
全身症狀	血壓降低、心跳過快、心律不整、意識障礙等

過敏原食品（對象為攝取食物後60分鐘內出現症狀，且曾於醫療機關就診的患者）

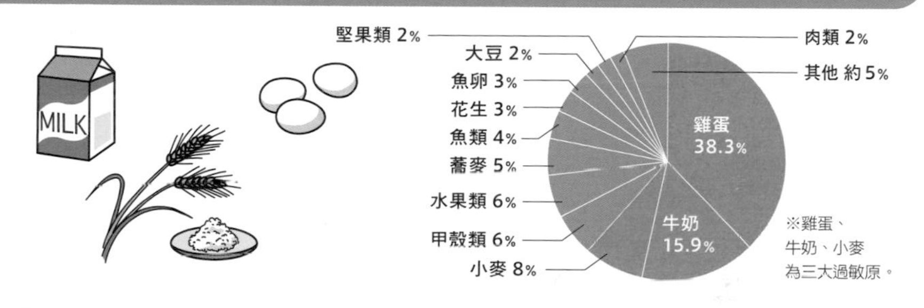

食物過敏發作時的臨床類型分類

臨床類型		發病年齡	引發過敏頻率高的食物	獲得耐受性	過敏性休克的可能性	食物過敏的機制
新生兒、嬰兒消化器道過敏		新生兒期 嬰兒期	牛奶（嬰兒用調整奶粉）	多數能緩解	（±）	主要為非IgE依賴性
食物過敏相關的嬰兒異位性皮膚炎（※）		嬰兒期	雞蛋、牛奶、小麥、大豆等	多數能緩解	（＋）	主要為IgE依賴性
即時型症狀（蕁麻疹、全身性過敏反應等）		嬰兒期～成年期	嬰兒～幼兒：雞蛋、牛奶、小麥、蕎麥、魚類、花生等 學童～成人：甲殼類、魚類、小麥、水果類、蕎麥、花生等	雞蛋、牛奶、小麥、大豆等比較容易得到緩解，其他則不易緩解	（＋＋）	IgE依賴性
特殊型	食物依賴型運動誘發過敏反應（FDEIA）	學童期～成年期	小麥、蝦、蟹等	不易緩解	（＋＋＋）	IgE依賴性
特殊型	口腔過敏症候群（OAS）	幼兒期～成年期	水果、蔬菜等	不易緩解	（＋）	IgE依賴性

※也有和慢性下痢等消化器官症狀、低蛋白血症合併發生的例子。
並非所有的嬰兒異位性皮膚炎都和食物相關。

取自「食物過敏的診療手續2014」（厚生勞動科學研究班）

運動障礙症候群

POINT

- 運動障礙症候群指的是腰、腿衰弱的狀態。
- 由於年紀大、運動不足、過瘦造成營養不足、肥胖等原因造成。
- 對策為透過營養改善及運動增加肌肉。

年輕女性過瘦也是運動障礙的原因之一

運動障礙症候群（以下簡稱運動障礙）是指腰、腿等下半身的肌肉、骨骼、關節等衰弱，使長期照護及臥床的風險升高的狀態。

發生原因主要是年紀大及運動不足造成肌肉減少及關節疾病、骨質疏鬆症等，不過，最近年輕女性因為過瘦而營養不良也成了運動障礙的原因之一。還有，肥胖的人因為體重上升，使得腰及腿的負擔增加，也會提升運動障礙的風險。

肌力減少的「肌少症」需特別注意

運動障礙中，肌肉減少特別嚴重的狀況稱為「肌少症」。肌肉在30歲左右會達到巔峰，之後會隨著年齡增加逐漸減少，報告顯示罹患肌少症的比例中，70歲以下佔13～24％，80歲以上佔了約50％。年輕人只依靠飲食控制減肥的話，就會有肌肉減少的問題，需特別注意。

從肌少症到運動障礙都可以透過營養改善搭配運動進行治療。肥胖的人要攝取適當的熱量，謹記適度地運動，以BMI的標準體重為目標進行減重。偏瘦的人及老年人為了增加肌肉，可以多攝取肉類、魚類、蛋、乳製品、大豆製品等蛋白質，並且搭配攝取可以促進蛋白質合成及分解的維生素B_6。還有，為了骨骼健康，也要記得攝取維生素D及K。運動方面，要養成在運動設施做肌力訓練的習慣。

考試重點名詞

運動障礙症候群
簡稱為運動障礙，又稱為運動器官症候群。是日本整形外科學會於2007年做為超高齡社會對策提出的概念及對策。

關鍵字

肌少症
原文Sarcopenia源自於希臘文，在希臘文中Sarco是肌肉，penia則是減少的意思。被視為引發運動障礙症候群最重要的原因之一。

筆記

衰弱症
指的是老年人的肌力及活動力低下的狀態（虛弱）。造成肌少症的主要原因是肌力及身體機能低下，衰弱症則是包括認知機能、日常生活的活動性、疲勞感等範圍較廣的因素。

適當攝取熱量的標準
簡單的計算方式為體重×0.4單位。老年人也可以用體重×0.3單位計算。

運動障礙症候群檢測

以下7個項目中只要符合其中1項就是骨骼、關節、肌肉等組織衰退的徵兆。有運動障礙的風險。

- □ 單腳站立無法穿鞋
- □ 在家中常絆倒及滑倒
- □ 上下樓梯必須使用扶手
- □ 做家事需稍微負重時會有困難（例如使用吸塵器、搬棉被等）
- □ 買菜提2kg左右的東西走路回家會有困難（2罐1L牛奶的程度）
- □ 沒辦法持續走路15分鐘左右
- □ 無法在綠燈時間內過完馬路

取自日本整形外科學會公認　運動障礙症候群預防啟發官方網站「運動障礙挑戰！」

過瘦造成運動障礙的比例（女性）

減肥及食欲不振等因素造成營養不良，會使骨骼及肌肉量減少，容易形成運動障礙症候群。女性想要變瘦的心理及高齡者的低營養狀態都需要特別注意。

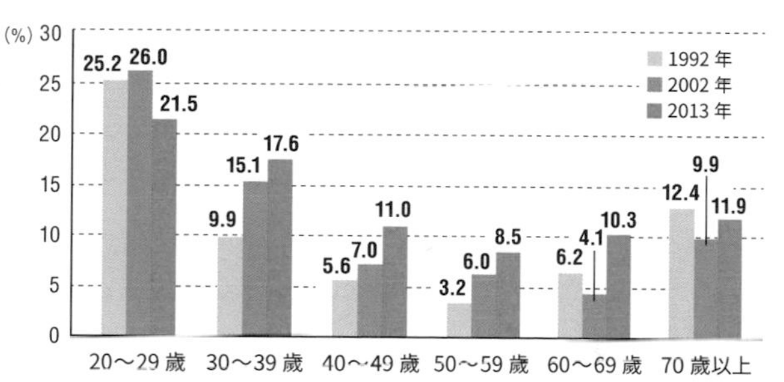

取自「國民營養調查」
「國民健康・營養調查」（厚生勞動省）

Athletics Column

在日常生活中加入運動習慣

厚生勞動省建議在以下類型的運動中選擇幾個組合，
養成每天增加10分鐘的運動習慣。

- 以自行車及徒步通勤。
- 在工作的休息時間散步。
- 利用附近的公園及運動設施。
- 參加地方的體育活動。
- 步伐加大並且快步走。
- 不用電梯及電扶梯，走樓梯。
- 有精神地打掃及洗衣服，在家事的空檔伸展。
- 一邊看電視，一邊進行肌力訓練及伸展。
- 走到比平常還遠的超市買菜。
- 假日和家人朋友外出遊玩。

其他如社區或公園的體操活動等，所有的運動都可以預防運動障礙症候群。

取自「打造健康的身體活動方針（活動指南）」（厚生勞動省）

疾病及營養

運動療法

POINT

- ► 針對改善代謝症候群及生活習慣病，以飲食療法搭配運動會更有效。
- ► 厚生勞動省的「打造健康的身體活動基準2013」也是指標之一。
- ► 有意識地增加日常生活中的活動，也能提升熱量消耗。

肥胖者日常生活中缺少的活動量

由代謝症候群開始的生活習慣病，其中一個形成原因就是肥胖，若要改善肥胖，就要以飲食療法搭配運動。關於運動量，重點是盡可能地讓消耗熱量超過攝取熱量。消耗熱量只要超過攝取熱量就會使用到多餘的體脂肪，進而消除肥胖。

運動量標準可以參考厚生勞動省提倡的代謝當量（METs）。這個方法是以安靜坐著為1，以數值表示進行活動及運動時需要消費幾倍的熱量。「打造健康的身體活動基準2013」中也有發表依照各個生命階段分類，具有科學依據的身體活動基準（參照右頁）。

最近，因為沒有時間運動，而在工作及家事等日常生活中增加身體活動，藉此增加熱量消耗的方法也開始受到關注。身體活動的消耗熱量可分為運動及日常生活活動（非運動性身體活動）2種。後者的消耗熱量稱為NEAT（非運動產熱）。

肥胖者和非肥胖者的NEAT相比後發現，肥胖者步行（包括站立）等身體活動的時間，平均1天少了約150分鐘。因此，日常生活中要盡量增加站立時間、延長步行距離、積極地做家事等，僅僅如此也能增加熱量消耗。「體型較大的人」從事「高強度活動」的「時間愈長」，消費的熱量也就愈多。

考試重點名詞

代謝當量（METs）
表示身體活動強度的單位。安靜坐著狀態的數值為1 METs。厚生勞動省編製的「打造健康的身體活動方針2006」（運動指南2006）中有代謝當量的詳細介紹。

關鍵字

打造健康的身體活動基準2013
根據厚生勞動省於2006年發表的「打造健康的身體活動方針2006」進行修訂，加入了「打造健康生活不只要運動，增加生活活動的強度及頻率也很重要」的觀點。

NEAT
Non-Exercise Activity Thermogenesis的簡稱。非運動性身體活動造成的熱量消耗。

健診結果及年齡別的身體活動標準

血糖、血壓、脂質相關狀況		身體活動（生活活動・運動）(※1)		運動		體力（全身持久力）
健診結果在基準範圍內	65歲以上	無論強度，每天40分鐘的身體活動（＝10 METs・時／週）	世代共通的方向性 稍微增加比目前更多的活動量（例如多走10分鐘）	—	世代共通的方向性 保持運動習慣（每週2天以上，每次30分鐘以上）	—
	18～64歲	強度3 METs以上的身體活動(※2)，每天進行60分鐘（＝23 METs・時／週）		強度3 METs以上的運動(※3)，每週進行60分鐘（＝4 METs・時／週）		依照性別、年齡層區分的強度運動，可以持續約3分鐘
	未滿18歲	—		—		
血糖、血壓、脂質其中任一項達到健康指導等級的人		不需要到醫療機構，只要確認在沒有運動相關的風險，且指導對象在運動開始前、運動中能自行確認身體狀況的情況下給予支援，並且積極地進行屬於保健指導一環的運動指導。				
風險重複者或是需要立即就診的人		生活習慣病患者積極地從事運動時，會有安全方面的顧慮，所以需要先向熟悉的醫師諮詢。				

※1 「身體活動」可以區分為「生活活動」及「運動」。其中，生活活動指的是日常生活中的勞動、家事、通勤、通學等身體活動。而運動則是指體育等以體力的維持及提升為目的，有計畫性及意圖性的實施，且有持續性的身體活動。

※2 「強度3 METs以上的身體活動」指的是「普通地在平地走路」或是同等級以上的活動。

※3 「強度3 METs以上的運動」指的是呼吸急促且會流汗程度的運動。

取自「打造健康的身體活動基準2013」（厚生勞動省）

肥胖者與非肥胖者的總熱量消耗比較

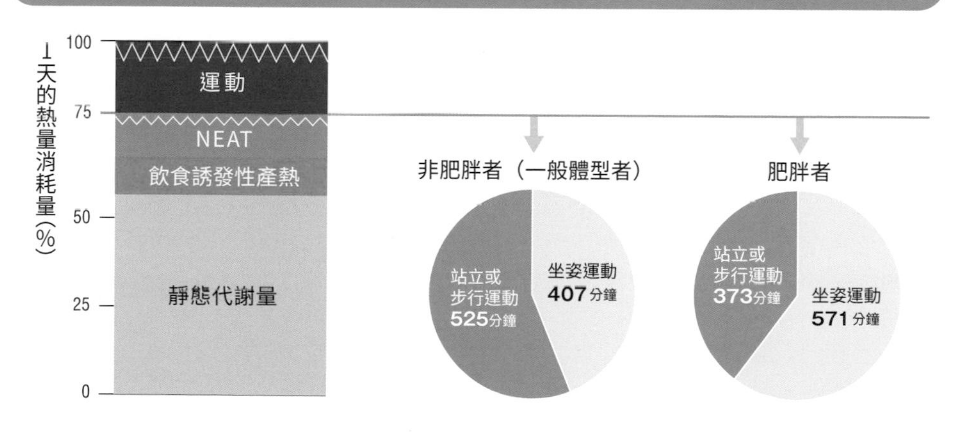

(Ravussin E. A NEAT Way to Control Weight-Science,530-531,307,2005)

1天的總熱量消耗主要是以基礎代謝量（約60％）、飲食誘發性產熱（約10％）、身體活動量（約30％）構成。而身體活動量則是分成運動及非運動性身體活動（NEAT），肥胖者及非肥胖者的NEAT內容也有所不同。肥胖者的站立時間和非肥胖者相比少了約150分鐘，熱量消耗也有偏少的傾向。

取自大河原一憲「身體活動及能量代謝」（厚生勞動省 生活習慣病預防的健康情報網站）

營養學COLUMN ········ 10

從生活習慣預防失智症

失智症在65歲以上的人口中約有15%會發病，潛在患者每4人中就有1人（2012年厚生勞動省調查）。

失智症中阿茲海默型失智症佔了一半以上，是種因為腦部海馬迴中堆積了β類澱粉蛋白這種特殊蛋白質，造成神經細胞死亡而引發的記憶障礙。此外，還有判斷能力低下、無法整理房間、與季節不符的穿著、無法自己煮飯等徵狀。

預防失智症必須端正飲食生活，養成運動的習慣。攝取含有豐富DHA及EPA的青背魚及具有強抗氧化作用的蔬菜、水果、紅酒可以延緩發病。高血糖會提高發病風險，所以血糖值高的人要盡量降低血糖值。吸菸也會提高發病率，所以禁菸是基本要求。還有，數據顯示經常覺得睡眠不足的人的發病機率是睡眠品質良好的人的5倍。不過，也有研究結果顯示30分鐘以內的午睡可以降低罹患失智症的風險。所以，睡眠不足時就睡個30分鐘以內的午覺吧。

失智症種類中第二多的是血管性失智症。腦梗塞等腦部血管疾病造成腦細胞缺氧、神經細胞死亡而導致發病。和阿茲海默型一樣會有健忘的情況，但是特徵是不會有判斷力低下的問題。對血管性失智症而言最重要的是預防動脈硬化。有氧運動的預防效果最好，除了可以降低血壓和中性脂肪值，也能增加腦部的血流。

第10章

生命階段及營養

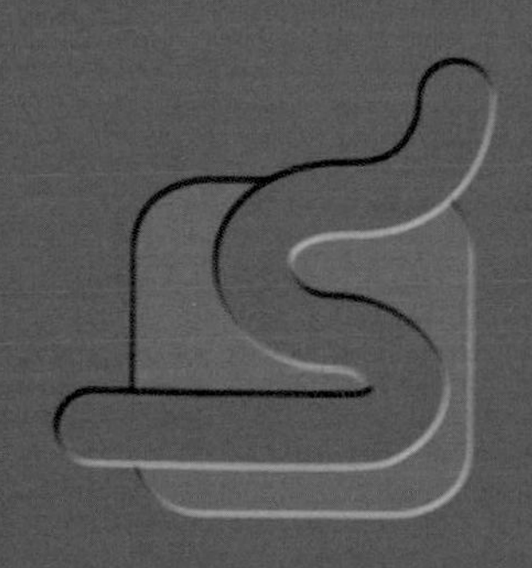

懷孕期及哺乳期的營養
嬰幼兒期的營養
學童期的營養
青春期的營養
成年期的營養
高齡期的營養
攝食·吞嚥障礙的營養

生命
階段

懷孕期及哺乳期的營養

POINT

- 懷孕中增加的體重要透過飲食調節至建議體重增加量。
- 懷孕期間要多攝取葉酸、鎂、鐵、碘、硒等營養素。
- 剛分娩後，盡量讓嬰兒多喝免疫成分豐富的初乳。

懷孕初期要多攝取葉酸

懷孕期為了母體的健康及胎兒的發育，需要攝取充足的營養。關於熱量，可以根據懷孕前的BMI值，參考懷孕期間的建議體重增加量來決定。懷孕前的體格可分為「低體重（過輕）」及「普通」，懷孕中體重增加量未滿7kg的情況，會提高生出低出生體重兒的風險，因此，建議藉由調節飲食適度地增加體重。

在胎兒急速成長的懷孕中期至後期，「低體重（過輕）」及「普通」的人可以每週增加0.3～0.5kg為標準。「肥胖」的人可以和保健師及管理營養士諮詢之後進行飲食管理。

懷孕初期要特別注意葉酸的攝取。充分地攝取葉酸可以大幅降低胎兒罹患神經管閉鎖不全的風險，厚生勞動省也發出通知，建議從營養補給品攝取400μg／天的葉酸。

此外，為了預防妊娠高血壓症候群及貧血，必須攝取比平常還多的鎂及鐵。鐵是胎兒製造血液時必要的礦物質，特別是中期、後期要多攝取鐵質含量豐富的食品。

分娩後要讓嬰兒喝含有豐富免疫成分的母乳，特別是分娩後的初乳（5～7天內），初乳中含有許多免疫球蛋白及乳鐵蛋白，盡可能讓嬰兒多喝一點。哺乳中的母親要減少攝取油膩及刺激的食物，多吃含有豐富ω-3系列的魚類、鋅、碘、硒等食品。

考試重點名詞

初乳
分娩後約1週之間分泌的母乳。含有免疫抗體（IgG及IgA）及乳鐵蛋白等物質，可以避免嬰兒喉嚨及消化器官的疾病。

關鍵字

神經管閉鎖不全
懷孕約4～5週左右，胎兒形成腦部及脊髓時發生的先天異常。除了下肢的運動障礙、膀胱及直腸的機能障礙，還有因為腦部形成不全發展成無腦症的例子。葉酸不足是主要原因。

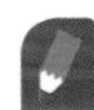
筆記

妊娠高血壓症候群
以前稱為妊娠中毒症。在懷孕20週～分娩後12週這段期間出現高血壓的症狀，並且伴隨蛋白尿的情況。因為對母體及胎兒都會有不好的影響，所以應保持靜養，採行限制動物性脂肪及醣類的攝取量等營養管理。

BMI體格區分　懷孕期間的建議體重增加量

體格區分	建議體重增加量
BMI未滿18.5／低體重（過輕）	9～12kg
BMI18.5以上，未滿25.0／普通	7～12kg（※1）
BMI25.0以上／肥胖	個別應對（※2）

取自「懷孕婦女的飲食生活方針」（厚生勞動省）

・體格區分為非懷孕時的體格。　・BMI＝體重（kg）／身高（m）^{2}

※1 體格區分為「普通」，但是BMI接近「低體重（過輕）」時，可以將建議體重增加量的範圍設定在上限側，若接近「肥胖」則設定在靠近下限側。

※2 BMI稍微超過25.0的話建議增加大約5kg，若超過很多的話就要考慮到其他的風險，視臨床狀況進行個別的處置。若胎兒3kg，子宮1kg，羊水及胎盤各500g，母體本身的脂肪增加2kg，再估1kg的彈性範圍，最佳情況是大概增加8kg。

孕婦及哺乳婦女的飲食攝取基準（附加量）

				孕婦		哺乳婦女	
熱量（kcal／天）			初期	+50		+350	
			中期	+250			
			後期	+450			
營養素				建議量	足夠量	建議量	足夠量
蛋白質（g／天）			初期	+0	—	+20	—
			中期	+10	—		
			後期	+25	—		
脂質		ω-6系列脂肪酸	（g／天）	—	9	—	9
		ω-3系列脂肪酸	（g／天）	—	1.8	—	1.8
維生素	脂溶性	維生素A（μgRAE／天）（※1）	初期・中期	+0	—	+450	—
			後期	+80			
		維生素D	（μg／天）	—	7.0	—	8.0
		維生素E	（mg／天）	—	6.5	—	7.0
		維生素K	（μg／天）	—	150	—	150
	水溶性	維生素B_1	（mg／天）	+0.2	—	+0.2	—
		維生素B_2	（mg／天）	+0.3	—	+0.6	—
		菸鹼素	（mgNE／天）	—	—	+3	—
		維生素B_6	（mg／天）	+0.2	—	+0.3	—
		維生素B_{12}	（μg／天）	+0.4	—	+0.8	—
		葉酸	（μg／天）	+240	—	+100	—
		泛酸	（mg／天）	—	5	—	5
		生物素	（μg／天）	—	50	—	50
		維生素C	（mg／天）	+10	—	+45	—
礦物質	多量	鉀	（mg／天）	—	2,000	—	2,200
		鎂	（mg／天）	+40	—	—	—
		磷	（mg／天）	—	800	—	800
	微量	鐵（mg／天）	初期	+2.5	—	+2.5	—
			中期・後期	+15.0	—		—
		鋅	（mg／天）	+2	—	+3	—
		銅	（mg／天）	+0.1	—	+0.5	—
		錳	（mg／天）	—	3.5	—	3.5
		碘	（μg／天）	+110	—	+140	—
		硒	（μg／天）	+5	—	+20	—
		鉻	（μg／天）	—	10	—	10
		鉬	（μg／天）	—	—	+3	—

※1 包含維生素原A類胡蘿蔔素。

取自「日本人飲食攝取基準（2015年版）」（厚生勞動省）

生命階段

嬰幼兒期的營養

POINT

- ► 出生後5～6個月的營養來源只有母乳及人工乳。
- ► 依孩子的狀態決定何時給予離乳食品，到1～1歲半左右可以停止。
- ► 嬰幼兒期在注意食物過敏的同時，也要養成正確的飲食習慣。

使用離乳食品時要避免生食及重口味的食物

嬰幼兒期為0～5歲左右。出生後5～6個月的營養來源只有母乳及配方奶。母乳中的維生素K含量不多，所以懷孕及哺乳中的母親應該多攝取納豆及黃綠色蔬菜等含有許多維生素K的食品。如果只哺餵母乳，也有在嬰兒健診的時候給予維生素K的例子。

嬰兒出生後5～6個月左右，唾液會開始增加，當嘴巴出現類似咀嚼動作時就可以開始餵食離乳食品了。一開始先觀察孩子的狀態，從1湯匙開始，每天增加1湯匙的量（參照右頁）。從7個月左右可以慢慢增加離乳食品的次數及分量，讓孩子體驗各種味道，大概到1～1歲半左右就可以停止餵食離乳食品了。

使用離乳食品期間，要避免生魚片、生蛋等生食，因為有雜菌及寄生蟲的疑慮。還有，高鹽分及刺激性強的食物也不能給嬰兒吃。蜂蜜因為有感染肉毒桿菌的可能性，1歲之前也是禁止餵食的。此外，嬰幼兒期發生食物過敏的機率較高，所以雞蛋、牛奶、小麥、大豆等容易造成過敏的食品，盡量不要讓孩子每天吃一樣的，或是一次吃太多。

停止離乳食品後，就可以開始一天3次規律地吃包含主食、主菜、副菜的飲食，讓孩子養成正確的飲食習慣。但是，還是會有3次的飲食中無法補足的必要營養素。不足的部分可以用一天2次左右的點心補充。

考試重點名詞

母乳

只有哺餵母乳的話，要注意母乳不足造成嬰兒的體重增加不良等問題。還有，長期服用藥物、飲酒、吸菸會影響母乳的營養，所以哺餵母乳時應該向醫師等諮詢。

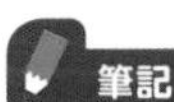

筆記

離乳食品的NG食材

除了蜂蜜之外，鰻魚因為容易引起消化不良，所以也是NG食材。鱈魚卵、海膽、鮭魚卵都是容易造成過敏的食材，所以也NG。高油脂的食物也要避免。

卡普指數

確認嬰幼兒（出生3個月左右～學童期）發育狀態的指數。僅供參考使用。

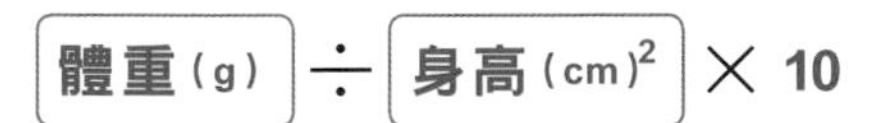

發育狀態	卡普指數
過瘦	未滿13
過瘦傾向	13以上～未滿15
標準	15以上～未滿19
過胖傾向	19以上～未滿22
過胖	22以上

嬰幼兒期的估計熱量必要量

（kcal／天）

	男童	女童
1～5（月）	550	500
6～8（月）	650	600
9～11（月）	700	650
1～2（歲）	950	900
3～5（歲）	1,300	1,250

取自「日本人飲食攝取基準（2015年版）」（厚生勞動省）

離乳食品的餵食階段標準

開始餵食離乳食品 → 停止餵食離乳食品

時期	出生後5～6個月左右	7～8個月左右	9～11個月左右	12～18個月左右
吃法的參考標準	●觀察孩子的狀態，從1天1次1湯匙開始慢慢增加。 ●只在孩子想要的時候才給予母乳或配方奶。	●養成1天2次的進食頻率。 ●增加食品種類，讓孩子享受各種味道及舌頭的觸感。	●掌握飲食的節奏，進展至1天3次。 ●和家人一起享受在餐桌進食的樂趣。	●掌握1天3次的飲食節奏，調整生活節奏。 ●讓孩子享受自己進食的樂趣，可以開始用手抓食。
飲食的調理形態參考標準	滑順的磨碎狀態 ●從磨碎的粥開始。 ●嘗試磨碎的蔬菜。 ●習慣之後再嘗試磨碎的豆腐、白肉魚等。 ●增加食品種類，讓孩子享受各種味道及舌頭的觸感。	舌頭可以壓碎的軟硬度	牙齦可以壓碎的軟硬度	牙齦可以咬碎的軟硬度
每次的足夠量 穀類（g）		粥50～80	粥90～軟飯80	軟飯90～米飯80
每次的足夠量 蔬菜、水果（g）		20～30	30～40	40～50
每次的足夠量 魚類（g）		10～15	15	15～20
每次的足夠量 肉類（g）		10～15	15	15～20
每次的足夠量 豆腐（g）		30～40	45	50～55
每次的足夠量 蛋（個）		蛋黃1～全蛋1/3	全蛋1/2	全蛋1/2～2/3
每次的足夠量 乳製品（g）		50～70	80	100

※上表的分量僅供參考，要依孩子的食欲及成長狀況調整飲食的分量。

取自「哺乳・離乳的支援指南（2007年版）」（厚生勞動省）

學童期的營養

POINT
- ▶ 學童期骨骼會急速地生長，是身高的年發育量最大的時期。
- ▶ 要充分攝取有助於成長的蛋白質、鈣、鎂、鐵等營養素。
- ▶ 肥胖會提高將來罹患生活習慣病的風險，需要及早消除。

養成正確飲食習慣的重要時期

學童期（學齡期）指的是6～11歲的小學生時期。這個時期的骨骼會急速成長，大約在男孩11～12歲、女孩9～10歲時，身高的年發育量會達到巔峰。伴隨著骨骼的成長，肌力及肌耐力也會增加，呼吸器官及循環系統的機能逐漸發達。

在營養方面，要充分地攝取對組成身體而言很重要的蛋白質，還有骨骼成長不可或缺的鈣及鎂等。在「日本人飲食攝取基準（2015年版）」中，製造血液必要的鐵要攝取得比成人多。特別是女孩，在快要結束學童期且月經來潮時，容易因為鐵質不足造成貧血，需特別注意。

還有，學童期是養成正確飲食習慣的重要時期。每天確實地攝取三餐，並在正確且規律的時間進食。遇到不喜歡吃的食物，可以改變調理方式例如切碎，盡量減少偏食的情況。

不吃早餐或吃宵夜會打亂生活習慣

近年來因為夜型生活的孩子增加，吃宵夜、睡過頭所以不吃早餐已經成了問題。宵夜會造成肥胖，不吃早餐會因為低體溫及低血糖導致缺乏注意力、喪失活力等。必須導正這些壞習慣。

肥胖傾向的孩子須注意不要攝取過多熱量。這個時期變胖的話，成人時會變成不易瘦的體質，生活習慣病的發病風險也會提高。要盡早找出消除肥胖的對策。

關鍵字

不吃早餐
吃早餐不只是為了攝取1天所需的能量及營養，也是喚醒睡眠中的大腦和身體，及調整生活節律不可或缺的行為。

骨骼的成長
維生素D是提升鈣質在體內吸收率的必要礦物質。身體照射日光浴時會在皮膚底下開始製造維生素D，所以在戶外遊玩也是很重要的。

學校給食法
於1954年制定，確立學校營養午餐的法律依據，以教育活動的形態實施。2008年進行了大幅修改。以在學校推動食育為目的制定新的規範。

筆記

孩子的單位制熱量攝取標準
0～10kg　體重×1.0
11～20kg　體重×0.9
21～30kg　體重×0.8
31～40kg　體重×0.7
41～50kg　體重×0.6
51～60kg　體重×0.5
體重再往上就和成人一樣。

孩子的身高・體重成長曲線

SD為標準差（Standard Deviation）的簡稱，偏離平均值多少被視為指標依據。負數愈大，身高及體重就愈低，反之正數愈大，身高及體重就愈高。

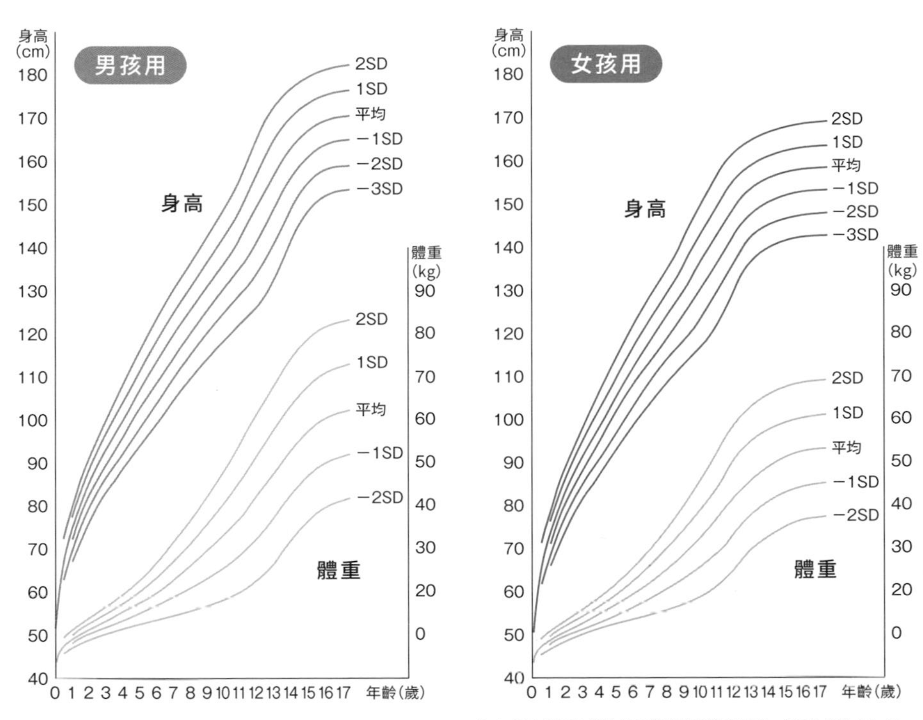

取自「平成12年嬰幼兒身體發育調查報告書」（厚生勞動省）及「平成12年度學校保健統計調查」（文部科學省）

學校營養午餐的飲食攝取基準（熱量）

年齡（歲）	6～7		8～9		10～11	
性別	男	女	男	女	男	女
身體活動等級	Ⅱ					
熱量（kcal）	1,550	1,450	1,850	1,700	2,250	2,100
蛋白質（g）（建議量）	35	30	40	40	50	50
脂肪能量比例（%）	20～30					
碳水化合物（%熱量）	50～65					

取自「日本人飲食攝取基準（2015年版）」（厚生勞動省）

青春期的營養

POINT

- 在青春期身高及體重會激增，男女的性別差異會變大。
- 能量、蛋白質、鈣等的必要量最多。
- 注意不吃早餐、偏食、過度減肥、孤食等問題。

盡量減少零食和即食食品

每個人的青春期多少會有不同，但大多數孩子的青春期是在12～17歲的中學、高中生時期。這個時候除了身高、體重會急增之外，性激素的分泌也會增加男女的性別差異。

青春期也是骨量增加最多的時期，男孩在13～16歲，女孩則是在11～14歲蓄積最多鈣質。因此，根據「日本人飲食攝取基準（2015年版）」，12～14歲的鈣質建議攝取量也是最多的，男孩為1000mg／天，女孩為800mg／天。

熱量及蛋白質也是在這個時期的需求最大。為了將來能有強健的身體，要盡量攝取充足的營養素。不過，就算覺得肚子餓，還是要避免用零食及即食食品止飢。這些食品中含有許多磷，雖然磷和鈣及鎂一樣也是構成骨骼及牙齒的成分，但是攝取太多會妨礙鈣及鐵的吸收，造成骨骼發育不良及貧血。

盡量和家人一起用餐

近來常見因為不吃早餐、偏食及過度減肥造成熱量及營養素不足的問題。孩子一個人吃飯的孤食不僅會助長偏食行為，和家人的溝通不足對心理層面的影響也令人擔憂。再忙也要盡量和家人一起用餐，讓孩子在營養及心理層面都能過得充實。

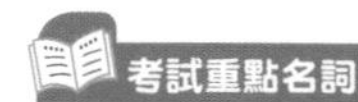

性激素

促進第二性徵，使男孩開始長出鬍子及胸毛、變聲及第一次射精。女孩則是皮下脂肪開始增加、身體變得圓潤，並且迎來初經。男孩的是睪固酮，女孩的是雌激素。

筆記

過度減肥

近年來青春期的女孩子都有強烈瘦身的願望，進而演變成過度減肥的傾向。比標準體重低20％以上為「過輕」，容易因為營養不良造成貧血及體力低下，需要多加注意。BMI18以下會危害健康。

青春期的飲食攝取基準（熱量）

年齡（歲）	12～14		15～17	
性別	男	女	男	女
身體活動等級	Ⅱ			
熱量（kcal）	2,600	2,400	2,850	2,300
蛋白質（g）（建議量）	60	55	65	55
脂肪能量比例（%）	20～30			
碳水化合物（%熱量）	50～65			

取自「日本人飲食攝取基準（2015年版）」（厚生勞動省）

中學生的孤食情況

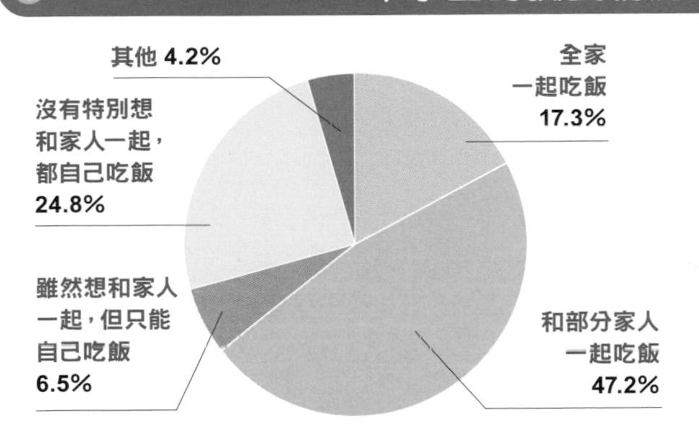

孤食容易造成營養偏差，想吃飯時才吃等行為對孩子的飲食習慣也會帶來不好的影響。還有，家人之間的溝通不足也是造成自閉症及繭居族的原因。

取自「兒童學生的飲食生活等實際調查（平成12年度）」（日本體育．學校健康中心）

Athletics Column

青春期的早餐攝取及運動能力的關係

正值成長期的青少年如果不吃早餐，腦部及身體都會營養不良，進而對學力及運動能力造成影響。

右邊的圖表縱軸分數為體力總和分數，有吃早餐的孩子平均分數較高。

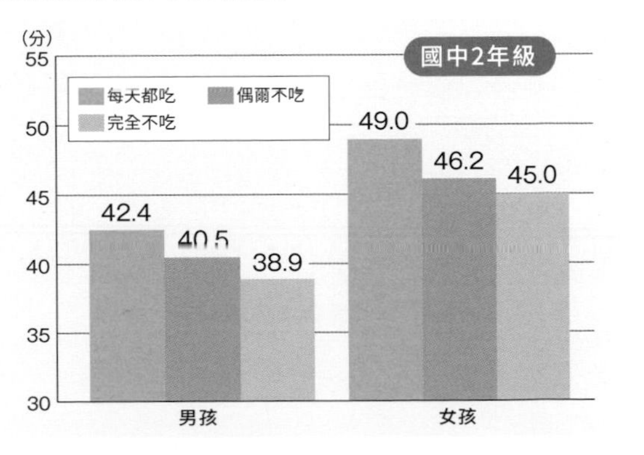

成年期的營養

POINT

- ► 青年期（16～29歲）及壯年期（30～49歲）的生活習慣混亂會提升將來罹患生活習慣病的風險。
- ► 超過40歲之後應該接受定期健診，注意健康管理。

對飲食生活意識低落的20歲世代

成年期指的是20～64歲這段時期，也有18～29歲為青年期，30～49歲為壯年期，50～64歲為中年期的分類方式。

青年期到壯年期都是體力及精力充足的工作全盛期。但是，若在這個時期持續不規律的生活和混亂的飲食生活，隨著年齡增加，也會提升生活習慣病的發病風險。特別是年輕世代普遍有對健全的飲食生活意識低落的問題（參照右頁）。關於早餐，幾乎不吃的人在20～30幾歲的男性中高達約2成，20幾歲的女性中也有約16%。

肥胖問題多見於男性，和10年前相比，特別是在20歲世代中有增加的趨勢。若一直維持肥胖的狀態，到了30歲後半會有生活習慣病的發病疑慮。女性近年來的過瘦傾向變高，20歲世代和10年前相比有稍微減少一點，現在5人中就有1人過瘦。

過了40歲之後，男女都應該進行1年1次的特定健診及健康檢查，藉以確認健康狀態。

女性在壯年期後半進入更年期的人數變多。更年期指的是停經前後10年這段期間，隨著女性激素急遽減少，骨量也會減少，導致血中膽固醇值容易上升，進而出現各種身體不適（慢性疲勞症候群）的情況。為了盡可能地維持骨量，須充分攝取鈣及維生素D，並且積極攝取含有異黃酮的大豆製品，異黃酮的功能類似女性激素。

考試重點名詞

更年期
停經的平均年齡為50歲。停經的前後10年間稱為更年期。發生時期及症狀因人而異，會因為雌激素這種女性激素減少造成潮熱、焦慮、盜汗等各種症狀。

關鍵字

過瘦
BMI18.5以下屬於低體重（過輕），不過病態的過瘦是指體重較標準體重低20%以上的狀態。常發生在過度減肥的年輕女性及老年人身上。

異黃酮
大豆中含量豐富，功能類似女性激素的類黃酮，又稱為植物性雌激素。攝取異黃酮有希望能預防骨質疏鬆症及減輕更年期身體不適的狀況。

實踐健全飲食生活的心態（依性別・年齡層區分）

愈接近年輕世代對健全飲食生活的意識愈低。不吃早餐的情況很多，主食、主菜、副菜全都吃到的頻率也很低。

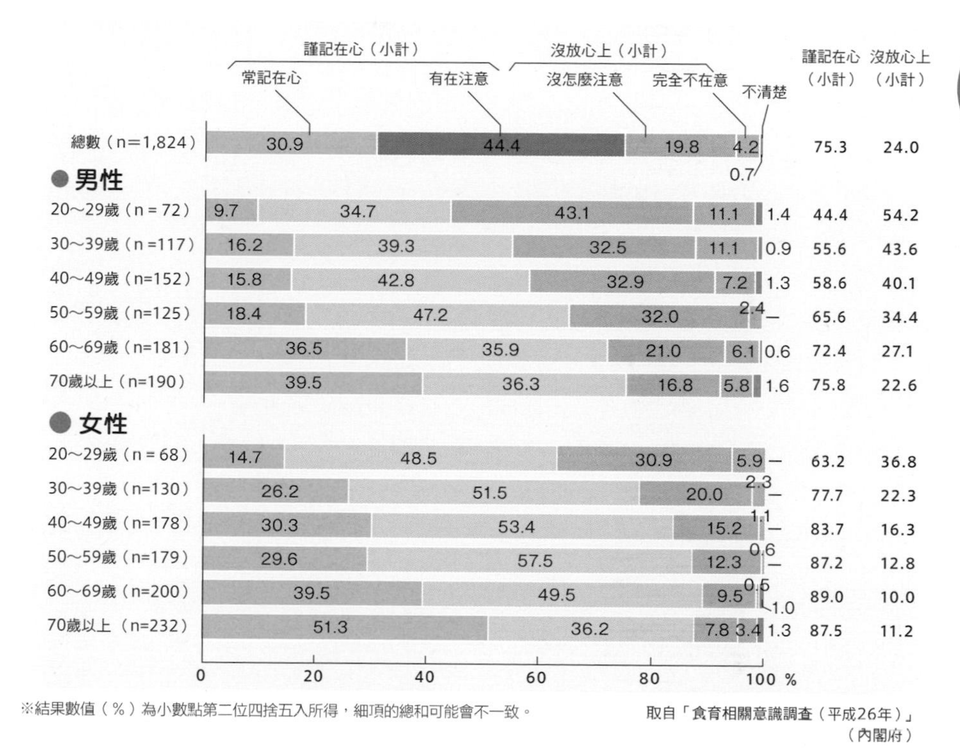

※結果數值（％）為小數點第二位四捨五入所得，細項的總和可能會不一致。

取自「食育相關意識調查（平成26年）」（內閣府）

男性肥胖比例的世代分別（和10年前比較）

男性的肥胖比例在20歲世代大幅增加。40歲世代及50歲世代微幅增加，3人中就有1人屬於肥胖。

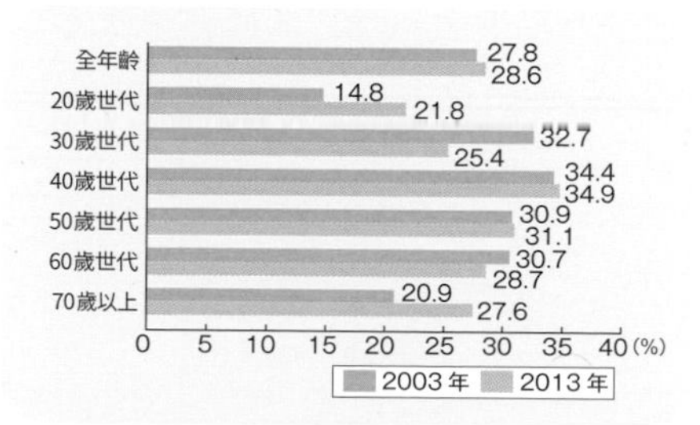

取自「國民健康・營養調查（平成25年）」（厚生勞動省）

女性過瘦比例的世代分別（和10年前比較）

女性在20歲世代的過瘦比例有稍微減少，大約5人中就有1人過瘦。

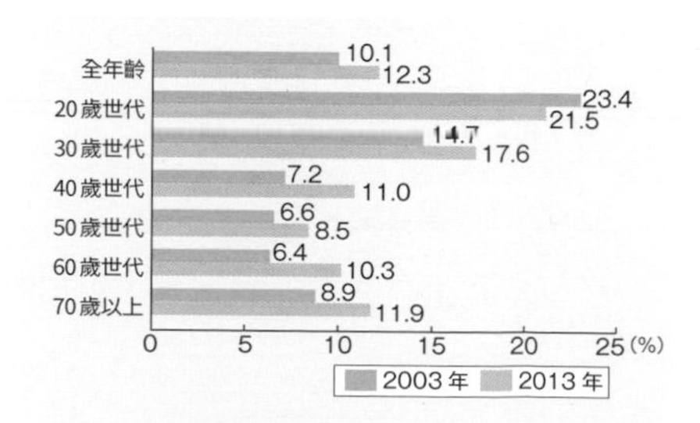

取自「國民健康・營養調查（平成25年）」（厚生勞動省）

生命階段

高齡期的營養

POINT

- ► 高齡期指的是65歲以上，到75歲為止屬於前期高齡者，75歲以上為後期高齡者。
- ► 低營養是造成臥床的原因之一，需特別注意。

過瘦的人須注意低營養的問題

高齡期指的是65歲以上（還可細分為75歲為止屬於前期高齡者，75歲以上為後期高齡者）。

進入高齡期，會出現肌力及體力低下、骨量減少、內臟機能低下、記憶力低下等老化現象。

自行處理飲食的高齡者，可以參考「日本人飲食攝取基準（2015年版）」的數值，依健康狀態及身體活動量等計算熱量及營養素的必要量。具有輕度疾患的情況下，必須考慮到疾患本身及藥物的影響，同時攝取足夠的營養。特別是低營養的問題容易造成肌少症及免疫力低下，也是臥床的原因之一，需特別注意。身體的營養狀態可以由血清白蛋白濃度及血色素量（血紅素濃度）推測。關於低營養的預防，BMI未滿18.5過瘦的人，及半年之間體重減少2～3kg的人都需要特別注意，並且設法攝取充足的蛋白質及ω-3系列脂肪酸、維生素、礦物質。蛋白質、維生素、礦物質是防止身體機能衰退所不能缺少的要素，同時進行運動可以提升肌少症的預防效果。鈣及維生素D可以有效地預防骨折，照射到紫外線時體內也會產生維生素D。進入高齡期後，味覺會衰退，很容易不小心攝取過多的鹽分，在調理上要盡可能減鹽。高齡者也不容易察覺口渴，為了不要出現脫水症狀，還要頻繁地從飲食之外攝取1～1.5 L的水分。

考試重點名詞

脫水症狀
身體的水分及電解質不足的狀態。在體重減少1～2%，尿量也減少的程度還不容易發現。到了3～9%的中等程度時，會出現頭痛、想吐、暈眩等症狀。達到10%以上時就會有死亡的危險。

關鍵字

肌少症
肌肉量減少、肌力低下（握力等）、身體機能衰退之中符合2個以上，就稱為肌少症。因為跌倒及骨折而導致需要照護的可能性很高，所以需要特別注意。

血清白蛋白濃度
白蛋白是血液中主要的蛋白質，是觀察營養狀態的指標之一。

血色素量（血紅素濃度）
血液檢查的項目之一，是診斷缺鐵性貧血的判斷依據。進入高齡期後數量有減少的趨勢，因此也是觀察營養狀態的指標之一。

高齡期的飲食攝取基準

年齡（歲）	70～	
性別	男	女
身體活動等級	II	
熱量（kcal）	2,200	1,750
蛋白質（g）（建議量）	60	50
脂肪能量比例（%）	20～30	
碳水化合物（%熱量）	50～65	

取自「日本人飲食攝取基準（2015年版）」（厚生勞動省）

高齡者的代表性低營養成因

1 社會性成因

獨居
長期照護資源不足·忽視
孤獨感
貧困

2 精神及心理上的成因

認知機能障礙
憂鬱
對誤嚥及窒息的恐懼

3 年紀大的關係

嗅覺及味覺障礙
食欲低下

4 疾病方面成因

器官衰竭
炎症·惡性腫瘤
疼痛
假牙等口腔內問題
藥物副作用
咀嚼·吞嚥障礙
日常生活動作障礙
消化道的問題（下痢·便祕）

5 其他

不適當的飲食形態問題
營養相關的錯誤認知
醫療者的錯誤指導

低營養的早期發現檢查要點

以下介紹的低營養早期發現檢查要點的內容僅供參考。只要符合1項，就要檢查飲食內容，有問題的話就進行改善。

① 體重變化

體重在半年之間減少2～3 kg，
或是
1～6個月間的體重減少率※
為3%以上

※**體重減少率**（%）

$$= \frac{(\text{平常的體重} - \text{現在的體重})}{\text{平常的體重}} \times 100$$

② BMI

未滿18.5

※BMI＝ 體重 ÷（身高（m））^{2}

③ 血清白蛋白濃度

未滿3.5g/dl

（3.8g/dl以下為低營養高危險群）

④ 血中總膽固醇量

未滿150mg/dl

⑤ 血紅素濃度

10mg/dl以下

攝食・吞嚥障礙的營養

POINT

- 在高齡期，咀嚼力及吞嚥能力衰退的人數增加，須配合他們的程度提供介護食品。
- 為了維持進食的樂趣，基本上還是設法要從嘴巴進食。

攝食・吞嚥分成5個階段

進入高齡期後，因為掉牙及疾病等因素導致食物的咀嚼力及吞嚥力衰退。根據日本國立長壽醫療中心的調查，高齡者的療養病床入院患者、老人保健設施、特別養護老人之家的入所者有4成以上都有攝食・吞嚥障礙。

攝食及吞嚥指的是咀嚼及吞嚥進入口中的食物，其過程可分為5個階段（參照右頁）。5個階段中，有1個或多個階段發生問題，就稱為攝食・吞嚥障礙。

攝食・吞嚥障礙的問題在於沒辦法自然攝取一般的飲食，不僅降低QOL（生活品質），也會提高低營養、脫水症、誤嚥及窒息的風險。為了避免這些情形，必須配合攝食・吞嚥障礙的階段提供介護飲食。對於咀嚼力低下的人，可以將食材切成一口大小、在食材上多劃幾道刀痕、將食物煮軟等。吞嚥能力衰弱的人，則是依等級選擇泥狀的飲食或是果凍狀食品。此外，日本介護食品協議會還提倡通用設計食品（UDF）的4種分類。依各種咀嚼力及吞嚥力的標準來決定提供飲食的軟硬度，並在市面上販售依循此規格的商品。

僅由口腔攝取飲食，卻無法獲得足夠的營養時，就必須實施管灌飲食，以營養改善為優先考量。當營養獲得改善後，可以再改回介護飲食，設法維持進食的樂趣。

考試重點名詞

誤嚥
食物不小心進入氣管中。因為高齡和疾病的關係而使吞嚥能力降低，就容易發生這種情況。誤嚥的食物殘留在氣管中有可能形成肺炎，需多加注意。

關鍵字

管灌飲食
重度吞嚥障礙等無法從口腔進食的情況下選擇的營養療法。從鼻腔插管，直接向胃部、十二指腸、空腸輸送營養的方法。

通用設計食品（UDF）
日常飲食到介護食品都能廣泛使用的易吞嚥食品。只有符合日本介護食品協議會制定規格的商品才能被認證，並標示為UDF。

攝食‧吞嚥的過程（5階段）

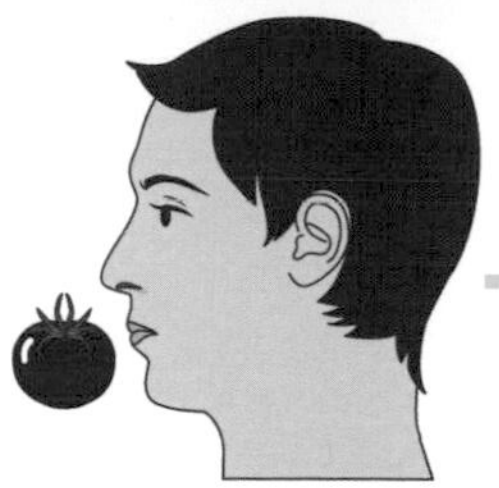

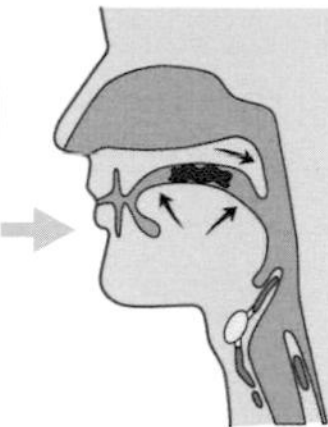

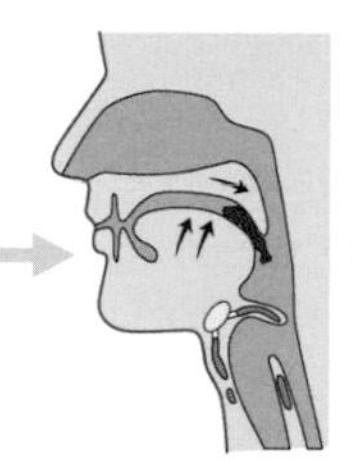

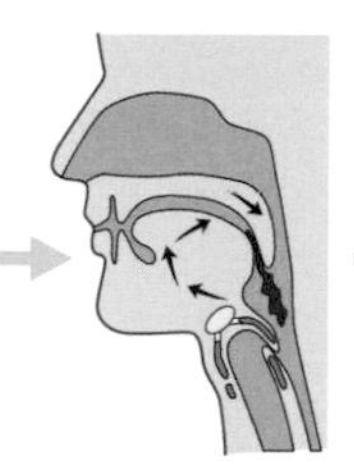

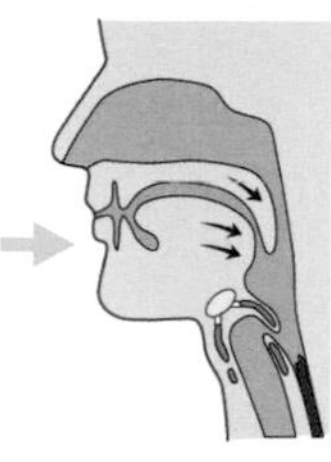

1 認知期（先行期）
由大腦判斷食物的形狀、顏色及軟硬度。

2 咀嚼期（準備期）
咀嚼進入口腔的食物，和唾液混合成容易吞嚥的形狀（食塊）。

3 口腔期
使用舌頭將食塊從口腔送往喉嚨深處。

4 咽喉期
將喉嚨深處的食塊吞下，送往食道。

5 食道期
藉由蠕動運動將食道中的食塊送到胃中。

通用設計食品的4個區分等級

		區分等級			
		等級1 可以輕鬆咀嚼	等級2 用牙齦壓碎	等級3 用舌頭壓碎	等級4 不用咀嚼
咀嚼力標準		吃硬的和大塊的食物時感到些微困難	吃硬的和大塊的食物時感到困難	可以吃切細並煮軟的食物	即使是小塊的固體也很難咀嚼
吞嚥力標準		可以平常地吞嚥	依食物種類會有不好吞嚥的情況	喝水和茶偶爾會有困難	喝水和茶時感到困難
軟硬度標準	米飯	飯～軟飯	軟飯～粥	粥	泥狀粥
	魚	烤魚	燉煮魚肉	燉爛的魚肉（勾芡）	白肉魚肉泥
	蛋	厚煎蛋	日式煎蛋捲	炒蛋	柔軟的茶碗蒸（不含料）
物理性質規格	硬度上限值（N/m^2）	5×10^5	5×10^4	液（※）：1×10^4 膠：2×10^4	液：3×10^3 膠：5×10^3
	黏度下限值（mPa‧s）			液：1500	液：1500

※液為液體，或是將固體從液體中分離，具有流動性的狀態。
膠為讓液體失去流動性，凝固為凍狀的狀態。

索引

英數字

1～5劃

6～10劃

索引

11～15劃

16～20劃

21～24劃

參考文獻

《新・統合医療学》
（渡邊昌著，統合醫療學院）

《栄養学原論》
（渡邊昌著，南江堂）

《日本食品標準成分表2015年版（七訂）》
（文部科學省科學技術・學術審議會資源調查分科會、全國官報販賣協同組合）

《運動・からだ図解 生理学の基本》
（中島雅美監修，Mynavi）

《運動・からだ図解 解剖学の基本》
（松村讓兒監修，Mynavi）

《食品成分表2015》
（香川芳子監修，女子營養大學出版部）

《五訂完全版 ひと目でわかる
日常食品成分表——日ごろ食べている分量で栄養価を計算》
（講談社編，講談社）

《基礎栄養学（最新栄養科学シリーズ）》
（五明紀春、小原郁夫、山田哲雄、渡邉早苗編，朝倉書店）

《ミネラルの働きと人間の健康：糖尿病、認知症、
骨粗しょう症を防ぐ》
（渡辺和彦著，農山漁村文化協會）

《日本人の正しい食事——現代に生きる石塚左玄の食養・食育論》
（沼田勇著，農山漁村文化協會）

《管理栄養士を目指す学生のための病理学テキスト》
（渡邊昌著，文光堂）

《医師たちが認めた 玄米のエビデンス》
（渡邊昌監修，KIRASIENNE）

《第0巻 導入教育
（管理栄養士養成課程におけるモデルコアカリキュラム準拠）》
（日本營養改善學會監修，醫齒藥出版）

《「食」で医療費は10兆円減らせる》
（渡邊昌著，日本政策研究中心）

《栄養療法のプロになる》
（渡邊昌著，紙屋克子・水原章浩監修，醫學及看護社）

《医と食》
（生命科學振興會）

第1巻5號、第3巻4號、
第4巻2號、第5巻2號、4號、第6巻1號、
5號、6號、第7巻3號、4號

【監修者介紹】

渡邊 昌（Shaw Watanabe）

1941年出生於朝鮮平城市。具醫師、病理學者、流行病學者、營養學者等身分。戰後移居名古屋，從慶應義塾大學醫學部畢業後，前往美國國立癌症研究所留學，學成歸國後進入日本國立癌症中心研究所專攻血液病理。接著，擔任該研究所的流行病學部長一職，參與癌症及循環系統疾患預防的研究。50歲時親身體會到飲食對於代謝症候群及糖尿病的重要性。作為東京農業大學農學部教授，開始研究營養學。就任國立健康・營養研究所理事長，提倡「個人化營養」作為肥胖對策。對生命科學深有研究，擔任社團法人生命科學振興會理事長時發行了會內雜誌《生命科學》。退任後隔月發行以營養療法為中心的《醫與食》雜誌。還擔任過厚生科學審議會委員、內閣府食育推進評估專門委員會座長、食品機能標示協議會理事長、亞太臨床營養學會會長等職務。主要著作有《以飲食預防癌症》（光文社）、《不靠藥物就能治好糖尿病》（角川書店）、《不靠藥物 以飲食及運動治療糖尿病》（講談社）、《營養學原論》（南江堂）等書。（書名皆為暫譯）

【日文版STAFF】

編輯　有限会社ヴュー企画（池上直哉）
日文版封面設計　伊勢太郎（アイセックデザイン）
內文設計　野村友美（mom design）
執筆協力　小宮千寿子
插畫　青木宣人、高橋なおみ

超圖解營養學
從零開始建構營養學基礎

2019年11月1日初版第一刷發行
2024年9月15日初版第九刷發行

監　　修　渡邊昌
譯　　者　徐瑜芳
編　　輯　劉皓如
美術編輯　黃郁琇
發 行 人　若森稔雄
發 行 所　台灣東販股份有限公司
＜地址＞台北市南京東路4段130號2F-1
＜電話＞(02)2577-8878
＜傳真＞(02)2577-8896
＜網址＞https://www.tohan.com.tw
郵撥帳號　1405049-4
法律顧問　蕭雄淋律師
總 經 銷　聯合發行股份有限公司
＜電話＞(02)2917-8022

國家圖書館出版品預行編目資料

超圖解營養學：從零開始建構營養學基礎／渡邊昌監修；徐瑜芳譯. -- 初版. -- 臺北市：臺灣東販, 2019.11
240面；14.8×21公分
ISBN 978-986-511-161-8 (平裝)

1.營養學

411.3　　108016486

UNDO・KARADA ZUKAI:
EIYOGAKU NO KIHON
supervised by Shaw Watanabe

國人膳食營養素參考攝取量 第八版（Dietary Reference Intakes，DRIs）

營養素		身高		體重		熱量(2)(3)		蛋白質(4)		碳水化合物(10) EAR	碳水化合物(10) RDA	碳水化合物(10) AMDR	膳食纖維 AI		維生素A(6)		維生素D(7) AI	維生素E(8) AI	維生素K AI	
年齡(1)	單位	公分 (cm)		公斤 (kg)		大卡 (kcal)		公克 (g)		公克 (g)	公克 (g)	（總熱量%）	公克 (g)		微克 (μg RE)		微克 (μg)	毫克 (mg α-TE)	微克 (μg)	
		男	女	男	女	男	女	男	女				男	女	男	女			男	女
0-6月		61	60	6	6	100／公斤		2.3／公斤		AI=60					AI=400		10	3	2.0	
7-12月		72	70	9	8	90／公斤		2.1／公斤		AI=95					AI=400		10	4	2.5	
1-3歲	（稍低）	92	91	13	13	1150	1150	20		100	130	50-65%	16	16	400		10	5	30	
	（適度）					1350	1350						19	19						
4-6歲	（稍低）	113	112	20	19	1550	1400	30		100	130	50-65%	22	20	400		10	6	55	
	（適度）					1800	1650						25	23						
7-9歲	（稍低）	130	130	28	27	1800	1650	40		100	130	50-65%	25	23	400		10	8	55	
	（適度）					2100	1900						29	27						
10-12歲	（稍低）	147	148	38	39	2050	1950	55	50	100	130	50-65%	29	27	500	500	10	10	60	
	（適度）					2350	2250						33	32						
13-15歲	（稍低）	168	158	55	49	2400	2050	70	60	100	130	50-65%	34	29	600	500	10	12	75	
	（適度）					2800	2350						39	33						
16-18歲	（低）	172	160	62	51	2150	1650	75	55	100	130	50-65%	30	23	700	500	10	13	75	
	（稍低）					2500	1900						35	27						
	（適度）					2900	2250						41	32						
	（高）					3350	2550						47	36						
19-30歲	（低）	171	159	64	52	1850	1450	60	50	100	130	50-65%	26	20	600	500	10	12	120	90
	（稍低）					2150	1650						30	23						
	（適度）					2400	1900						34	27						
	（高）					2700	2100						38	29						
31-50歲	（低）	170	157	64	54	1800	1450	60	50	100	130	50-65%	25	20	600	500	10	12	120	90
	（稍低）					2100	1650						29	23						
	（適度）					2400	1900						34	27						
	（高）					2650	2100						37	29						
51-70歲	（低）	165	153	60	52	1700	1400	55	50	100	130	50-65%	24	22	600	500	15	12	120	90
	（稍低）					1950	1600						27	22						
	（適度）					2250	1800						32	25						
	（高）					2500	2000						35	28						
71歲-	（低）	163	150	58	50	1650	1300	60	50	100	130	50-65%	23	18	600	500	15	12	120	90
	（稍低）					1900	1500						27	21						
	（適度）					2150	1700						30	24						
懷孕	第一期					+0		+10		+0	+0	50-65%	+0		+0		+0	+2	+0	
	第二期					+300		+10		+35	+45	50-65%	+5		+0		+0	+2	+0	
	第三期					+300		+10		+35	+45	50-65%	+5		+100		+0	+2	+0	
哺乳期						+500		+15		+60	+80	50-65%	+7		+400		+0	+3	+0	

營養素	維生素C	維生素B1		維生素B2		菸鹼素(9)		維生素B6		維生素B12		葉酸	膽素 AI		生物素 AI	泛酸 AI	鈣 AI	磷 AI	鎂		鐵(5)		鋅 AI		碘 RDA	硒	氟 AI
單位	毫克 (mg)	毫克 (mg)		毫克 (mg)		毫克 (mg NE)		毫克 (mg)		微克 (μg)		微克 (μg)	毫克 (mg)		微克 (μg)	毫克 (mg)	毫克 (mg)	毫克 (mg)	毫克 (mg)		毫克 (mg)		毫克 (mg)		微克 (μg)	微克 (μg)	毫克 (mg)
年齡(1)		男	女	男	女	男	女	男	女	男	女		男	女					男	女	男	女	男	女			
0-6月	AI=40	AI=0.3		AI=0.3		AI=2		AI=0.1		AI=0.4		AI=70	140		5.0	1.7	300	200	AI=25		7		5		AI=110	AI=15	0.1
7-12月	AI=50	AI=0.3		AI=0.4		AI=4		AI=0.3		AI=0.6		AI=85	160		6.5	1.8	400	300	AI=70		10		5		AI=130	AI=20	0.4
1-3歲	40	0.6		0.7		9		0.5		0.9		170	180		9.0	2.0	500	400	80		10		5		65	20	0.7
4-6歲	50	0.9	0.8	1	0.9	12	11	0.6		1.2		200	220		12.0	2.5	600	500	120		10		5		90	25	1.0
7-9歲	60	1.0	0.9	1.2	1.0	14	12	0.8		1.5		250	280		16.0	3.0	800	600	170		10		8		100	30	1.5
10-12歲	80	1.1	1.1	1.3	1.2	15	15	1.3		2.0	2.2	300	350	350	20.0	4.0	1000	800	230	230	15		10		120	40	2.0
13-15歲	100	1.3	1.1	1.5	1.3	18	15	1.4	1.3	2.4		400	460	380	25.0	4.5	1200	1000	350	320	15		15	12	150	50	3.0
16-18歲	100	1.4	1.1	1.6	1.2	18	15	1.5	1.3	2.4		400	500	370	27.0	5.0	1200	1000	390	330	15		15	12	150	55	3.0
19-30歲	100	1.2	0.9	1.3	1.0	16	14	1.5	1.5	2.4		400	450	390	30.0	5.0	1000	800	380	320	10	15	15	12	150	55	3.0
31-50歲	100	1.2	0.9	1.3	1.0	16	14	1.5	1.5	2.4		400	450	390	30.0	5.0	1000	800	380	320	10	15	15	12	150	55	3.0
51-70歲	100	1.2	0.9	1.3	1.0	16	14	1.6	1.6	2.4		400	450	390	30.0	5.0	1000	800	360	310	10		15	12	150	55	3.0
71歲-	100	1.2	0.9	1.3	1.0	16	14	1.6	1.6	2.4		400	450	390	30.0	5.0	1000	800	350	300	10		15	12	150	55	3.0
懷孕 第一期	+10	+0		+0		+0		+0.4		+0.2		+200	+20		+0	+1.0	+0	+0	+35		+0		+3		+75	+5	+0
懷孕 第二期	+10	+0.2		+0.2		+2		+0.4		+0.2		+200	+20		+0	+1.0	+0	+0	+35		+0		+3		+75	+5	+0
懷孕 第三期	+10	+0.2		+0.2		+2		+0.4		+0.2		+200	+20		+0	+1.0	+0	+0	+35		+30		+3		+75	+5	+0
哺乳期	+40	+0.3		+0.4		+4		+0.4		+0.4		+100	+140		+5.0	+2.0	+0	+0	+0		+30		+3		+100	+15	+0

*表中未標明AI（足夠攝取量Adequate Intakes）值者，即為RDA（建議量Recommended Dietary allowance）值

內容取自衛生福利部國民健康署

（註）
(1) 年齡係以足歲計算。
(2) 1大卡(Cal，kcal)=4.184仟焦耳(kj)
(3)「低、稍低、適度、高」表示生活活動強度之程度。
(4) 動物性蛋白在總蛋白質中的比例，1歲以下的嬰兒以佔2/3以上為宜。
(5) 日常國人膳食中之鐵質攝取量，不足以彌補婦女懷孕、分娩失血及泌乳時之損失，建議自懷孕第三期至分娩後兩個月內每日另以鐵鹽供給30毫克之鐵質。
(6) R.E.(Retinol Equivalent)即視網醇當量。1μg R.E.=1μg視網醇(Retinol)=6μg β-胡蘿蔔素(β-Carotene)
(7) 維生素D 1μg=40 I.U.維生素D
(8) α-T.E.(α-Tocopherol Equivalent)即α-生育醇當量。1mg α-T.E.=1mg α-Tocopherol
(9) N.E.(Niacin Equivalent)即菸鹼素當量。菸鹼素包括菸鹼酸及菸鹼醯胺，以菸鹼素當量表示之。
(10) 根據大腦葡萄糖需要量設定碳水化合物EAR（估計平均需要量）或RDA。AMDR（Acceptable Macronutrient Distribution Ranges）即巨量營養素可接受範圍。